# 能動的薬物治療論

― 症例と，そこへの薬学的介入 ―
◆血液系疾患と悪性腫瘍◆

東京薬科大学薬学部教授　杉浦　宗敏
東京薬科大学薬学部教授　下枝　貞彦　共著

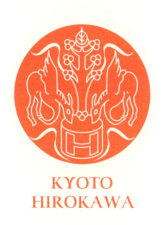

KYOTO
HIROKAWA

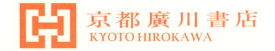

## はじめに

　2013年12月に発表された「薬学教育モデル・コアカリキュラム　－平成25年度改訂版－」ではその基本理念に，「薬学や医学，生命科学等に関わる科学技術の進歩は著しく，科学を基盤として医療に貢献する薬剤師の職責に求められる薬学の知識や技能は増え，専門分化されると同時に高度化しており，限られた大学教育の中で，これらの膨大な知識や技能等を網羅して修得することは困難である．そこで，学生は6年制学部・学科の学士課程教育の段階では，将来どのような分野に進んだ場合にも共通に必要となる薬剤師の基本的な資質と能力を修得し，その上で，生涯にわたって常に研鑽し，社会に貢献することが求められる」と謳われている．共通に必要となる薬剤師の基本的な資質については，卒業時までに修得されるべき資質として，① 薬剤師としての心構え，② 患者・生活者本位の視点，③ コミュニケーション能力，④ チーム医療への参画，⑤ 基礎的な科学力，⑥ 薬物療法における実践的能力，⑦ 地域の保健・医療における実践的能力，⑧ 研究能力，⑨ 自己研鑽，⑩ 教育能力，の10の視点をより明確にした．

　本書では新コアカリからさらに一歩踏み込み，血液系疾患および悪性腫瘍の薬物治療について基本的な資質の観点から，実践的な理解と対応力を身に付けることを目標に作成した．特に，実践的かつ能動的な能力を身につけるために，症例を利用してより臨場感を感じながら学べるように工夫した．そこが本書に頻繁にでてくる「薬学的介入」の部分であり，ここから学んだ薬学部生たちが，薬学的介入の視点から薬物療法に積極的に関与し，他の医療人や患者やその家族と協調する「次世代の薬剤師」を目指すことを強く欲してやまない．

　最後に，本書の刊行をご快諾いただいた京都廣川書店・廣川重男社長，企画・編集に粘り強く協力・アドバイスをしていただき，常に後押しをしていただいた鈴木利江子氏を始めとする同社編集部の皆様に，厚く御礼を申し上げます．

2016年9月

杉浦宗敏，下枝貞彦

# 目　次

序章　本書の意図するところ　*1*

## Part I　血液系疾患　*3*

### 第1章　貧　血　*5*

1.1　鉄欠乏性貧血（Iron Deficiency Anemia）……………………………… *7*
　〔症　例〕　*7*
　　1-1-1　薬学的介入のための基礎知識　*7*
　　1-1-2　薬学的介入の視点　*10*
　　1-1-3　薬学的介入　*12*
　　1-1-4　薬学的介入後の経過　*13*
　　1-1-5　確認問題　*14*

1.2　再生不良性貧血（Aplastic Anemia）…………………………………… *15*
　〔症　例〕　*15*
　　1-2-1　薬学的介入のための基礎知識　*16*
　　1-2-2　薬学的介入の視点　*19*
　　1-2-3　薬学的介入　*21*
　　1-2-4　薬学的介入後の経過　*21*
　　1-2-5　確認問題　*22*

1.3　巨赤芽球性貧血（Megaloblastic Anemia）…………………………… *23*
　〔症　例〕　*23*
　　1-3-1　薬学的介入のための基礎知識　*23*
　　1-3-2　薬学的介入の視点　*25*
　　1-3-3　薬学的介入　*26*
　　1-3-4　薬学的介入後の経過　*27*
　　1-3-5　確認問題　*28*

1.4　腎性貧血（Renal Anemia）……………………………………………… *29*
　〔症　例〕　*29*
　　1-4-1　薬学的介入のための基礎知識　*29*
　　1-4-2　薬学的介入の視点　*32*

1-4-3　薬学的介入　*32*

　　　1-4-4　薬学的介入後の経過　*34*

　　　1-4-5　確認問題　*34*

1.5　**鉄芽球性貧血（Sideroblastic Anemia）**……………………………… *35*

　　〔症　例〕　*35*

　　　1-5-1　薬学的介入のための基礎知識　*35*

　　　1-5-2　薬学的介入の視点　*36*

　　　1-5-3　薬学的介入　*37*

　　　1-5-4　薬学的介入後の経過　*38*

　　　1-5-5　確認問題　*38*

1.6　**自己免疫性溶血性貧血（Autoimmune Hemolytic Anemia）**……………… *39*

　　〔症　例〕　*39*

　　　1-6-1　薬学的介入のための基礎知識　*39*

　　　1-6-2　薬学的介入の視点　*42*

　　　1-6-3　薬学的介入　*42*

　　　1-6-4　薬学的介入後の経過　*42*

　　　1-6-5　確認問題　*43*

1.7　**その他の疾患**………………………………………………………………… *44*

　　　1-7-1　サラセミア（thalassemia）　*44*

　　　1-7-2　赤芽球癆（pure red cell aplasia）　*44*

　　　1-7-3　発作性夜間ヘモグロビン尿症（paroxysmal nocturnal hemoglobinuria：PNH）　*45*

　　　1-7-4　G6PD 欠乏症（hexose monophosphate shunt and glucose-6-phosphate dehydrogenase deficiency）　*46*

# 第2章　その他の血液系疾患　　　　　　　　　　　　　　　*49*

2.1　**好中球減少症（Neutropenia）**……………………………………… *51*

　　〔症　例〕　*51*

　　　2-1-1　薬学的介入のための基礎知識　*51*

　　　2-1-2　薬学的介入の視点　*53*

　　　2-1-3　薬学的介入　*54*

　　　2-1-4　薬学的介入後の経過　*54*

　　　2-1-5　確認試験　*55*

2.2　**血栓性血小板減少性紫斑病（Thrombotic Thrombocytopenic Purpura）**…… *56*

　　〔症　例〕　*56*

　　　2-2-1　薬学的介入のための基礎知識　*56*

　　　2-2-2　薬学的介入の視点　*58*

2-2-3 薬学的介入　*59*

  2-2-4 薬学的介入後の経過　*60*

  2-2-5 確認試験　*60*

## 2.3 特発性（自己免疫性）血小板減少性紫斑病 (Idiopathic (Immune) Thrombocytopenic Purpura) ……… *61*

  〔症　例〕　*61*

  2-3-1 薬学的介入のための基礎知識　*61*

  2-3-2 薬学的介入の視点　*64*

  2-3-3 薬学的介入　*64*

  2-3-4 薬学的介入後の経過　*67*

  2-3-5 確認試験　*67*

## 2.4 血友病（Hemophilia）……… *68*

  〔症　例〕　*68*

  2-4-1 薬学的介入のための基礎知識　*68*

  2-4-2 薬学的介入の視点　*70*

  2-4-3 薬学的介入　*70*

  2-4-4 薬学的介入後の経過　*71*

  2-4-5 確認試験　*72*

## 2.5 播種性血管内凝固症候群（Disseminated Intravascular Coagulation）……… *73*

  〔症　例〕　*73*

  2-5-1 薬学的介入のための基礎知識　*73*

  2-5-2 薬学的介入の視点　*77*

  2-5-3 薬学的介入　*78*

  2-5-4 薬学的介入後の経過　*79*

  2-5-5 確認試験　*80*

## 2.6 急性肺血栓塞栓症（Acute Pulmonary Thromboembolism）……… *81*

  〔症　例〕　*81*

  2-6-1 薬学的介入のための基礎知識　*81*

  2-6-2 薬学的介入の視点　*85*

  2-6-3 薬学的介入　*85*

  2-6-4 薬学的介入後の経過　*91*

  2-6-5 確認試験　*92*

# Part Ⅱ 悪性腫瘍　93

## 第3章　造血器腫瘍　97

### 3.1 急性骨髄性白血病（Acute Myeloid Leukemia）……………… 98
〔症　例〕 98
3-1-1 薬学介入のための基礎知識　99
3-1-2 薬学的介入の視点　105
3-1-3 薬学的介入　106
3-1-4 薬学的介入後の経過　107
3-1-5 確認問題　107
〔コラム〕造血器腫瘍のレジメンでしばしば見られるJALSGとは何ですか？　108

### 3.2 骨髄異形成症候群（Myelodysplastic Syndrome）……………… 109
〔症　例〕 109
3-2-1 薬学的介入のための基礎知識　110
3-2-2 薬学的介入の視点　113
3-2-3 薬学的介入　113
3-2-4 薬学的介入後の経過　114
3-2-5 確認問題　114
〔コラム〕骨髄異形性症候群の合併症であるスイート病とはどのような病気なのですか？　115

### 3.3 悪性リンパ腫（Malignant Lymphoma）……………… 116
〔症　例〕 116
3-3-1 薬学的介入のための基礎知識　118
3-3-2 薬学的介入の視点　124
3-3-3 薬学的介入　127
3-3-4 薬学的介入後の経過　127
3-3-5 確認問題　128
〔コラム〕リツキシマブの副作用として添付文書に記載されている進行性多巣性白質脳症とは何ですか？　129

### 3.4 多発性骨髄腫（Multiple Myeloma）……………… 130
〔症　例〕 130
3-4-1 薬学的介入のための基礎知識　131
3-4-2 薬学的介入の視点　136
3-4-3 薬学的介入　137
3-4-4 薬学的介入後の経過　138

3-4-6　確認問題　*139*

〔コラム〕多発性骨髄腫の治療はどのタイミングから始めればよいのですか？
　　　　　*140*

# 第4章　臓器別がん　*141*

## 4.1　肺がん（Lung Cancer）　*142*
〔症　例〕*142*

4-1-1　薬学的介入のための基礎知識　*143*

4-1-2　薬学的介入の視点　*152*

4-1-3　薬学的介入　*152*

4-1-4　薬学的介入後の経過　*153*

4-1-5　確認問題　*153*

〔コラム〕アスベストと中皮腫との関係を教えてください．　*155*

## 4.2　乳がん（Breast Cancer）　*156*
〔症　例〕*156*

4-2-1　薬学的介入のための基礎知識　*158*

4-2-2　薬学的介入の視点　*165*

4-2-3　薬学的介入　*166*

4-2-4　薬学的介入後の経過　*167*

4-2-5　確認問題　*168*

〔コラム〕乳がんで話題となる BRCA1，BRCA2 遺伝子とは何ですか？　*170*

## 4.3　胃がん（Gastric Cancer）　*171*
〔症　例〕*171*

4-3-1　薬学的介入のための基礎知識　*172*

4-3-2　薬学的介入の視点　*180*

4-3-3　薬学的介入　*182*

4-3-4　薬学的介入後の経過　*183*

4-3-5　確認問題　*184*

〔コラム〕胃がんとピロリ菌との関連性を詳しく教えてください．　*185*

## 4.4　結腸・直腸がん（Colorectal Cancer）　*186*
〔症　例〕*186*

4-4-1　薬学的介入のための基礎知識　*187*

4-4-2　薬学的介入の視点　*193*

4-4-3　薬学的介入　*193*

4-4-4　薬学的介入後の経過　*194*

4-4-5　確認問題　*194*

〔コラム〕UGT1A1 遺伝子多型とイリノテカン塩酸塩水和物の副作用発現との関連性

について教えてください. *196*

### 4.5 肝細胞がん (Hepatocellular Cancer) ····················· *198*
〔症 例〕 *198*
4-5-1 薬学的介入のための基礎知識 *199*
4-5-2 薬学的介入の視点 *203*
4-5-3 薬学的介入 *204*
4-5-4 薬学的介入後の経過 *205*
4-5-5 確認問題 *206*
〔コラム〕血管新生阻害薬の臨床効果と高血圧症の副作用発現との間にはどのような関係があるのでしょうか? *207*

### 4.6 婦人科がん (卵巣がん) (Ovarian Cancer) ··················· *208*
〔症 例〕 *208*
4-6-1 薬学的介入のための基礎知識 *210*
4-6-2 薬学的介入の視点 *214*
4-6-3 薬学的介入 *216*
4-6-4 薬学的介入後の経過 *216*
4-6-5 確認問題 *216*
〔コラム〕婦人科がんにワクチンが有効であると聞いたことがありますが,具体的なことを教えてください. *218*

### 4.7 前立腺がん (Prostatic Cancer) ····················· *219*
〔症 例〕 *219*
4-7-1 薬学的介入のための基礎知識 *220*
4-7-2 薬学的介入の視点 *226*
4-7-3 薬学的介入 *226*
4-7-4 薬学的介入後の経過 *227*
4-7-5 確認問題 *227*
〔コラム〕グリーソンスコアとは何ですか? *228*

## 第5章 支持療法　　　　　　　　　　　　　　　　　　　　　*229*

5-1 発熱性好中球減少症 *230*
5-2 悪心・嘔吐 *234*
5-3 末梢神経障害 *237*
5-4 心毒性 *239*
5-5 腫瘍崩壊症候群 *241*
5-6 infusion reaction (急性投与時反応) *242*
5-7 薬剤性の吃逆 *243*
5-8 手足症候群 *245*

5-9 口内炎　*245*

5-10 下痢　*245*

5-11 出血性膀胱炎　*246*

5-12 皮膚搔痒感　*246*

5-13 抗がん剤の血管外漏出　*247*

5-14 確認問題　*249*

# 付録 1　演習問題　解答・解説 ……………………………………………… *251*

# 付録 2　薬剤一覧表 ……………………………………………………………… *265*

# 索　引 …………………………………………………………………………… *279*

# 序章
# 本書の意図するところ

　薬物治療において医薬品が適正に使用されるためには，薬剤師による調剤業務が円滑に行われる必要がある．つまり，診断に基づいた適正な処方せんの発行が促されるように医師による処方設計に際して薬剤師は積極的に医薬品情報を提供し，処方せんが発行された後も様々な観点から処方を点検する処方監査を徹底して行い，処方監査終了後は適正に薬剤調製を行なう必要がある．さらに，患者によって薬剤が適正に使用されるように，与薬の際に薬剤師による適正な服薬説明が行われることも重要である．

　本書は，医療現場でも遭遇する機会が多い血液系疾患および悪性腫瘍の薬物治療についての理解を深めることを目的に作成した．

　構成は，各疾患に対する症例を提示し
1. 薬学的介入のための基礎知識
2. 薬学的介入の視点
3. 薬学的介入
4. 薬学的介入後の経過
5. 確認試験

の5つの項目でまとめた．薬剤師の視点から調剤業務に沿って各疾患に対して医薬品の適正な使用を確保するためにどのようなアプローチをしていくか提示した症例を利用して解説した．

　なお，本書は疾病と薬物治療を初めて学ぶ低学年の学生から実務実習を終え臨床現場で薬物治療を実践的に学んできた高学年の学生まで巾広い対象者に対して，知識や経験の違いに応じて薬物治療の理解を深めるために活用していただくことを願っている．

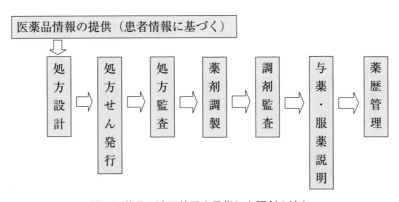

図　医薬品の適正使用を目指した調剤の流れ

# Part I 血液系疾患

●概論

　血液には，種々の物質の全身組織へまたは全身組織からの運搬，体温や体液量の調節，感染からの防御，損傷した血管の止血による修復などの役割がある．成人では体内に約5Lが存在する．血液は，抗凝固薬を加え遠心分離を行うことで，細胞成分（赤血球）と液体成分（血漿）に大きく分けられる（図1）．血漿には水，タンパク質，電解質など（血清）と血液凝固因子が含まれ，両成分の中間の灰白色層には白血球と血小板が分離する．

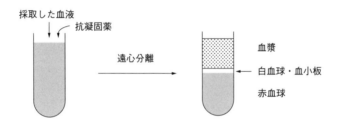

**図1　血球と血漿**

（馬場広子編著（2016）グラフィカル機能形態学，p303，図11-2，京都廣川書店）

　血液系疾患の多くはこれら血液の成分が十分に産生できないなどの理由によって発症する．したがって，血液系疾患の診断には，血液サンプルを採取して血球や血液凝固因子に対する血液検査が行われる．血球成分の代表的な基準値を示した（表1）．一方，血球の著しい減少や異常な血球の産生が疑われる場合は，主な造血臓器である骨髄サンプルの採取による骨髄検査が行われる．採取方法には，骨髄液を吸引する骨髄穿刺（図2）と少量の骨髄組織を直接採取する骨髄生検がある（図3）．

**表1 血球成分の代表的な基準値**

|  | 男性 | 女性 |
|---|---|---|
| 赤血球数（/μL）× $10^4$ | 400〜539 | 360〜489 |
| 白血球数（/μL） | 3,200〜8,500 ||
| 血小板数（/μL） | 130,000〜349,000 ||
| ヘモグロビン（g/dL） | 13.1〜16.6 | 12.1〜14.6 |
| ヘマトクリット（%） | 38.5〜48.9 | 35.5〜43.9 |

（日本人間ドック学会，2016年4月）

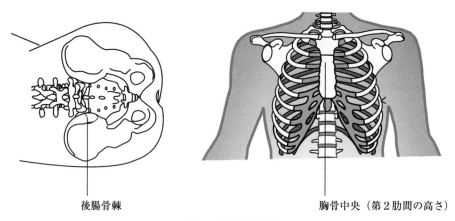

後腸骨棘　　　　　　　胸骨中央（第2肋間の高さ）

**図2　骨髄穿刺部位**

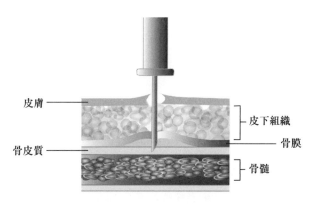

**図3　骨髄穿刺の実際**

穿刺針を回転させながら骨髄まで進める．

# 第1章
# 貧　血

　血液を構成する血球には赤血球，白血球（好中球，好酸球，好塩基球，単球，リンパ球），血小板がある．これらの血球は主に骨髄に存在する多分化能を有する造血幹細胞から分化増殖し産生される（図1-1）．貧血は血球のうち赤血球の産生障害または破壊亢進，喪失亢進によって発

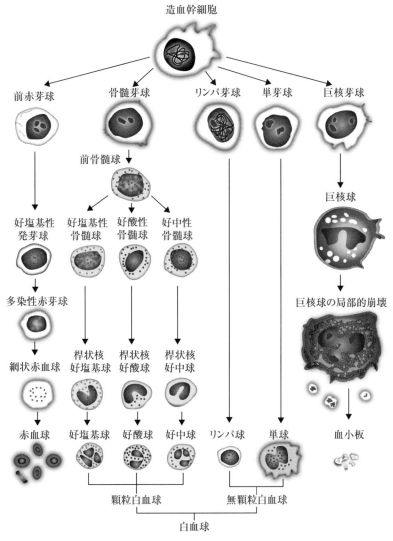

**図 1-1　各種血球の分化**

（馬場広子編著（2016）グラフィカル機能形態学，p.309，図 11-6，京都廣川書店）

症し，血液疾患の中で最も頻繁にみられる病態である．成因により，発症頻度が非常に高い鉄欠乏性貧血から生死にも直結する再生不良性貧血まで様々な疾患に分類される（表1-1）．なお，WHOの貧血の基準では，末梢血単位容積中のヘモグロビン濃度が成人男性は13 g/dL未満，成人女性や小児は12 g/dL未満，妊婦や幼児は11 g/dL未満と定められている．

　本章では，臨床現場でも広く遭遇する鉄欠乏性貧血，再生不良性貧血，巨赤芽球性貧血，腎性貧血および鉄芽球性貧血，自己免疫性溶血性貧血に対する薬物療法について薬剤師がどのように介入するか，症例を用いて概説する．

表1-1　成因による貧血の分類

1. **赤血球の産生障害**
    1) 造血幹細胞の分化増殖異常
        再生不良性貧血（汎血球減少）
        赤芽球癆（赤血球のみ減少）
        骨髄異形成症候群（血球の異形成）
    2) ヘモグロビン合成障害
        鉄欠乏性貧血（鉄の欠乏）
        鉄芽球性貧血（鉄の利用障害）
        サラセミア（グロビンの合成障害）
    3) DNA合成障害
        巨赤芽球性貧血（ビタミン$B_{12}$または葉酸の欠乏）
    4) エリスロポエチン産生低下
        腎性貧血（腎不全）
2. **赤血球の破壊亢進**
    1) 先天性
        遺伝性球状赤血球症（赤血球膜異常）
        G6PD欠乏症（赤血球代謝異常）
        ピルビン酸キナーゼ欠乏症（赤血球代謝異常）
        鎌状赤血球症（ヘモグロビンの異形成）
    2) 後天性
        自己免疫性溶血性貧血（自己抗体または同種抗体）
        発作性夜間ヘモグロビン尿症（赤血球膜異常）
3. **赤血球の喪失亢進**
        失血性貧血（外傷など）

## 1.1 鉄欠乏性貧血（Iron Deficiency Anemia）

### 症例

**1. 患者**

20歳女性．私立大学に通学する学生．既往歴は特になし．両親と2歳年下の弟の4人暮らし．

**2. 現病歴**

普段から日常的に顔色が悪く，常に疲れやすさやだるさを感じていた．朝の寝起きが悪く，講義を遅刻することも頻繁にあった．自宅近くのドラッグストアで「疲れをとるのには良い」といわれて購入したビタミン$B_1$を含有するサプリメントを服用していたが，体調の改善が見られずに大学近くの医院に来院した．診察および血液検査の結果から，「鉄欠乏性貧血」と診断され薬物療法が開始されることとなった．

・本日の検査値

　　血清ヘモグロビン 9.5 g/dL，血清フェリチン 7.5 ng/mL

### 1-1-1 薬学的介入のための基礎知識

#### ① 疫学

**(1) 発症頻度**

平成21年国民健康・栄養調査報告によると，WHOの貧血の基準となる血清ヘモグロビン（hemoglobin：Hb）が13 g/dL未満の成人男性は8.8％，12 g/dL未満の成人女性は17.7％であった．さらに，年代別に見ると男性では20歳台から50歳台までいずれも2.5％未満であるのに対して，女性では40歳台の23.4％をピークに若年世代で高く，閉経後の50歳台以降で男女差は減少した．一方，体内の貯蔵鉄量の指標となる血清フェリチンについては，10 ng/mL未満の成人男性が1.6％であるのに対して，成人女性では15.2％と高く特に40歳台の34.9％をピークに若年世代で同様に高かった．したがって，若年女性の貧血の大半は鉄欠乏性貧血と考えられ，その発症頻度は20～30％前後と推定される．

なお，世界的な鉄欠乏状態の頻度は発展途上国で30％以上，先進国で20％以下と報告されている．わが国では若年者を中心とした女性において予防対策を進める必要があると考えられる．

#### ② 病態・病因

**(1) 病態**

鉄は食物中のヘム鉄（2価）または非ヘム鉄（3価）が小腸上部の腸管上皮細胞から1日1～2 mg吸収される．肉や魚など動物性食品に多いヘム鉄は生体内への吸収性が高いが，日本人は

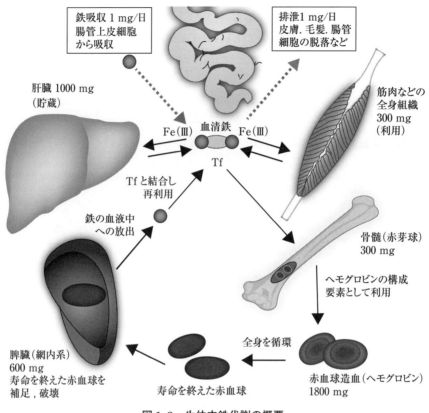

図 1-2　生体内鉄代謝の概要

野菜や穀類などに含まれる吸収性の低い非ヘム鉄から主に吸収している．吸収されたヘム鉄または非ヘム鉄はいずれも 3 価鉄として血中に放出されるが，1 分子の血漿タンパクトランスフェリンに 3 価鉄が 2 分子結合して全身に運搬される．トランスフェリンに結合した 3 価鉄は，主に肝臓で貯蔵鉄として貯蔵されるか骨髄の赤芽球において赤血球の産生（ヘモグロビンの産生）に利用される．なお，赤血球の寿命は約 120 日であるが，寿命を終えた赤血球は網内系のマクロファージに補捉破壊される．赤血球の破壊によって血中に遊離した鉄はトランスフェリンと結合し，再利用される．一方，皮膚，毛髪，腸管などの細胞脱落により鉄は 1 日 1 mg が排泄し出納のバランスが保たれている（図1-2）．しかし，喪失や長期の摂取不足などによって，生体内の鉄の出納が負に傾き貯蔵鉄が枯渇すると本症を発症する．

(2) 病因

各種出血による鉄の喪失が主な発症要因となる．男性では消化性潰瘍，痔核などによる消化管出血が，女性では月経過多，妊娠出産などによる婦人科的出血が最も多い．

3　臨床症状

動悸，息切れ，倦怠感などの自覚症状を有する．その他には，匙状爪，舌炎を示すこともある．

妊婦では妊娠後期の発症が早産を引き起こし，低体重児の出産が多くなる．小児では乳幼児期の発達障害や異常行動，思春期の記憶力低下や認知力低下を示すこともある．

### 4 診断

体内の貯蔵鉄の量と特異性がある血清フェリチンの低下（図1-3）および総鉄結合能（total iron binding capacity：TIBC）の上昇により，鉄欠乏の有無を判定する．さらに，赤血球中にある酸素を運搬する血色素Hb，血液中の赤血球の割合ヘマトクリット（hematocrit：Ht）および平均赤血球容積（mean corpuscular volume：MCV），平均赤血球ヘモグロビン量（mean corpuscular hemoglobin：MCH），平均赤血球ヘモグロビン濃度（mean corpuscular hemoglobin concentration：MCHC）の低下により，貧血の有無を判定する．いずれも有する場合，鉄欠乏性貧血と診断をする．血球の形態学的特徴は小球性低色素性である．各種貧血の診断のためのフローチャートを示す（図1-4次頁）．

なお，炎症性疾患や悪性腫瘍などの基礎疾患を有する時は，鉄欠乏性貧血と同様に小球性低色素性貧血を呈することがあり，慎重に鑑別する必要がある．

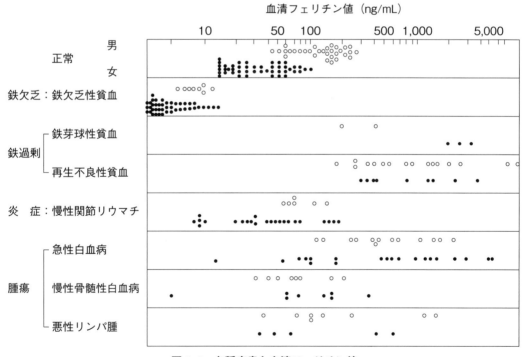

**図 1-3　各種疾患と血清フェリチン値**

（内田立身（1991）日本医師会雑誌 106, 1043-1047）

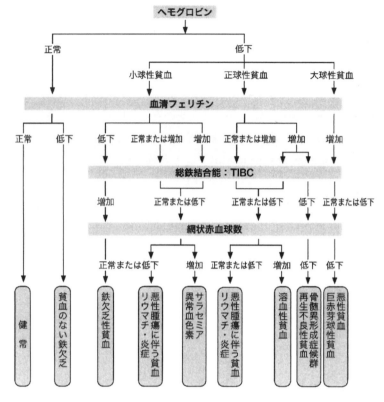

図1-4 各種貧血診断のためのフローチャート

(日本鉄バイオサイエンス学会治療指針作成委員会編(2009)鉄剤の適正使用による貧血治療指針改訂第2版, p.13 内田立身, 3 鉄欠乏性貧血の治療指針, 響文社)

### 5 治療

枯渇した貯蔵鉄の補給が基本的な治療法となる．第一選択は，経口鉄剤となる．出血等の原因がある場合は，その治療も並行して行う．経口剤の服用による消化器症状など副作用がコントロールできない，消化管からの鉄の吸収がきわめて悪いまたは期待できない，出血などによる鉄の喪失が多いなどの理由で経口剤が有効でない場合には注射剤による静脈投与を考慮する．

## 1-1-2 薬学的介入の視点

処方
1) クエン酸第一鉄ナトリウム錠 50 mg　1回1錠（1日2錠）
　　1日2回　朝夕食後　28日分
2) レバミピド錠 100 mg　1回1錠（1日2錠）
　　1日2回　朝夕食後　28日分

鉄欠乏性貧血と診断され，上記の処方による薬物療法が開始となった．鉄は酸性で消化管での

吸収が促される性質を有しているが，本日処方された「クエン酸第一鉄ナトリウム錠」はpHに依存することなく吸収する製剤となる．酸性から塩基性に至る広いpH域で溶解し，特に中性から塩基性溶液中でも腸管吸収が可能な可溶性低分子鉄として溶存し，低分子キレートのまま吸収される特性を有している．しかし，消化管に対する刺激を完全に軽減することはできず，承認時のデータでは23.8%，承認後6年間の調査では5.9%で消化管障害の副作用が発現している（図1-5）．今回の処方では服用時期は朝夕食後となっているが，消化器症状の発現状況をモニターし服用アドヒアランスが最も維持できる服用時期への変更を提案する必要がある．

|  |  | 承認時までの調査 | 使用成績調査<br>6年間の累計* |
|---|---|---|---|
| 調査症例数 | | 307 | 3,246 |
| 全副作用発現症例数 | | 77 | 199 |
| 全副作用発現件数(%) | | 117 (38.11) | 271 (8.35) |
| | 消化管障害 | 73 (23.78) | 191 (5.88) |
| | 嘔気・悪心 | 28 (9.12) | 98 (3.02) |
| | 腹部不快感 | 17 (5.54) | |
| | 腹痛 | 11 (3.58) | 8 (0.25) |
| | 嘔吐 | 11 (3.58) | 58 (1.79) |
| | 下痢・軟便 | 8 (2.61) | 33 (1.02) |
| | 便秘 | 8 (2.61) | 15 (0.46) |
| | 胃腸障害 | 6 (1.95) | 1 (0.03) |
| | 胸やけ | 2 (0.65) | 4 (0.12) |
| | 食欲不振 | 2 (0.65) | 13 (0.40) |
| | 胃部不快感 | 1 (0.33) | 13 (0.40) |
| | 嚥下困難 | 1 (0.33) | |
| | 腹鳴 | 1 (0.33) | |
| | 胃痛 | | 16 (0.49) |
| | 食思不振 | | |
| | むかつき | | 2 (0.06) |
| | 腹部膨満 | | 2 (0.06) |
| | 口内炎 | | 1 (0.03) |

*調査期間 1986年9月25日～1992年9月24日

**図1-5 フェロミア®錠の副作用（消化管障害）発現状況**

（調査期間 1986年9月25日～1992年9月24日：メーカー報告）
（フェロミア®錠インタビューフォーム，サンノーバ，エーザイを一部改変）

## 1-1-3 薬学的介入

処方
1) クエン酸第一鉄ナトリウム錠 50 mg　1回2錠（1日2錠）
　　　1日1回　就寝前　28日分
2) レバミピド錠 100 mg　1回1錠（1日2錠）
　　　1日2回　朝食後と就寝前　28日分

薬剤の服薬アドヒアランスの維持が重要である．吐き気や食欲不振，便秘などの消化器症状が多くの患者で発生することから，副作用のモニタリングとその対処を適切に行う必要がある．また，息苦しさや疲れやすさなどの症状が改善しても，貯蔵鉄の枯渇を改善するまでには数か月の薬剤の服用が必要となり，患者が自己判断で服用を中止しないように十分に理解させる必要がある．

1か月後に外来受診した際に服薬指導で消化器症状の発現状況を薬剤師が確認した．患者は，「薬を服用した直後にむかむか感が持続するので食事が十分にとれない」と訴えられていた．薬

| 薬剤名等 | 臨時症状・措置方法 | 機序・危険因子 |
|---|---|---|
| セフジニル | セフジニルの吸収を約10分の1に阻害することがあるので，3時間以上間隔を空けて本剤を投与すること． | 相手の薬剤と高分子鉄キレートを形成し，相手薬剤の吸収を阻害する． |
| キノロン系抗菌剤<br>　塩酸シプロフロキサシン<br>　ノルフロキサシン<br>　トスフロキサシントシル<br>　酸塩水和物<br>　スパルフロキサシン等 | 抗菌剤の吸収を阻害することがある． | |
| テトラサイクリン系抗生物質 | 相互に吸収を阻害する． | 相手薬剤と高分子鉄キレートを形成し，相互に吸収を阻害する． |
| 甲状腺ホルモン製剤<br>　レボチロキシンナトリウム水和物<br>　リオチロニンナトリウム　等 | チロキシンの吸収を阻害するおそれがある． | 相手薬剤と高分子鉄キレートを形成し，相手薬剤の吸収を阻害するおそれがある． |
| 制酸剤 | 鉄の吸収を阻害することがある． | *in vitro* 試験において，PHの上昇により，難溶性の鉄重合体を形成することが報告されている． |
| タンニン酸を含有する食品 | 鉄の吸収を阻害するおそれがある． | *in vitro* 試験において，タンニン酸と高分子鉄キレートを形成することが報告されている． |

図1-6　フェロミア®錠の薬物間相互作用

（フェロミア®錠インタビューフォーム，サンノーバ，エーザイ）

剤師はその旨を処方医に伝え，服用時期を就寝前1回に変更するように提言し，服用時期が変更となった．

　鉄剤の服用によって便が黒色になること，歯が一時的に着色することがあることを伝えその場合重曹等で歯みがきを行うなど適切な対処を促す必要がある．また，鉄剤は吸収に関する薬物間相互作用が多く報告されている（図1-6）．薬剤を併用する際には併用に問題がないか必ず確認するように指導する必要がある．なお，緑茶などのタンニン酸を含有する飲料は鉄剤の吸収を阻害することが知られているが，血清鉄および血清鉄飽和率には相違がないとのデータも示されている（表1-2）．したがって，緑茶などのタンニン酸を含有する飲料による鉄剤の服用については臨床的には問題となる程度ではないと考えられ，患者にもその旨を伝える必要がある．

表1-2　緑茶でのクエン酸第一鉄服用前後の血清鉄および血清鉄飽和率

|  | 血清鉄（μg/dL） | | 血清鉄飽和率（%） | |
| --- | --- | --- | --- | --- |
|  | 服用前 | 服用3時間後 | 服用前 | 服用3時間後 |
| 対　　照 | 112.3 ± 37.3 | 237.4 ± 88.7* | 33.1 ± 9.8 | 67.4 ± 20.6* |
| 緑　　茶 | 103.1 ± 25.0 | 240.6 ± 75.1* | 31.2 ± 8.1 | 67.5 ± 17.4* |

（M ± SD，n = 18），投与前値との比較　*$p < 0.005$
（*Progress in Medicine* 7，p.152（1050）1049-1052（1987））

## 1-1-4　薬学的介入後の経過

　服用時期を就寝前1回に変更後，さらに1か月後に再度外来受診した際に服薬指導で消化器症状の発現状況を改めて薬剤師が確認した．患者からは「食事を十分にとることができるようになった」との発言がみられ，服用時期の変更によって消化器症状のコントロールが十分行えていることを確認した．

　血液検査は，前回外来受診時のHb10.7 g/dL，血清フェリチン15 ng/mLからHb12.5 g/dL，血清フェリチン30 ng/mLと貧血状態の改善および貯蔵鉄量の増加が認められた（表1-3）．しかし，十分な貯蔵鉄量に回復するまでには数か月の服用と血液検査のモニター継続が必要となり，今後も継続的な薬剤の服用を促す必要があった．

表1-3　治療開始後の血清ヘモグロビンおよび血清フェリチンの推移

|  | 治療開始時 | Day30 | Day60 |
| --- | --- | --- | --- |
| Hb g/dL | 9.5 | 10.7 | 12.5 |
| フェリチン ng/mL | 7.5 | 15 | 30 |

●薬剤一覧表（付録2参照）

## 1-1-5 確認問題

**問 1-1-1** 鉄欠乏性貧血の治療薬はどれか．1つ選べ．
1. メテノロン
2. フマル酸第一鉄
3. シアノコバラミン
4. プレドニゾロン
5. エポエチンアルファ

**問 1-1-2** 鉄欠乏性貧血に用いられる鉄製剤に関する記述について，正しいのはどれか．1つ選べ．
1. 静脈内投与を原則とする．
2. 食後服用より食前服用のほうがよい．
3. 有害作用として，下痢がある．
4. テトラサイクリン系抗生物質と併用できる．
5. 服用時に便が黒くなったら，すぐに投与を中止する．

**問 1-1-3** 鉄欠乏性貧血に関する記述について，誤っているものはどれか．1つ選べ．
（第94回 問204 改）
1. 経口鉄製剤は，主として胃から吸収される．
2. ヘモグロビン合成に利用される鉄の大部分は，老化して崩壊した赤血球由来である．
3. 小球性低色素性貧血のパターンをとる．
4. 徐々に進行することが多く，高度の貧血でも症状が出現しにくい．
5. 成人に本症が見られた場合，他の疾患の併発を検討しなければならない．

## 1.2 再生不良性貧血(Aplastic Anemia)

### 症 例

**1. 患者**

60歳女性患者．既往歴は関節リウマチ．専業主婦．夫と2人暮らし．

**2. 現病歴**

5年前に大学病院で関節リウマチと診断された．その後は定期的に通院し，サラゾスルファピリジンによる薬物療法によって，関節の腫脹やこわばりなどの症状はコントロールされていた．しかし，2か月程前から関節の腫脹や圧痛が顕著となり，1か月前の診察でメトトレキサートカプセルの併用が開始されていた．本日，鼻出血と歯肉出血に気付き，受診したところ血液疾患を疑われ入院となった．入院時の身体所見では，肝脾腫やリンパ節の腫大はみられなかったが，血液検査では汎血球減少を示していた．入院1週間後の血液検査では，汎血球減少はさらに進行していた．同時期に行った腸骨骨髄の塗沫標本は著明な低形成であり，骨髄球系赤芽球系細胞比率の減少，リンパ球比率の増加がみられ，さらに巨核球は確認されなかった．入院後の経過ならびに診察および身体所見，血液検査の結果から，「再生不良性貧血」と診断された．

・入院時の検査値

血清ヘモグロビン 9.2 g/dL，白血球数 2,300/$\mu$L（好中球32%，リンパ球64%），血小板数 30,000/$\mu$L，網赤血球数 70,000/$\mu$L，血清アルブミン 3.9 g/dL，血清クレアチニン 1.5 mg/dL

・入院1週間後の検査値

血清ヘモグロビン 5.8 g/dL，白血球数 1,400/$\mu$L，血小板数 15,000/$\mu$L，網赤血球数 65,000/$\mu$L

**3. 処方せん**

処方

1) サラゾスルファピリジン錠 250 mg　1回2錠（1日4錠）

　　1日2回　朝夕食後　28日分

2) メトトレキサートカプセル 2 mg　1回1カプセル（1日2カプセル）

　　1日2回　朝昼食後　4日分（毎週月曜日に服用）

3) メトトレキサートカプセル 2 mg　1回1カプセル（1日1カプセル）

　　1日1回　朝食後　4日分（毎週火曜日に服用）

## 1-2-1 薬学的介入のための基礎知識

### 1 疫学
#### (1) 発症頻度
　再生不良性貧血は，医療費公的補助対象として特定疾患治療研究対象疾患に指定されており，患者の医療情報は臨床調査個人票としてデータベース化されている．このデータを用いた2004年～2012年の9年間の罹患数は約9,500人（年間約1,000人），罹患率は8.2人（/100万人年）と推計される．女性が男性より1.16倍とやや多く，年齢別では10-20歳代と60-70歳代にピークがある．

　欧米諸国の罹患率は，1.5～2.5人（/100万人年）と報告されており，わが国の罹患率はこれらに比べて高い．

### 2 病態・病因
　先天性と後天性に大きく分かれる．先天性でもっとも頻度が高いのがFanconi貧血である．Fanconi貧血は常染色体劣性の遺伝性疾患で，遺伝子異常のためにアポトーシスに陥りやすい造血幹細胞が骨髄の低形成を引き起こし，汎血球減少を発症する．後天性には原因不明の特発性（一次性）と，様々な薬剤，ベンゼンなどの化学物質や放射線被爆による二次性などがある（表1-4）．造血幹細胞が減少する機序として造血幹細胞の質的異常と，免疫学的機序による造血幹細胞の傷害の2つが考えられる．

表1-4　再生不良性貧血の病型分類

| |
|---|
| Ⅰ．先天性 |
| 　1. Fanconi貧血 |
| 　2. dyskeratosis congenita |
| 　3. その他 |
| Ⅱ．後天性 |
| 　1. 一次性（特発性） |
| 　2. 二次性　　a. 薬剤 |
| 　　　　　　　b. 化学物質 |
| 　　　　　　　c. 放射線 |
| 　　　　　　　d. 妊娠 |
| 　3. 特殊型　　a. 肝炎関連再生不良性貧血 |
| 　　　　　　　b. 再生不良性貧血-PNH症候群 |

（再生不良性貧血，診療の参照ガイド（平成22年度改訂版），p.7, 表1, 厚生労働省）

### 3 臨床症状
　汎血球減少に基づく様々な症状が出現する．主に労作時の息切れ，動悸，めまいなどの貧血症状や歯肉出血，鼻出血，血尿などの出血症状が典型的である．好中球減少による重症感染症に罹患した場合には，発熱が持続する．顔面蒼白などの貧血症状や体幹や四肢の出血斑，歯肉出血などの出血症状も随伴する．

## 4 診断

### (1) 血液学的特徴

赤血球, 白血球, 血小板のすべてが減少する. ただし, 軽症・中等症例では赤血球と血小板減少のみしかみられないこともある. また, さらに初期では血小板だけが減少しているため, 特発性血小板減少性紫斑病 (ITP) との鑑別が困難な例もある.

骨髄穿刺所見では有核細胞数の減少, 特に巨核球の減少とリンパ球比率の増加が特徴的である. 血球の形態は正球性正色素性であり, 異形成を認めない.

### (2) 診断基準

厚生労働科学研究費補助金難治性疾患克服研究事業「特発性造血障害に関する調査研究班」によって平成22年に改訂された診断基準が特定疾患の認定に使用されている (表1-5).

**表 1-5 再生不良性貧血の診断基準**

| | |
|---|---|
| 1 | 臨床所見として, 貧血, 出血傾向, ときに発熱を認める. |
| 2 | 以下の3項目のうち, 少なくとも二つを満たす.<br>① ヘモグロビン濃度：10.0 g/dL 未満, ② 好中球：1,500/μL 未満, ③ 血小板：10万/μL 未満 |
| 3 | 汎血球減少の原因となる他の疾患を認めない. 汎血球減少をきたすことの多い他の疾患には, 白血病, 骨髄異形成症候群, 骨髄線維症, 発作性夜間ヘモグロビン尿症, 巨赤芽球性貧血, 癌の骨髄転移, 悪性リンパ腫, 多発性骨髄腫, 脾機能亢進症 (肝硬変, 門脈亢進症など), 全身性エリトマトーデス, 血球貪食症候群, 感染症などが含まれる. |
| 4 | 以下のような検査所見が加われば診断の確実性が増す.<br>1) 網赤血球増加がない.<br>2) 骨髄穿刺所見 (クロット標本を含む) で, 有核細胞は原則として減少するが, 減少がない場合も巨核球の減少とリンパ球比率の上昇がある. 造血細胞の異形成は顕著でない.<br>3) 骨髄生検所見で造血細胞の減少がある.<br>4) 血清鉄値の上昇と不飽和鉄結合能の低下がある.<br>5) 胸腰椎体のMRIで造血細胞の減少と脂肪組織の増加を示す所見がある. |
| 5 | 診断に関しては 1.2 によって再生不良貧血を疑い, 3 によって他の疾患を除外し, 4 によって診断はさらに確実なものとする. 再生不良性貧血の診断は基本的に他疾患の除外によるが, 一部に骨髄異形成症候群の不応性貧血と識別が困難な場合がある. |

(再生不良性貧血, 診療の参照ガイド (平成22年度改訂版), p.7, 表1, 厚生労働省)

## 5 治療

治療には大きく造血機能回復を目指す療法と支持療法がある. 造血回復を目指す治療には, ① 免疫抑制療法, ② タンパク同化ステロイド療法, ③ 造血幹細胞移植がある. 再生不良性貧血の重症度または患者の希望に応じて, それぞれの治療の選択や組み合わせがなされる. 再生不良性貧血の重症度基準 (表1-6) および重症度に応じた治療指針 (図1-7, 図1-8) を示した.

表1-6 再生不良性貧血の重症基準（平成16年度修正）

| | | |
|---|---|---|
| Stage 1 | 軽　症 | 下記以外の場合 |
| Stage 2 | 中等症 | 下記の2項目を満たす．<br>好中球　　1,000/μL 未満<br>血小板　　50,000/μL 未満<br>網赤血球　60,000/μL 未満 |
| Stage 3 | やや重症 | 下記の2項目を満たし，定期的な輸血\*を必要とする．<br>好中球　　1,000/μL 未満<br>血小板　　50,000/μL 未満<br>網赤血球　60,000/μL 未満 |
| Stage 4 | 重　症 | 下記の2項目以上を満たす．<br>好中球　　500/μL 未満<br>血小板　　20,000/μL 未満<br>網赤血球　20,000/μL 未満 |
| Stage 5 | 最重症 | 好中球 200/μL 未満を満たし，下記の1項目以上を満たす．<br>血小板　　20,000/μL 未満<br>網赤血球　20,000/μL 未満 |

\*毎月2単位以上の赤血球輸血が必要な時をいう．
（重篤副作用疾患別対応マニュアル，再生不良性貧血（汎血球減少症），平成19年6月，厚生労働省）

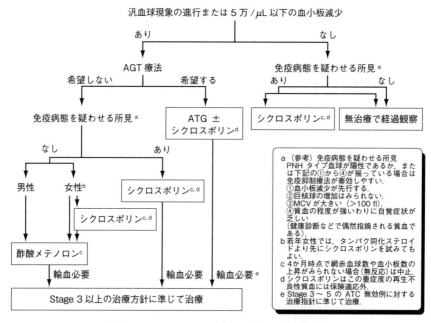

図1-7　Stage 1 および 2 に対する治療指針

（再生不良性貧血，診療の参照ガイド（平成22年度改訂版），p.18, 図1, 厚生労働省）

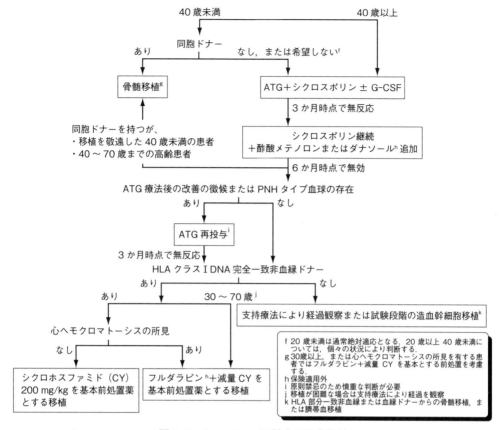

**図 1-8　Stage 3～5 に対する治療指針**
（再生不良性貧血，診療の参照ガイド（平成 22 年度改訂版），p.19, 図 2, 厚生労働省）

## 1-2-2　薬学的介入の視点

　薬剤性の再生不良性貧血（汎血球減少）の発症頻度は高くないが，薬剤の影響を疑う場合は症状が認められた直近数か月間に新たに服用を開始した薬剤による発症の可能性がないか確認する必要がある．今回の患者は，1 か月前からメトトレキサートカプセルの服用を開始している点に着目する．汎血球減少の発症が疑われ副作用報告された原因医薬品のうちでメトトレキサートが最も多く（表 1-7），添付文書でも重大な副作用として注意喚起がなされている（図 1-9）．特に，メトトレキサート投与中に汎血球減少をきたすリスクファクターには，1) 腎不全の合併，2) 葉酸欠乏，3) 高年齢，4) 低タンパク血症，5) プロトンポンプインヒビター（PPI）や利尿薬の併用などが挙げられ，注意が必要である．

表 1-7　薬事法第 77 条の 4 の 2 に基づく副作用報告件数（再生不良性貧血，汎血球減少症）

| 年度 | 副作用名 | 医薬品名 | 件数 |
| --- | --- | --- | --- |
| 平成 16 年度<br>（平成 17 年 7 月集計） | 再生不良性貧血 | メトトレキサート | 4 |
| | | シクロスポリン | 4 |
| | | シスプラチン | 3 |
| | | アトルバスタチンカルシウム | 3 |
| | | 塩酸アプリンジン | 2 |
| | | グリメピリド | 2 |
| | | レボホリナートカルシウム | 2 |
| | | オランザピン | 2 |
| | | アロプリノール | 2 |
| | | メシル酸ドキサゾシン | 2 |
| | | その他 | 16 |
| | | 合　計 | 42 |
| | 汎血球減少症 | メトトレキサート | 79 |
| | | メシル酸イマチニブ | 23 |
| | | テイコプラニン | 13 |
| | | シクロスポリン | 12 |
| | | ファモチジン | 9 |
| | | 塩酸チクロピジン | 7 |
| | | リツキシマブ（遺伝子組換え） | 7 |
| | | アザチオプリン | 7 |
| | | シスプラチン | 7 |
| | | 塩酸イリノテカン | 6 |
| | | その他 | 264 |
| | | 合　計 | 434 |

（重篤副作用疾患別対応マニュアル，再生不良性貧血（汎血球減少症），平成 19 年 6 月，厚生労働省）

2) 骨髄抑制（0.1〜5％未満）：汎血球減少，無顆粒球症（前駆症状として発熱，咽頭痛，インフルエンザ様症状等があらわれる場合がある），白血球減少，血小板減少，貧血等の骨髄抑制，再生不良性貧血があらわれることがあるので，4 週間ごとに血液検査を行うなど患者の状態を十分に観察し，異常が認められた場合には，休薬等の適切な処置を行うこと．

図 1-9　リウマトレックス®カプセルの重大な副作用（骨髄抑制）

（リウマトレックス®カプセル添付文書，ファイザー）

## 1-2-3 薬学的介入

再生不良性貧血の発症に影響した可能性が疑われるメトトレキサートカプセルの投与を直ちに中止するように医師に提言する．なお，メトトレキサート投与中に汎血球減少をきたすリスクファクターについて確認すると，本患者は軽度の腎障害と高齢者であることが挙げられた．

入院時の血液検査から本患者は重症度 Stage2（中等症）と診断できる．患者の希望や状況に応じて抗ヒト胸腺細胞ウサギ免疫グロブリン（anti-human thymocyte immunoglobulin, Rabbit：ATG），シクロスポリン，酢酸メテノロンなど造血回復を目指す薬物療法を促す必要がある．なお，ATG の投与に際しては異種タンパクであることから，投与中及び投与後に抗体が産生される場合がある．したがって，過去に同製剤ならびに他のウサギ血清製剤による治療歴がないか確認する必要があることを伝える．投与中はショック等重篤な副作用を起こすことがあるので，経過を十分に観察しショック症状があらわれた場合には，速やかに投与を中止し，適切な救急処置を行うことを伝える．治療が無事に終了した際には，医師に治療歴を保管することを促すとともに患者にも同様の記録を渡し保管する必要がある旨を説明する（図 1-10）．

> (6) 本剤投与に先立って，本剤又は他のウサギ血清製剤の治療歴の有無を必ず確認すること．また，本剤の投与後には，患者にウサギ血清製剤を投与した旨を十分認識させるために，本剤の医薬品名を記載した用紙に，使用量，使用期間，病院名，担当医師名を記入し，治療終了後に治療歴として保管するとともに同様の記録を患者に渡すこと．

**図 1-10 サイモグロブリン®点滴静注用の重要な基本的注意**
（サイモグロブリン®点滴静注用添付文書，サノフィ）

## 1-2-4 薬学的介入後の経過

薬剤師の提言によって入院後直ちにメトトレキサートカプセルの投与を中止し，ATG 2.5 mg/kg で 5 日間の投与を行った．入院 1 か月後から網赤血球数（75,000/$\mu$L）の増加がみられるようになり，同時に行った骨髄生検でもいまだ低形成ではあるも，骨髄球系細胞や赤芽球系細胞は前回と比較して増加していた．この間，Hb を 7 g/dL 以上に保つように定期的な輸血をおこなった．入院 3 か月後には，白血球数 6,100/$\mu$L（好中球 50％，リンパ球 39％），血小板数 63,000/$\mu$L，網赤血球数 100,000/$\mu$L，Hb9.8 g/dL に達し，骨髄検査でも造血細胞の回復が確認され退院となった（表 1-8）．

処方

　点滴静脈内投与

　　抗ヒト胸腺細胞ウサギ免疫グロブリン 25 mg　5 バイアル

　　5％ブドウ糖液　　500 mL

　　　1 日 1 回　10 時～18 時　62.5 mL/ 時

　　　上記投与を 5 日間投与する

表 1-8　入院後の白血球数および血小板数の推移

|  | 入院時 | Day7 | Day30 | Day90 |
| --- | --- | --- | --- | --- |
| WBC/$\mu$L | 2,300 | 1,400 | 2,000 | 6,100 |
| Plt/$\mu$L | 30,000 | 15,000 | 28,000 | 63,000 |
| 網赤血球/$\mu$L | 70,000 | 65,000 | 75,000 | 100,000 |
| Hb g/dL | 9.2 | 5.8 | 7.4 | 9.8 |

●薬剤一覧表（付録 2 参照）

## 1-2-5　確認問題

**問 1-2-1**　再生不良性貧血の治療薬はどれか．1 つ選べ．

1. メテノロン
2. シアノコバラミン
3. 葉　酸
4. エポエチンアルファ
5. 硫酸鉄水和物

**問 1-2-2**　再生不良性貧血に関する記述のうち，正しいのはどれか．2 つ選べ．
（第 98 回　問 183 改）

1. 発症の原因の 1 つにウイルス感染症がある．
2. 末梢血の血小板数が増加する．
3. 末梢血の網状赤血球数は正常である．
4. 血清鉄値が低下する．
5. エリスロポエチン産生が亢進する．

## 1.3 巨赤芽球性貧血（Megaloblastic Anemia）

### 症例

**1. 患者**
50歳男性患者．既往歴は胃がん（全摘）．妻と高校生の娘の3人暮らし．

**2. 現病歴**
5年前に胃癌の全摘術を施行していた．術後は体力の回復を待って退院し，自宅にて療養していた．1年ほど前から息切れを感じることが多くなったが，加齢のためと思い気にしなかった．1か月前から下肢にしびれを感じ，息切れとともに疲れやすさを強く感じるようになった．1週間前に自宅近くの総合病院内科を受診したところ，巨赤芽球性貧血と診断され入院することになった．

・入院時の検査値
血清ヘモグロビン 8.5 g/dL，赤血球数 $200 \times 10^4/\mu L$，白血球数 $5,000/\mu L$，血小板数 $150,000/\mu L$，ヘマトクリット 25％，平均赤血球容積 125 fL

### 1-3-1 薬学的介入のための基礎知識

#### 1 疫学

巨赤芽球性貧血は主にビタミン $B_{12}$（コバラミン）または葉酸の欠乏によって発症する．なお，ビタミン $B_{12}$ の欠乏による巨赤芽球性貧血を悪性貧血ともいう．胃切除後のビタミン $B_{12}$ 欠乏症は胃全摘例のほぼ全例で起こると考えられるが，発症するまでに5～6年を要することが多い．一方，部分切除後の巨赤芽球性貧血の頻度は1％以下といわれている．その他の原因によるビタミン $B_{12}$ 欠乏症はまれである．また，葉酸欠乏症は，通常の食事をとっていれば起きることは少ないと考えられるが，中心静脈栄養法などにより長期絶食状態が続いた場合，高頻度に発症することが予想される．

#### 2 病態・病因

コバラミンは主に動物性食品の摂取によって補給されるが，胃の酸性条件下で遊離し胃壁細胞から分泌される輸送タンパク内因子と結合する．コバラミンと内因子複合体は，回腸末端の特異的な受容体と結合しコバラミンとして吸収される．コバラミンは門脈循環を経由して肝臓に運ばれ，貯蔵される（2～3 mg）．一方，葉酸は果物や野菜などポリグルタミン酸塩として広く食品から摂取されるが，十二指腸や空腸で加水分解されモノグルタミン酸塩誘導体となり吸収される．吸収されたモノグルタミン酸塩誘導体は還元を受け，5-メチルテトラヒドロ葉酸（tetrahydrofolate：THF）となり，主に肝臓に運ばれ貯蔵される（10～12 mg）．DNAの複製およ

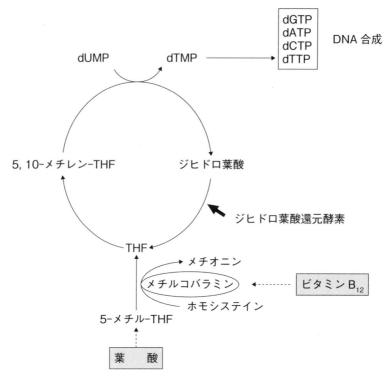

図1-11 DNA合成におけるビタミン$B_{12}$および葉酸の関与

び修復に必要なコバラミンまたは葉酸欠乏によって，DNA合成が障害される（図1-11）．特に，骨髄細胞や腸管上皮細胞など活発な増殖を行う細胞が影響を受け，赤血球数の産生が低下することにより発症する．巨赤芽球性貧血の主な原因を示す（表1-9）．

### ③ 臨床症状

全身倦怠感，立ちくらみ，動悸，息切れ，易疲労感などの貧血症状が出現する．また，舌乳頭は萎縮し表面が平滑で発赤した舌（ハンター舌炎）を認め痙痛を伴う．下肢のしびれ感やうずきなどの末梢神経症状やまれに脊髄後索障害による運動失調を訴える．葉酸欠乏に起因する場合には，神経症状は認められない．

### ④ 診断

平均赤血球容積（MCV）が高値であり，平均赤血球ヘモグロビン濃度（MCHC）が正常で，血球の形態学的特徴は大球性正色素性である．DNA合成障害は赤血球以外の血球にも起こるため，貧血だけではなく白血球や血小板の減少も伴う．赤芽球においては巨赤芽球を認める．顆粒球系にも過分葉好中球や巨大桿状核好中球，巨大後骨髄球などの形態異常が特徴的である．

### ⑤ 治療

食事要因などの場合を除いて，ビタミン$B_{12}$欠乏症の治療の原則はビタミン$B_{12}$の非経口投与

表 1-9　巨赤芽球性貧血の主な原因

1. ビタミン $B_{12}$ 欠乏
    1) 摂取不足
        菜食主義者，ダイエット
    2) 吸収障害
        (1) 内因子欠乏：悪性貧血，胃切除
        (2) 小腸内での異常：吸収不良症候群（熱帯スプルー，クローン病など），回腸末端切除，blind loop症候群，広節裂頭条虫症，膵疾患，Zollinger-Ellison症候群
    3) ビタミン $B_{12}$ 転送異常
        先天性 TC Ⅱ 欠損症
2. 葉酸欠乏
    1) 摂取不足
        偏食，ダイエット，アルコール中毒
    2) 吸収障害
        (1) 小腸内での異常
        (2) 薬剤性
    3) 需要増大
        妊娠・授乳，溶血性貧血，悪性腫瘍，剥離性皮膚炎
3. 薬剤性
4. その他
    1) 先天性
        オロト酸尿症，Lesch–Nyhan症候群
    2) 後天性
        骨髄異形成症候群，赤白血病，鉄芽球性貧血

であり，体内貯蔵量を補充した後も定期的な維持投与を終生行う必要がある．一方，葉酸欠乏症の治療の基本は，葉酸の補給と欠乏原因の除去となる．

## 1-3-2　薬学的介入の視点

処方

　静脈内投与

　　メコバラミン注射液 500 μg/1 mL　1回1アンプル

　　　1日1回　8時　緩徐に投与　週3回　月曜日，水曜日，金曜日に投与

巨赤芽球性貧血と診断され，上記の処方による薬物療法が開始された．胃全摘患者は消化管からの吸収がほとんど期待できないことから血清ビタミン $B_{12}$ 値と術後年数に負の相関があることが知られている（図1-12）．胃全摘患者が発症までに5年程度経過することが多く，発症を疑う場合は患者の既往歴を十分に確認する必要がある．

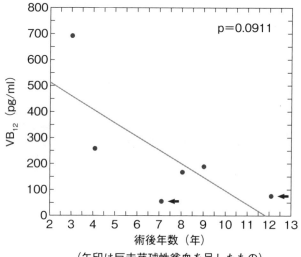

（矢印は巨赤芽球性貧血を呈したもの）

**図 1-12　胃全摘患者における術後年数とビタミン $B_{12}$ 値**

（梶　麻子ら（1997）消化と吸収，20（2），31〜34）

### 1-3-3　薬学的介入

　ビタミン $B_{12}$ 欠乏症に起因する巨赤芽球性貧血と診断されたら，ビタミン $B_{12}$ の補充療法を速やかに行う必要がある．特に症例患者では消化管からの吸収が期待できないので非経口的な投与による補充を医師に提言する．その際に投与間隔は通常週3回程度となること，退院後は外来で1〜3か月に1回程度の投与となることを説明する．また，本剤は光による分解が認められることから LPE パック（light protect easy open pack）となり光に曝露しないように工夫されている（図1-13）が，投与に際しては開封後直ちに使用し投与時は遮光に留意する必要があることも情報提供する（図1-14 次頁）．なお，患者には退院後も定期的な投与を継続する必要があることを説明する．

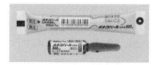

**図 1-13　メチコバール®注射液の製剤写真（LPE パック）**

（エーザイ）

| 試験方法 | 保存条件 | 包装形態 | 保存期間 | 試験項目 | 結果 |
|---|---|---|---|---|---|
| 長期保存 | 25℃ | 褐色アンプル＋LPEパック＋紙箱 | 36か月 | 性状<br>pH<br>純度試験<br>含量 | いずれの項目もほとんど変化なし. |
| 開封後 光 | 500 lk | 褐色アンプル | 120分* | 性状<br>含量 | 含量低下, 30分後に規格外, 性状変化なし. |

*白色蛍光灯を120分照射

**図1-14 メチコバール®注射液の製剤の安定性**

（メチコバール®注射液インタビューフォーム，エーザイ）

### 1-3-4 薬学的介入後の経過

　自覚症状が軽減した2週間後には退院した．退院後は月1回の外来で受診し，血液検査を行うとともにメコバラミン注の投与を継続して行った．下肢のしびれや息切れ，疲れやすさなどの自覚症状等は消失した．本日3度目の外来受診で実施した血液検査は，赤血球数 $5.2 \times 10^6/\mu L$，白血球数 $6,100/\mu L$，血小板数 $200,000/\mu L$，Hb12.4 g/dL，ヘマトクリット46.8％とすべてほぼ正常に回復していた．また，赤血球の形態異常も認められなくなったことから，以後3か月に1回のメコバラミン注射薬投与となり今後も経過観察を継続することとなった（表1-10）．

**表1-10 入院後の血液検査，臨床検査値の推移**

| | 入院時 | 退院時 Day14 | Day30 | Day60 | Day90 |
|---|---|---|---|---|---|
| RBC/$\mu L \times 10^4$ | 200 | 380 | 400 | 430 | 520 |
| WBC/$\mu L$ | 5,000 | 6,000 | 5,900 | 6,300 | 6,100 |
| Plt/$\mu L$ | 150,000 | 170,000 | 140,000 | 180,000 | 200,000 |
| Hb g/dL | 8.5 | 11.4 | 11.7 | 12.1 | 12.4 |
| Ht % | 25 | 38 | 38 | 40 | 46.8 |
| MCV fL | 125 | 100 | 95 | 93 | 90 |

●薬剤一覧表（付録2参照）

**参考文献**

1) 神崎昭浩 他（1996）亜急性連合性脊髄変性症のMRI，神経内科，44：111～112

## 1-3-5 確認問題

**問 1-3-1** 巨赤芽球性貧血の治療薬はどれか．2つ選べ．
1. メナテトレノン
2. フィルグラスチム
3. メコバラミン
4. 酸化マグネシウム
5. 葉酸

**問 1-3-2** 悪性貧血に関する記述について，正しいものはどれか．2つ選べ．
（第 96 回　問 188 改）
1. 赤芽球の分裂障害のため，大球性高色素性貧血になる．
2. 原因は，DNA 合成に必要な葉酸の不足による．
3. 胃全摘後では，ビタミン $B_{12}$ が不足するため，早期に発症する．
4. 胃壁細胞抗体が認められる成人型もある．

## 1.4 腎性貧血（Renal Anemia）

### 症例

**1. 患者**
47歳女性．既往歴は慢性腎不全（透析施行）．既婚，夫と2人の子供と暮らし．

**2. 現病歴**
20歳の時に1型糖尿病を指摘され，インスリンによる治療を開始した．しかし，血糖コントロールは不良であり，40歳頃には糖尿病性腎症を発症し徐々に腎機能が低下していた．特に，1か月前から息切れや疲れやすさを感じるようになった．主治医は貧血を疑い血液検査を行ったところ「腎性貧血」と診断され，薬物療法を開始することとなった．
・本日の検査値
　　　血清ヘモグロビン 8.5 g/dL，血清フェリチン 150 ng/mL，血清クレアチニン 3.0 mg/dL

### 1-4-1 薬学的介入のための基礎知識

#### 1 疫学

基礎疾患となる慢性腎不全（chronic kidney disease：CKD）患者は，日本腎臓学会が行った約60万人の一般住民健診データに対する調査（日本 CKD コホート研究（CKD-JAC））によると，成人人口の12.9％，1,330万人（2005年）で，CKD ステージ別ではステージ3，4，5がそれぞれ1074万人（8.4％），19万人（0.74％），5万人（0.04％）と推定される．一方，CKD-JAC では CKD ステージ3～5の約3,000人の Hb データを解析し，推算糸球体ろ過値（estimated glemerular filtration rate：eGFR）40 mL/min/1.73 m$^2$ 未満かつ Hb11.0 g/dL 未満で腎性貧血の可能性のある患者数は約42.3万人，赤血球造血刺激因子製剤（erythropoesis stimulating agent：ESA）を使用する確定した腎性貧血患者は10.5万人と推定している（図1-15）．

#### 2 病態・病因
**(1) 病態**

エリスロポエチン（erythropoietin：EPO）は，赤血球の産生を促進する分子量約34,000，165個のアミノ酸から構成されるホルモンである．赤芽球分化を促し，赤血球の産生に重要な役割を果たしている（図1-16）．成人では約90％が腎臓で産生される．EPO の産生は，腎臓への酸素供給と酸素需要のバランスに基づく．尿細管におけるナトリウム再吸収には大量のエネルギーが必要となり，その際の酸素消費が尿細管間質細胞に局在する EPO 産生細胞への酸素供給に影響する．CKD など腎機能の低下によって，尿細管でのナトリウム再吸収が減少し酸素需要が低下すると，EPO 産生細胞への酸素供給が過剰となり EPO 産生は低下する．

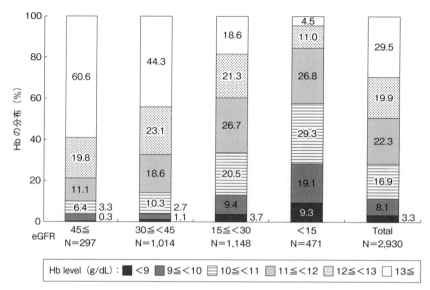

図 1-15 CKD ステージと血清ヘモグロビンの分布

(今井圓裕 (2011) 腎性貧血の現状と課題, 2. 保有期 CKD, *Progress in medicine*, vol 31, No 2, p.24 (392), 389-394, ライフ・サイエンス)

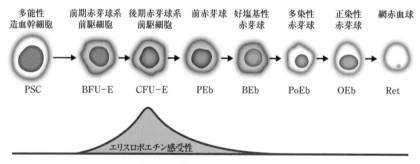

図 1-16 赤芽球の分化とエリスロポエチンの感受性

### (2) 病因

腎不全に起因した EPO の産生障害が主な発症要因となる．また，種々の原因による赤血球寿命の短縮や溶血，出血，低栄養などによって相対的な EPO 不足や EPO 低反応性を認めることもある．

### 3 臨床症状

動悸，息切れ，倦怠感などの自覚症状を有する場合があるが，一般に緩徐に進行するため他の貧血に比べて自覚症状に乏しいことが多い．

### 4 診断

腎障害および腎障害に伴う EPO 産生能の低下以外の要因（赤血球寿命の短縮など）によって，

Hb 値の基準値を維持できない他の貧血の原因疾患が否定されていなければならない．なお，腎障害の程度の目安は，血清クレアチニン（Cr）≧ 2 mg/dL またはクレアチニンクリアランス（Ccr）< 20 〜 35 mL/min 程度（CKD ステージ 4 〜 5）である．

血球の形態学的特徴は正球性正色素性である．赤血球の産生低下により赤血球数の減少および血清ヘモグロビンの低下が認められるが，血中 EPO 濃度は正常〜低値である．

### 5 治療

日本透析医学会が「慢性腎臓病患者における腎性貧血治療のガイドライン」を 2008 年に公表している．腎性貧血と診断が確定し投与基準を満たす場合，治療の第一選択は ESA 療法である（表 1-11）．なお，ESA 療法を効果的に行うためには十分な鉄供給を維持する必要があり，定期的にトランスフィリン飽和度や血清フェリチン濃度などによる鉄の評価を行い必要に応じて鉄剤の投与を併用する（表 1-12）．

維持 HD 患者では，ESA 療法とともに透析液の清浄化に努める．また，栄養障害や炎症を伴う患者に対してはこれらに対する積極的な治療も行う．

**表 1-11　ESA 療法の目標 Hb 値および投与開始基準**

【血液透析（nemodialysis：HD）患者】
　ESA の投与開始基準となる Hb 値：腎性貧血と診断され複数回の検査で 10 g/dL 未満となった時点（活動性の高い比較的若年者では 11 g/dL）
　ESA 療法の目標 Hb 値：10〜11 g/dL（活動性の高い比較的若年者では 11-12 g/dL）
　減量・休薬を考慮する Hb 値：12 g/dL を超える場合（活動性の高い比較的若年者では 13 g/dL）
【腹膜透析（peritoneal dialysis：PD）患者および保存期慢性腎臓病（non-dialysis：ND）患者】
　ESA の投与開始基準となる Hb 値：腎性貧血と診断され，複数回の検査で 11 g/dL 未満となった時点
　ESA 療法の目標 Hb 値：11 g/dL 以上
　減量・休薬を考慮する Hb 値：13 g/dL を超える場合（重篤な心・血管系疾患の既往や合併のある患者，あるいは医学的に必要のある患者では 12 g/dL）

**表 1-12　鉄の評価と補充療法**

【鉄補充療法】
開始基準：トランスフィリン飽和度 20％ 以下および血清フェリチン濃度 100 ng/mL 以下
鉄の評価：少なくとも 3 か月に 1 回実施する．ESA の投与開始時や貧血改善目標以下に Hb 値が低下する場合などは必要に応じて検査頻度を増やす．
HD 患者：透析終了時に透析回路よりゆっくり投与する．貧血の改善程度を勘案しながら，最大で週 1 回 3 か月間ないしは毎透析に計 13 回を投与の目安とする．
PD 患者および ND 患者：鉄剤の投与は経口投与を推奨する．但し，経口鉄剤の投与が困難な場合や経口鉄剤では機能的鉄欠乏が改善できない場合は，静注投与に変更する．

## 1-4-2 薬学的介入の視点

処方
 皮下投与 ダルベポエチンアルファ注 20 μg/0.5 mL 1回1本
  1日1回 月曜日の10時に投与

腎性貧血と診断され，上記の処方による薬物療法が開始された．ESA の投与によって鉄の需要が増加し，相対的な鉄欠乏状態となる．トランスフィリン飽和度，血清フェリチン濃度や総鉄結合能などの血液検査から鉄の補給の有無を提案する必要がある．ESA は目標 Hb 値および減量・休薬を考慮する Hb 値があることから，投与中は常に Hb 値をモニターし投与量の設定や投与継続の有無についても提案する必要がある．

## 1-4-3 薬学的介入

患者は，47歳女性，糖尿病を合併している．血清クレアチニン 3.0 mg/dL から，GFR21.1 mL/min/1.73 ㎡と推定され，CKD ステージ4 に相当し高度の腎機能低下と判断できる．一方，CKD－JAC のデータでは糖尿病患者と非糖尿病患者を比較すると，同じステージでは糖尿病患者の方が腎性貧血の頻度は高かった（図 1-17）．医師は患者の自覚症状も考慮して腎性貧血と診断し，ダルベポエチンアルファの投与の開始を判断した．ダルベポエチンアルファは遺伝子組換え技術によって N-結合型糖鎖を付加し，シアル酸数を 22 とした糖タンパク質である．エリスロポエチン受容体への親和性は低下するが血中半減期は延長し，生物学的活性の上昇が認められた製剤である（図 1-18）．ESA 療法では投与開始基準および目標となる Hb 値を遵守する．ESA 製剤投与中は Hb 値および鉄指標の血液検査を継続し，Hb 値などが目標に達した後必要以上に造血作用を認める時は休薬等の適切な処置をする必要があることを説明する（図 1-19）．また，ESA 療法による赤血球造血亢進状態時には，Hb 合成に必要な鉄の需要量が供給量を上回る場合（機能的鉄欠乏あるいは相対的鉄欠乏）があり，効果的な ESA 療法を行うために鉄剤の併用を積極的に提言する必要がある．

1週間後の外来診察時の血液検査では，Hb 値 8.8 g/dL，血清フェリチン 95 ng/mL，トランスフェリン飽和度（TSAT）15％と血清ヘモグロビンの改善とともに血清フェリチン，TSAT の低下が認められ，静脈用鉄剤の併用を主治医に提言し処方が追加となった．なお，鉄剤の過剰投与とならないように総不足 Hb 鉄量を以下の式から計算し投与量とする．

総不足 Hb 鉄量（mg）=（目標 Hb 値 − 鉄剤投与前の Hb 値）/100 × 体重（kg）× 65 × 3.4

目標 Hb 値を 12.0 g/dL，体重 55 kg とすると，(12 − 8.8)/100 × 55 × 3.4 = 388.96（mg）と換算され，透析施行後の投与が継続して計 10 回必要となる．

処方
 静脈内投与 含糖酸化鉄注 40 mg/2 mL 1本
   10％ブドウ糖液 8 mL
    1日1回 透析施行後に数分かけて投与

## 1-4-4 薬学的介入後の経過

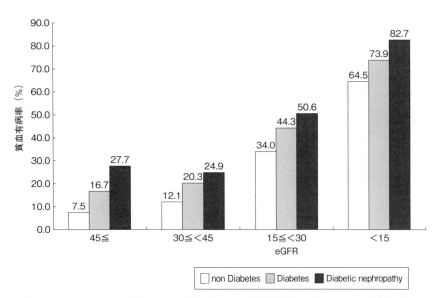

**図1-17 CKD ステージにおける糖尿病および非糖尿病患者における貧血有病率**
（貧血を ESA 投与または Hb11.0 g/dL 未満とした）

（今井圓裕（2011）腎性貧血の現状と課題，2．保存期 CKD, *Progress in medicine*, vol 31, No 2, p.24（392）389-394，ライフ・サイエンス）

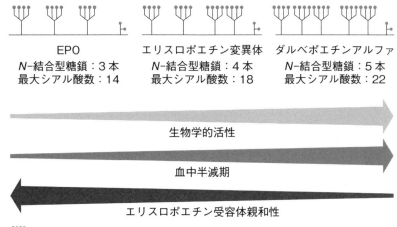

**図1-18 ダルベポエチンアルファと EPO の生化学的構造**

（ネスプ製品概要，Egrie J.C. *et al*（2001）*Nephrol. Dial. Transplant*, 16（suppl 3）：3-13 より改変）

> (5) 本剤投与開始時及び用量変更時には，ヘモグロビン濃度あるいはヘマトクリット値が目標範囲に到達し，安定するまでは週1回から2週に1回程度ヘモグロビン濃度あるいはヘマトクリット値を確認すること．必要以上の造血作用を認めた場合は，休薬等の適切な処置をとること．

**図 1-19 ネスプ®注射液プラシリンジの重要な基本的注意**
（ネスプ®注射液プラシリンジ添付文書協和発酵キリン）

定期的に外来で診察を受け ESA の投与と血液検査を継続して行った．ESA の投与を開始して3か月後の外来受診時の血液検査の結果は，血清ヘモグロビン 9.5 g/dL，血清フェリチン 120 ng/mL，血清クレアチニン 2.2 mg/dL であった．ESA および鉄剤投与の継続が必要と確認できた．鉄剤の投与については引き続き過量投与とならないよう検査値を今後もモニターしていく必要があった（表 1-13）．

**表 1-13 治療開始後の臨床検査値の推移**

|  | 治療開始時 | Day7 | Day90 |
| --- | --- | --- | --- |
| Hb g/dL | 8.5 | 8.8 | 9.5 |
| フェリチン ng/mL | 150 | 95 | 150 |
| Cre mg/dL | 3.0 | — | 2.2 |

●薬剤一覧表（付録 2 参照）

## 1-4-5 確認問題

**問 1-4-1** 腎性貧血の治療薬はどれか．1つ選べ．
1. フィルグラスチム
2. エポエチンアルファ
3. メテノロン酢酸エステル
4. フマル酸第一鉄
5. シアノコバラミン

**問 1-4-2** 腎性貧血に関する記述について，正しいものはどれか．2つ選べ．
1. エリスロポエチンの産生低下に起因して発症する．
2. 鉄の欠乏は認められない．
3. 血清ヘモグロビン値は上昇する．
4. 血球の形態学的特徴は正球性正色素性である．
5. ウイルス感染症によって発症することもある．

## 1.5 鉄芽球性貧血 (Sideroblastic Anemia)

### 症例

1. 患者
   25歳男性．Wilson病患者．独身で1人暮らし．

2. 現病歴
   約1年前より手指の振戦，構語障害が出現し，血清銅の値からWilson病と診断され，塩酸トリエンチンの投与を開始した．投与を開始して3か月が経過したところ，神経症状は徐々に改善したが，次第に全身倦怠感・易疲労感が著明に現れ，本日外来を受診した．鉄欠乏を伴わない小球性貧血であり，骨髄穿刺では鉄染色で多数の環状鉄芽球を認め，鉄芽球性貧血と診断され緊急入院となった．
   ・本日の検査値
   　　血清ヘモグロビン7.2 g/dL，MCV 681 fl，MCHC 34.7%，血清フェリチン2,500 ng/mL

3. 処方せん
   処方
   　　塩酸トリエンチンカプセル250 mg　1回3カプセル（1日6カプセル）
   　　　1日2回　朝夕食2時間後　30日分

### 1-5-1 薬学的介入のための基礎知識

#### ① 疫学

発症頻度は非常に低いことが知られている．鉄芽球性貧血は，骨髄異形成症候群（myelodysplastic syndrome：MDS）の一部と考えられるが，1991年に行われた厚生省特発性造血性障害調査研究班によるMDS患者の有病率の推定に関する全国調査では鉄芽球性貧血に相当する鉄芽球性不応性貧血（refractory anemi with ringed sideroblast：RARS）が15歳以上人口10万人当たり約0.2であった．

#### ② 病態・病因

**(1) 病態**

体内の鉄量が十分有するにもかかわらず，骨髄での赤芽球ヘム合成過程の鉄利用障害が存在する．ミトコンドリアはヘム合成の場であり，律速酵素δ-アミノレブリン酸シンターゼ（ALAS）などヘム合成系の多数の酵素が存在する．ALASの活性低下などにより鉄が赤芽球ミトコンドリア中に蓄積し，核の周囲に集積し環状鉄芽球が形成される．

### (2) 病因

先天性と後天性に分類される．先天性では原因となる遺伝子が複数あることが知られているが，X染色体に座位するヘム合成の律速酵素ALAS遺伝子変異が重要である．一方，後天性には原因不明の特発性と鉛中毒，アルコール中毒やイソニアジド，ピラジナミド，クロラムフェニコールなど薬物・薬剤に起因する二次性などがある（表1-14）．

**表1-14 鉄芽球性貧血の主な病因**

先天性
　A．伴性遺伝性鉄球性貧血
　B．常染色体性遺伝性鉄芽球性貧血
後天性
　A．特発性鉄芽球性貧血
　B．二次性鉄芽球性貧血
　　1）薬剤
　　　　イソニアジド，ピラジナミド，サイクロセリン，クロラムフェニコール，D-ペニシラミン
　　2）鉛中毒，亜鉛
　　3）慢性アルコール中毒
　　4）腫瘍，慢性炎症

### ③ 臨床症状

動悸，立ちくらみ，めまいなどの一般的な貧血症状が認められる．

### ④ 診断

生化学検査では血清ヘモグロビンの低下，血清フェリチンの上昇，血清鉄の上昇，不飽和鉄結合能（unsaturated iron binding capacity：UIBC）の低下を認める．血球の形態学的特徴は正球性正色素性と小球性低色素性の赤血球が混在する二相性を示す．骨髄血塗沫染色標本検査では環状鉄芽球が全赤芽球の15％以上に認められる．一方，先天性では遺伝子検査で，ALAS2などに異常を認める．

### ⑤ 治療

後天性では原因薬剤が疑われる場合は対象薬剤を中止する．ピリドキシンはヘム合成に重要なALASの補酵素であることから，大量投与より改善が見られることもある．血清フェリチンが著明に高値を示す場合は鉄キレート剤デフェロキサミンメシル酸塩の投与を考慮する．

## 1-5-2 薬学的介入の視点

貧血症状の出現に起因する原因を特定することが重要である．特に鉄芽球性貧血は後天的な発症に薬剤や有毒物質への曝露が原因となることが多いので十分に注意する．

### 1-5-3 薬学的介入

本症例では「塩酸トリエンチンカプセル」の投与開始後に貧血症状が出現しており，原因薬剤の可能性がある（図1-20）．「塩酸トリエンチン」中止後の検査値の経過を注意深くモニターする必要がある．なお，本患者は血清フェリチンが高値であることから，主治医との協議の上，鉄キレート剤デフェロキサミンメシル酸塩の併用投与を開始することとなった．投与に際しては血清フェリチン値をモニターしながら用法用量の調節を行い，維持量（500 mg/日）に移行するよう提言する．また，筋肉内投与となることから注射部位の慎重に選択すること，同一部位への反復投与は避けることを必ず説明する（図1-21）．

(2) その他の副作用

|   | 副作用発生頻度 |
|---|---|
|   | 0.1〜5％未満 |
| 過敏症[注1] | 発疹 |
| 精神神経系 | 頭痛，振戦等 |
| 消化器 | 嘔気，胸やけ，胃不快感等 |
| 血液 | 白血球減少，貧血（鉄欠乏性貧血[注2]，鉄芽球性貧血[注3]）等 |

注1）このような症状があらわれた場合には，本剤の減量又は中止等適切な処置を行うこと．
注2）異常が認められた場合には，経口鉄剤の併用又は本剤の中止等適切な処置を行うこと．
注3）異常が認められた場合には，本剤の減量又は中止等適切な処置を行うこと．

**図1-20　メタライト®カプセルのその他の副作用**

（メタライト®カプセル添付文書，ツムラ）

8. 適用上の注意
(1) 筋肉内注射等
　1) 注射部位の疼痛，硬結を起こすことがある．
　2) 組織・神経等への影響を避けるため，下記の点に注意すること．
　　1. 筋肉内投与は必要最小限に行うこと．なお，特に同一部位への反復注射は行わないこと．また，低出生体重児，新生児，乳児，幼児又は小児には特に注意すること．
　　2. 神経走行部位を避けるよう注意すること．

**図1-21　デスフェラール®注射用の適応上の注意**

（デスフェラール®注射用添付文書，ノバルティスファーマ）

処方

筋肉内投与　デフェロキサミンメシル酸塩注 500 mg　1回1本
　　　　　　注射用蒸留水　5 mL
　　　　　　1日2回　9時，20時

### 1-5-4　薬学的介入後の経過

原因薬剤と予想された「塩酸トリエンチンカプセル」の投与中止と，デフェロキサミンメシル酸塩の投与により血清フェリチンは入院7日後には950 ng/mLと速やかに改善した．入院14日後の検査値は血清ヘモグロビン 10.4 g/dL，血清フェリチン 720 ng/mL，UIBC 125 μg/dL とさらなる改善が認められ，自覚症状の軽減したことから退院となり，定期的な外来受診で経過観察を継続することとなった（表 1-15）．

表 1-15　治療開始後の臨床検査値の推移

|  | 入院時 | Day7 | Day14 |
|---|---|---|---|
| Hb g/dL | 7.2 | 9.1 | 10.4 |
| フェリチン ng/mL | 2,500 | 950 | 720 |
| UIBC μg/dL | 50 | 95 | 125 |

●薬剤一覧表（付録2参照）

### 1-5-5　確認問題

**問 1-5-1**　鉄芽球性貧血の治療薬として適切なのはどれか．1つ選べ．
1. 硫酸第一鉄
2. ビタミン $B_6$
3. エリスロポエチン
4. ビタミン C
5. シクロスポリン

**問 1-5-2**　鉄芽球性貧血に関する記述について，正しいものはどれか．2つ選べ．
1. エリスロポエチンの産生が低下する．
2. 鉄の絶対的な欠乏が認められる．
3. 血清フェリチン値は上昇する．
4. 血球の形態学的特徴は正球性正色素性である．
5. 骨髄血塗抹染色標本検査で環状鉄芽球が認められる．

## 1.6 自己免疫性溶血性貧血（Autoimmune Hemolytic Anemia）

### 症 例

**1. 患者**

65歳女性．逆流性食道炎患者．

**2. 現病歴**

逆流性食道炎と診断され2か月前からオメプラゾール20 mgの投与が開始されていた．投与開始1か月頃から動悸，息切れ，全身倦怠感が出現し，最近は増悪していた．本日外来受診時に血液検査を行ったところ，自己免疫性溶血性貧血が疑われ緊急入院となった．

・本日の検査値

　　血清ヘモグロビン 6.4 g/dL，白血球数 17,300/μL，網状赤血球数 400,000/μL（8.8％），

　　血小板数 5,000/μL，血清ハプトグロビン＜ 10 mg/dL，直接クームス試験陽性

**3. 処方せん**

処方

　オメプラゾール錠20 mg　1回1錠（1日1錠）

　　1日1回　朝食後　30日分

### 1-6-1 薬学的介入のための基礎知識

#### ① 疫学

1974年度調査では推定患者数は100万対3～10人，年間発症率は100万対1～5人とされる．1998年度調査では推計受療患者数は1,500人，特発性と続発性を含め，男女比は1：1.6で，年齢分布は50歳代をピークとするゆるやかな単峰性で，20～50歳代までは女性が優位である．

#### ② 病態・病因

後天性溶血性貧血は，主に自己免疫性溶血性貧血（autoimmune hemolytic anemia：AIHA）と発作性夜間ヘモグロビン尿症（paroxysmal nocturnal hemoglobinuria：PNH）に分類される（表1-16）．AIHAは関与する抗体の性状や病態発生にかかわる要因などは多様性に富む不均質な疾患である．自己免疫現象の成立は免疫応答系と遺伝的素因，環境要因が複雑に絡み合って生じる多因子性の過程と考えられる．特に，感染，免疫不全，免疫系の失調，ホルモン環境，薬剤，腫瘍などが病態の成立と持続に関与する．

表 1-16 後天性溶血性貧血の主な病因

抗体
　1) 自己抗体：自己免疫性溶血性貧血（AIHA）
　2) 同種抗体：不適合輸血，新生児溶血性疾患
　3) 薬剤性
赤血球膜異常
　1) 発作性夜間ヘモグロビン尿症（PNH）
血管障害
　1) 赤血球破壊症候群
　2) 血栓性血小板減少性紫斑病（TTP）
　3) 溶血性尿毒症症候群（HUS）

### 3 臨床症状

動悸，立ちくらみ，めまいなどの一般的な貧血症状が認められる．

### 4 診断

診断には溶血性貧血として一般的基準を満たすことを確認し，次いで疾患特異的な検査によって自己免疫性溶血性貧血と診断する（表 1-17，表 1-18）．

溶血性貧血では網状赤血球数の著しい増加が特徴であり，血清ヘモグロビンの低下，血中間接ビリルビンの軽度上昇，ハプトグロビンの測定感度以下への低下などを認める．さらに，自己免疫性溶血性貧血と診断するには，直接クームス試験陽性が重要である．

表 1-17 溶血性貧血の診断基準

1. 臨床所見として，通常，貧血と黄疸を認め，しばしば脾腫を触知する．ヘモグロビン尿や胆石を伴うことがある．

2. 以下の検査所見がみられる．
　1) ヘモグロビン濃度低下
　2) 網赤血球増加
　3) 血清間接ビリルビン値上昇
　4) 尿中・便中ウロビリン体増加
　5) 血清ハプトグロビン値低下
　6) 骨髄赤芽球増加

3. 貧血と黄疸を伴うが，溶血を主因としない他の疾患（巨赤芽球性貧血，骨髄異形成症候群，赤白血病，congenital dyserythropoietic anemia，肝胆道疾患，体質性黄疸など）を除外する．

4. 1．，2．によって溶血性貧血を疑い，3．によって他疾患を除外し，診断の確実性を増す．しかし，溶血性貧血の診断だけでは不十分であり，特異性の高い検査によって病型を確定する．

（特発性造血障害に関する調査研究班（平成 16 年改定版），p.146，表 1，厚生労働省）

表 1-18　AIHA の診断基準

1. 溶血性貧血の診断基準を満たす．
2. 広スペクトル抗血清による直接 Coombs 試験が陽性である．
3. 同種免疫性溶血性貧血（不適合輸血，新生児溶血性疾患）および薬剤起因性免疫性溶血性貧血を除外する．
4. 1.～3. によって診断するが，さらに抗赤血球自己抗体の反応至適温度によって，温式（37℃）の 1) と，冷式（4℃）の 2) および 3) に区分する．
   1) 温式自己免疫性溶血性貧血
      臨床像は症例差か大きい．特異抗血清による直接 Coombs 試験で IgG のみ，または IgG と補体成分が検出されるのが原則であるか，抗補体または広スペクトル抗血清でのみ陽性のこともある．診断は 2), 3) の除外によってもよい．
   2) 寒冷凝集炎症
      血清中に寒冷凝集素価の上昇があり，寒冷曝露による溶血の悪化や慢性溶血がみられる．直接 Coombs 試験では補体成分が検出される．
   3) 発作性寒冷ヘモグロビン尿症
      ヘモグロビン尿を特徴とし，血清中に二相性溶血素（Donath-Landsteiner 抗体）が検出される．
5. 以下によって経過分類と病因分類を行う．
   急性：推定発病または診断から 6 か月までに治癒する．
   慢性：推定発病または診断から 6 か月以上遷延する．
   特発性：基礎疾患を認めない．
   続発性：先行または随伴する基礎疾患を認める．
6. 参　考
   1) 診断には赤血球の形態所見（球状赤血球，赤血球凝集など）も参考になる．
   2) 温式 AIHA では，常用法による直接 Coombs 試験が陰性のことがある（Coombs 陰性 AIHA）．この場合，患者赤血球結合 IgG の定量が診断に有用である．
   3) 特発性温式 AIHA に特発性血小板減少性紫斑病（ITP）が合併することがある（Evans 症候群）．また，寒冷凝集素価の上昇を伴う混合型もみられる．
   4) 寒冷凝集素症での溶血は寒冷凝集素価と平行するとは限らず，低力価でも溶血症状を示すことがある（低力寒冷凝集素症）．
   5) 自己抗体の性状の判定には抗体遊出法などを行う．
   6) 基礎疾患には自己免疫疾患，リウマチ性疾患，リンパ増殖性疾患，免疫不全症，腫瘍，感染症（マイコプラズマ，ウイルス）などが含まれる．特発性で経過中にこれらの疾患が顕性化することがある．
   7) 薬剤起因性免疫性溶血性貧血でも広スペクトル抗血清による直接 Coombs 試験が陽性となるので留意する．診断には臨床経過，薬剤中止の影響，薬剤特異性抗体の検出などが参考になる．

（特発性造血障害に関する調査研究班（平成 22 年改定版），p.147，表 2，厚生労働省）

## 5　治療

免疫抑制療法が基本となる．副腎皮質ステロイド薬を投与し，溶血が軽減したら徐々に投与量を漸減する．副腎皮質ステロイド薬に反応がない場合は脾摘やリツキシマブおよび免疫抑制薬（アザチオプリン，シクロスポリンなど）を投与する．

## 1-6-2 薬学的介入の視点

貧血症状の出現に起因する原因を特定することが重要である．AIHA は様々な要因が複雑に関連して発症することも多いことから，患者の背景を注意深く整理する．特に，薬剤投与が引き金となった発症の場合，自覚症状の発現時期と該当薬剤の服用開始時期などから特定する必要がある．

## 1-6-3 薬学的介入

処方
　プレドニゾロン錠 5 mg　1回3錠（1日6錠）
　　1日2回　朝昼食後　30日分

本症例では「オメプラゾール錠」の投与開始後に貧血症状が出現しており，原因薬剤の可能性があることから投与中止を提言する（図1-22）．オメプラゾールによる発生機序は薬剤に対して形成された抗体が赤血球と結合し，さらに補体との結合により溶血が発生する免疫複合体型と考えられる．免疫抑制作用を期待とした，上記の処方による薬物療法が開始された．なお，本患者は血小板数がきわめて低値であることから，出血のリスクがないか注意を促すとともに必要に応じて血小板の投与など行うよう提言する．

> 2）**汎血球減少症状，無顆粒球症，溶血性貧血，血小板減少**（いずれも頻度不明）：汎血球減少症，無顆粒球症，溶血性貧血，血小板減少があらわれることがあるので，観察を十分に行い，異常が認められた場合には投与を中止し，適切な処置を行うこと．

図1-22　オメプラール®錠の重大な副作用
(オメプラール®錠添付文書，アセトラゼネカ)

## 1-6-4 薬学的介入後の経過

処方（入院31日後から）
　プレドニゾロン錠 5 mg　1回2錠（1日4錠）
　　1日2回　朝昼食後　30日分
処方（入院61日後から）
　プレドニゾロン錠 5 mg　1回2錠（1日2錠）
　　1日1回　朝食後　30日分

原因薬剤と予想された「オメプラゾール錠」の投与中止，プレドニゾロン錠の投与とともに，血液検査値は速やかに改善した．血小板数は入院時にきわめて低値であったが，プレドニゾロン錠よる薬物療法の継続とともに速やかな改善が見られたことから血小板の投与は行われなかった．なお，プレドニゾロン錠は徐々に漸減（31日後から1日20 mg，61日後から1日10 mg）し，入院90日後まで継続して投与されていた．血液検査値のさらなる改善とクームス試験の陰性化が確認されたことから，プレドニゾロン錠の投与を中止し退院となった（表1-19）．

表1-19 入院後の血液検査の推移

|  | 入院時 | Day60 | Day90 |
|---|---|---|---|
| Hb g/dL | 6.4 | 9.5 | 11.3 |
| 網状赤血球/μL | 400,000 | 100,000 | 50,000 |
| Plt/μL | 5,000 | 140,000 | 160,000 |
| クームス試験 | + |  | − |

●薬剤一覧表（付録2参照）

## 1-6-5 確認問題

**問1-6-1** 自己免疫性溶血性貧血の治療薬はどれか．2つ選べ．
1. リツキシマブ
2. シアノコバラミン
3. ピリドキシン
4. フィルグラスチム
5. アザチオプリン

**問1-6-2** 自己免疫性溶血性貧血に関する記述について，正しいものはどれか．2つ選べ．
1. エリスロポエチンの産生低下に起因して発症する．
2. 鉄の欠乏は認められない．
3. 網状赤血球数は低下する．
4. 血球の形態学的特徴は正球性正色素性である．
5. ウイルス感染症によって発症することもある．

## 1.7 その他の疾患

### 1-7-1 サラセミア（thalassemia）

#### ① 疫学
サラセミアは地中海地方に頻発したため地中海貧血とも呼ばれている．日本人には少ないとされており，頻度は$\beta$サラセミアで1/1,000人，$\alpha$サラセミアで1/3,500人程度である．

#### ② 病態・病因
グロビンの$\alpha$鎖，非$\alpha$鎖の合成欠損による無効造血から小球性低色素性貧血を呈する疾患群である．$\alpha$鎖異常によるものを$\alpha$サラセミア，$\beta$鎖異常によるものを$\beta$サラセミアという．原因はグロビン遺伝子をコードする染色体の遺伝子欠失，RNAの分離困難などであり，常染色体優性遺伝形式をもつ．

#### ③ 臨床症状
異常が生じたアミノ酸配列により重症度は様々であるが，不均衡なHb産生が赤血球膜障害を招き溶血性貧血を起こす．黄疸，脾腫，サラセミア様顔貌（頭部，顔面の骨の肥厚化），肝機能障害などが認められる．

#### ④ 診断
血球の形態は小球性低色素性である．溶血性貧血に対する臨床検査とヘモグロビンの定量検査などで診断する．

#### ⑤ 治療
輸血，免疫抑制剤，脾摘，骨髄移植などがある．

### 1-7-2 赤芽球癆（pure red cell aplasia）

#### ① 疫学
特発性造血障害調査研究班の患者登録集計によると，1979～1993年の15年間で赤芽球癆は107例であり，同期間内の再生不良性貧血は1,602例であった．1年間に新たに発生する再生不良性貧血の患者数は人口100万人あたり4.1人であることから，赤芽球癆は人口100万人に対し0.3人と推定される．

#### ② 病態・病因
先天性と後天性に大きく分類されるが，大部分は後天性である．主な外的要因はヒトパルボウイルスB19および薬剤があり，赤血球系造血前駆細胞への直接障害による分化・増殖の阻害と

されているが，薬剤性では不明な点も多い．

### ③ 臨床症状
自覚症状は貧血に伴う全身倦怠感，動悸，めまいなどである．特発性の場合，顔面蒼白などの貧血に伴う症状以外の身体所見は乏しい．

### ④ 診断
血球の形態は正球性正色素性である．網赤血球の減少（1％未満）を認め，骨髄で赤芽球の著減を確認する．

### ⑤ 治療
基礎疾患や薬剤性が原因に疑われる場合は原因疾患に対する治療や原因薬剤の投与を中止する．原因に応じて免疫抑制剤（シクロスポリン），副腎皮質ステロイド，シクロホスファミド，抗胸腺グロブリン，脾臓摘出術，血漿交換療法などがある．

## 1-7-3 発作性夜間ヘモグロビン尿症（paroxysmal nocturnal hemoglobinuria：PNH）

### ① 疫学
厚労省の平成10年度疫学調査班（大野班）の層化無作為抽出法によるアンケート調査によると，日本における発作性夜間ヘモグロビン尿症（paroxysmal nocturnal hemoglobinuria：PNH）の推定有病者数は430人であり，100万人あたり3.6人と推定される．

### ② 病態・病因
PNH患者の赤血球では，glycosyl phosphatidylinositol（GPI）を介して膜上に結合する数種のタンパクが欠損している．この異常は，GPIの生合成を支配する遺伝子であるPIGA遺伝子の変異の結果であり，造血幹細胞の遺伝子に後天性に生じた変異に起因する．

### ③ 臨床症状
赤褐色のヘモグロビン尿（一部），出血傾向，深部静脈血栓症，易感染性や溶血に起因した嚥下障害，男性機能不全，原因不明の腹痛等などがある．

### ④ 診断
PNHの診断基準（平成22年改定）に基づいて診断される（表1-20）．

表 1-20　PNH の診断基準

1. 臨床所見として，貧血，黄疸のほか肉眼的ヘモグロビン尿（淡赤色尿〜暗褐色尿）を認める．ときに静脈血栓，出血傾向，易感染性を認める．先天発症はないが，青壮年を中心に広い年齢層で発症する．
2. 以下の検査所見がしばしばみられる．
   1) 貧血および白血球，血小板の減少
   2) 血清間接ビリルビン値上昇，LDH 値上昇，ハプトグロビン値低下
   3) 尿上清へのヘモグロビン陽性，尿沈渣のヘモジデリン陽性
   4) 好中球アルカリホスファターゼスコア低下，赤血球アセチルコリンエステラーゼ低下
   5) 骨髄赤芽球増加（骨髄は過形成が多いが低形成もある）
   6) Ham（酸性化血清溶血）試験陽性または砂糖水試験陽性
3. 以下の検査所見によって診断を確実なものとする．
   1) グリコシルホスファチヂルイノシトール（GPI）アンカー型膜タンパクの欠損血球（PNH タイプ血球）の検出と定量
   2) 骨髄穿刺，骨髄生検，染色体検査等による他の骨髄不全疾患の判定
4. 以下によって病型分類を行う．
   1) 臨床的 PNH（溶血所見がみられる）
      (1) 古典的 PNH
      (2) 骨髄不全型 PNH
      (3) 混合型 PNH
   2) PNH タイプ血球陽性の骨髄不全症（溶血所見は明らかでない PNH タイプ血球陽性の骨髄不全症は，下記のように呼び，臨床的 PNH とは区別する）
      (1) PNH タイプ血球陽性の再生不良性貧血
      (2) PNH タイプ血球陽性の骨髄異形成症候群
      (3) PNH タイプ血球陽性の骨髄線維症，など
5. 参　考
   1) PNH は溶血性貧血と骨髄不全症の側面を併せ持つ造血幹細胞異常による疾患である．骨髄不全型 PNH は，再生不良性貧血 - PNH 症候群によって代表される．
   2) PNH タイプ血球の検出と定量には，抗 CD55 および抗 CD59 モノクローナル抗体または FLAER を用いたフローサイトメトリー法が推奨される．PNH タイプ好中球比率はしばしば PNH タイプ赤血球のそれより高値を示す．
   3) 溶血所見として，肉眼的ヘモグロビン尿，網赤血球増加，血清 LDH 値上昇，間接ビリルビン値上昇，血清ハプトグロビン値低下が参考になる．PNH タイプ赤血球が 1〜10% であれば，溶血所見を認めることが多い．

（発作性夜間ヘモグロビン尿症，診療の参照ガイド（平成 22 年度改訂版），厚生労働省）

### 5　治療

骨髄移植が唯一の根治療法となる．各種症状に対する対症療法に副腎皮質ステロイド，ハプトグロビン，エクリズマブなどの投与などがある．

## 1-7-4　G6PD 欠乏症（hexose monophosphate shunt and glucose-6-phosphate dehydrogenase deficiency）

### 1　疫学

アフリカ，地中海沿岸，東南アジアでの頻度は高いが，日本人の頻度は約 0.1% である．

### ② 病態・病因

　遺伝形式は常染色体劣性遺伝で，臨床症状を呈するのはホモ接合変異，ないしは複合ヘテロ接合変異で，まれにヘテロ接合変異でも軽度の貧血を呈することがある．したがって，発症するのはほとんどがホモ接合体異常の男性である．女性のヘテロ接合体変異は通常臨床症状を呈さない保因者である．

　一次構造が正常とは異なる変異酵素が産生され，酵素活性の低下や酵素分子の不安定性により赤血球代謝を障害して溶血をきたす．

### ③ 臨床症状

　酸化的ストレスによる急性溶血発作が特徴的である．

### ④ 診断

　G6PDの測定が重要である．貧血，黄疸および網赤血球増加が溶血中に進行する．

### ⑤ 治療

　溶血発作を避ける対症療法が中心となる．急性溶血発作を生じた場合には，十分な補液を行い遊離ヘモグロビンの尿中への排泄を防ぎ，急性腎不全に至ることを阻止する．ハプトグロビン製剤を投与することもある．


●薬剤一覧表（付録2参照）

# 第2章
# その他の血液系疾患

　白血球は顆粒球（好中球，好酸球，好塩基球），単球，リンパ球の免疫担当細胞の総称である．白血球減少症とは，循環血液中の白血球数が基準値以下（おおむね3,000/$\mu$L以下）に減少することであり，種々の疾患が成因となることが知られている．成人の白血球数は通常3,500-9,000/$\mu$Lであり，免疫担当細胞の白血球百分率は好中球が40～70％，好酸球が0～5％，好塩基球が0～1％，単球が0～10％，リンパ球が20～50％である．したがって，循環血液中の白血球百分率の高い好中球数の減少によって主に特徴づけられる疾患である（表2-1）．

　一方，血液の凝固および線溶には血球成分として血小板が凝固因子として複数の物質が関与する．血管が傷つくと血漿中に存在するタンパク質フォンウィレブラント因子（von Willebrand factor：vWF）を介して露出したコラーゲンに血小板が粘着し活性化が誘導される．活性化した血小板は形態を可逆性に変化させ，細胞膜表面の糖タンパクにも変化を及ぼす．細胞表面で活性化した凝固系からフィブリンを介して凝集した血小板は強固なフィブリン塊による血栓を形成する．損傷の治癒後は血栓を形成するフィブリン塊はプラスミンによって可溶性のフィブリン分解産物（FDP）に分解される（図2-1）．

　本章では，臨床現場でも広く遭遇する好中球減少症および出血性・血栓性疾患である血栓性血小板減少性紫斑病，特発性血小板減少性紫斑病，血友病，播種性血管内凝固症候群，急性肺血栓塞栓症に対する薬物療法について薬剤師がどのように介入するか，症例を用いて概説する．

**表2-1 主な白血球減少症の成因**

| |
|---|
| 好中球減少症 |
| 　先天性 |
| 　　Chediak-Higashi症候群，Kostmann症候群，HyperIgM症候群 |
| 　後天性 |
| 　　薬剤性，感染症（細菌・ウイルス），自己免疫性疾患，造血器腫瘍，特発性 |
| 好酸球減少症 |
| 　　好酸球ペルオキシダーゼ欠損症，感染症 |
| 好塩基球減少症 |
| 　　じんま疹，排卵 |
| 単球減少症 |
| 　　大理石病 |
| リンパ球減少症 |
| 　　HIV感染症，敗血症，放射線曝露，大量のステロイド薬投与 |

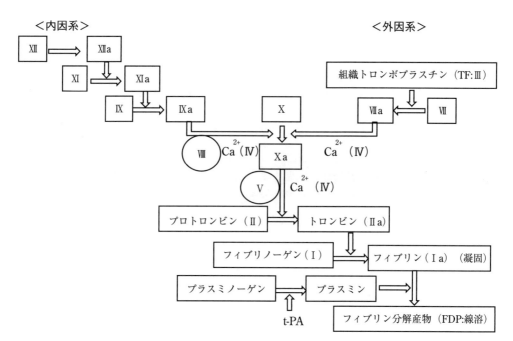

図 2-1　血液の凝固および線溶のメカニズム

## 2.1 好中球減少症（Neutropenia）

### 症例

**1. 患者**

45歳女性．甲状腺機能亢進症患者．夫と息子の3人暮らし．

**2. 現病歴**

2か月前から頸部腫大を自覚し，自宅近くの病院を1か月前に受診した．その際の診察および血液検査の結果（甲状腺刺激ホルモン（thyroid stimulating hormone：TSH）0.03 μU/mL 未満，遊離トリヨードサイロニン（free triiodothyronine：FT3 16.72 pg/mL，遊離サイロキシン（free thyroxine：FT4）7.35 ng/dL，抗サイログロブリン抗体 23.7 U/mL，TSHレセプター抗体 81.5％）から甲状腺機能亢進症と診断され，チアマゾールによる薬物療法が開始された．薬物療法開始から1か月が過ぎたが昨日から37.3℃の微熱が出現し，倦怠感も強くなったことから本日外来を受診した．血液検査の結果から白血球数の著しい低下を認めたため無顆粒球症が疑われ，入院となった．

・本日の検査値
　　白血球数 1,100/μL，好中球数 330/μL

**3. 処方せん**

処方
1) チアマゾール錠 5 mg　1回1錠（1日3錠）
　　1日3回　朝昼夕食後　28日分
2) プロプラノロール塩酸塩錠 10 mg　1回1錠（1日3錠）
　　1日2回　朝昼夕食後　28日分
3) メキタジン錠 3 mg　1回1錠（1日2錠）
　　1日2回　朝夕食後　28日分

### 2-1-1　薬学的介入のための基礎知識

#### 1 疫学

好中球減少症（neutropenia）は，白血球減少症の原因として最も頻度が高い．抗がん剤による発症は用量依存的であり，日常の多くの症例で経験されており非常に頻度が高いことが知られている．一方，最も重篤な無顆粒球症では海外の報告で，年間100万人当たり1.6～2.5人とされている．

### ② 病態・病因

各種要因による抗好中球抗体による好中球破壊または好中球前駆細胞の分化障害が主な発症要因となる（表2-2）. 発症要因は大きく先天性と後天性に分類されるが，先天性では遺伝的な原因が後天性では多彩な原因があり，後天性で発症頻度が高い. 後天性の要因の中で最も頻度が高い感染症ではウイルス感染で好中球の辺縁プールへの移行，γインターフェロンなどサイトカインの骨髄抑制作用による好中球産生低下や自己抗体の誘導などが機序として考えられる. 薬剤性では直接的な骨髄障害（抗がん剤，クロルプロマジンなど）や好中球前駆細胞の免疫学的障害（チアマゾール，アミノピリン，チクロピジンなど）が機序として考えられる.

表2-2 好中球減少症の主な病因

先天性
 1）体質性・良性
 2）遺伝性：好中球エラスターゼ変異，Chediak-Higashi症候群，Kostmann症候群
後天性
 1）薬剤性
  直接骨髄障害：抗がん剤，クロルプロマジン，$\beta$-ラクタム剤
  免疫学的障害：プロピルチオウラシル，チアマゾール，アミノピリン
 2）感染症：EBウイルス，肝炎ウイルス，HIV
 3）自己免疫性：全身エリテマトーデス
 4）造血器腫瘍：急性白血病，骨髄異形成症候群
 5）脾機能亢進
 6）栄養不足：巨赤芽球性貧血
 7）特発性

### ③ 臨床症状

基礎疾患を伴う場合は様々だが，一般に感染症に伴う諸症状（咽頭痛，発熱，口内炎など）が認められることが多い.

### ④ 診断

**1）血液学的特徴**

白血球数，特に好中球数の減少（好中球比率の低下）が認められる. 好中球数（absolute neutrophil count：ANC）が1,500/$\mu$L未満の場合を好中球減少症（neutropenia）といい，白血球減少症の原因として最も頻度が高い. さらに，ANCが500/$\mu$L以下と著明な低下がみられる場合を無顆粒球症（agranulocytosis）という. 無顆粒球症では，感染のリスクが非常に高まる. 特に，腋窩体温が37.5℃以上または口腔内体温が38.0℃以上の発熱を伴い，ANCが500/$\mu$L未満または1,000/$\mu$L未満で48時間以内に500/$\mu$L未満が予想される状態を発熱性好中球減少症とする.

### ⑤ 治療

病因によって治療は異なる. 基礎疾患を伴う場合は，その治療を優先する. 一方，薬剤性が疑われる場合は，原因薬剤の投与を中止する. 好中球の減少が長期にわたることが予想される場合

や無顆粒球症など重篤な場合は，感染症の治療または予防目的に抗生物質および好中球数の早期の回復を目指して顆粒球コロニー刺激因子（G-CSF：granulocyte-colony stimulating factor）を投与する．

### 2-1-2 薬学的介入の視点

後天性好中球減少症の原因として薬剤性によるものが最も頻度が高い．原因となる薬剤も多彩だが，抗がん剤による発症は最も多く有名である．無顆粒球症が疑われる場合には，① 疑わしい薬剤の投与中止，② 発熱を有する場合には血液培養を含めた細菌学的検査を行い，広域スペクトラムの抗菌薬の十分量投与，③ 顆粒球コロニー刺激因子（G-CSF）の投与について医師に提言する必要がある．

患者が服用していた「チアマゾール」は代表的な薬剤性好中球減少症の原因薬剤であり，特に服用開始時を中心に重篤な無顆粒球症の発症に対する注意喚起もされている．無顆粒球症の発生頻度は 0.2〜0.5％と報告され，その約 85％は服用開始 3 か月以内となる（図 2-2）．したがって，「投与開始少なくとも 2 か月間は原則として 2 週に 1 回，それ以降も定期的に白血球分画を含めた血液検査を実施し，顆粒球の減少傾向等の異常が認められた場合には，直ちに投与を中止し，適切な処置を行うこと」が必要となる．また，患者には服用開始時にチアマゾールの重大な副作用に好中球減少症があることを説明し，定期的な検査が必要であることやその発症が疑われる初期症状（咽頭痛，発熱等）について十分に理解させる（図 2-3）．なお，バセドウ病治療ガイドラインにはチアマゾールおよびプロピルチオウラシル投与時に好中球数 1,000/μL 未満に減少した際には投与を中止すること，交差耐性を有することから無顆粒球症が発症した際にはもう一方の薬剤を使用しないことと薬剤中止の目安と中止後の薬物療法に関する注意喚起もなされている．

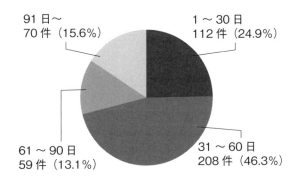

（社内資料）

**図 2-2　メルカゾールによる無顆粒球症発症までの期間（国内自発報告 449 例 1981 年 1 月〜2011 年 4 月集計）**

（中外製薬，メルカゾール安全性情報 2014 年 7 月作成）

> 【警告】
> 1. 重篤な無顆粒球症が主に投与開始後2ケ月以内に発現し，死亡に至った症例も報告されている．少なくとも投与開始後2ケ月間は，原則として2週に1回，それ以降も定期的に白血球分画を含めた血液検査を実施し，顆粒球の減少傾向等の異常が認められた場合には，直ちに投与を中止し，適切な処置を行うこと．また，一度投与を中止して投与を再開する場合にも同様に注意すること（「重大な副作用」の項参照）．
> 2. 本剤投与に先立ち，無顆粒球症等の副作用か発現する場合があること及びこの検査が必要であることを患者に説明するとともに，下記について患者を指導すること．
>    (1) 無顆粒球症の症状（咽頭痛，発熱等）があらわれた場合には，速やかに主治医に連絡すること．
>    (2) 少なくとも投与開始後2ケ月間は原則として2週に1回，定期的な血液検査を行う必要があるので，通院すること．

図2-3　メルカゾール®錠の警告

（メルカゾール®錠　添付文書，あすか製薬）

### 2-1-3　薬学的介入

今回は，薬剤の服用時期と好中球減少症の発症時期からチアマゾールが原因薬剤である可能性が考えられる．チアマゾールの投与中止と発熱を有し好中球の低下も著しいことから，広域スペクトラムの抗生物質とG-CSFの投与を提言した．なお，G-CSF製剤は薬剤によって適応疾患が異なる．また，投与開始後は好中球数のモニターを行い過度に上昇にしないよう注意が必要となることも伝える（図2-4）．

| 成人 | 通常，好中球数が1,000/mm³未満のとき，フィルグラスチム（遺伝子組換え）50 μg/m²を1日1回皮下投与する． | ただし，好中球数が5,000/mm³以上に増加した場合は，症状を観察しながら減量，あるいは投与を中止する． |
|---|---|---|
| 小児 | 好中球数が1,000/mm³未満のとき，フィルグラスチム（遺伝子組換え）50 μg/m²を1日1回皮下投与する． | |

図2-4　グラン®注射液の用法用量（先天性・特発性好中球減少症）

（グラン®注射液　添付文書，協和発酵キリン）

### 2-1-4　薬学的介入後の経過

処方
1) 点滴静脈内投与
　　メロペネム注0.5 g　1回1本
　　生理食塩液　1回50 mL
　　　1日2回　6時〜6時30分，18時〜18時30分

2）点滴静脈内投与
　　イセパマイシン硫酸塩注200 mg　1回1本
　　生理食塩液　1回50 mL
　　　1日2回　6時30分〜7時，18時30分〜19時
3）皮下投与
　　フィルグラスチム注シリンジ75 μg　1回1本
　　　1日1回　7時

　無顆粒球症の原因と考えられるチアマゾール錠の服用を直ちに中止し，メロペネム注，イセパマイシン硫酸塩注の投与を開始した．また，フィルグラスチム注シリンジ（G-CSF）75 μgも同時に投与を開始した．投与中止9日後に白血球数1,700/μL，好中球数600/μL（35％）と回復が始まった．投与中止14日後には白血球数10,200/μLまで増加したため，抗菌薬およびG-CSF注の投与をすべて中止した．さらに，投与中止26日後には白血球数4,600/μL，好中球数1,900/μL（41％）とほぼ正常に回復した（表2-3）．

表2-3　入院後の白血球数および好中球数の推移

|  | 入院時（投与中止） | 9日目 | 14日目 | 26日目 |
| --- | --- | --- | --- | --- |
| 白血球/μL | 1,100 | 1,700 | 10,200 | 4,600 |
| 好中球/μL | 330（30％） | 600（35％） | — | 1,900（41％） |

●薬剤一覧表（付録2参照）

### 2-1-5　確認試験

**問2-1-1**　白血球減少症で最も頻度が高く減少することが知られる血球はどれか．1つ選べ．
1. リンパ球
2. 単球
3. 好塩基球
4. 好酸球
5. 好中球

**問2-1-2**　薬剤性好中球減少症の原因となる代表的な薬剤はどれか．1つ選べ．
1. フィルグラスチム
2. チクロピジン
3. エポエチンアルファ
4. レノグラスチム
5. ミリモスチム

## 2.2 血栓性血小板減少性紫斑病（Thrombotic Thrombocytopenic Purpura）

### 症例

**1. 患者**

65歳男性．先日勤め先を定年退職した．妻と2人暮らし．

**2. 現病歴**

1か月前に狭心症で左冠動脈前下行枝に99％狭窄を認めたが，冠動脈ステント留置し，狭窄は0％となった．ステント留置後の再狭窄を防止するために，翌日よりチクロピジン塩酸塩錠200 mg/日の投与が開始された．経過は良好で入院10日目には退院し，外来で定期的にフォローすることになった．退院後約3週間を過ぎたころから皮膚掻痒感，点状出血斑が出現し，退院後1か月を経過した本日外来を受診したところ，意識は混濁し検査結果から血小板数減少を指摘され緊急入院となった．

・本日の検査値

　　白血球数 6,500/$\mu$L，赤血球数 265×$10^4$/$\mu$L，血小板数 14,000/$\mu$L，血清ヘモグロビン 7.6 g/dL，ヘマトクリット 22.2％，乳酸脱水素酵素 350 IU/L，総ビリルビン 3.5 mg/dL

**3. 処方せん**

　処方

　　1）チクロピジン塩酸塩錠100 mg　1回1錠（1日2錠）
　　　　1日2回　朝夕食後　28日分
　　2）テプレノンカプセル50 mg　1回1カプセル（1日3カプセル）
　　　　1日3回　朝昼夕食後　28日分

### 2-2-1　薬学的介入のための基礎知識

#### 1 疫学

発症率は人口100万人に年間4人と推計されている．近年，血栓性血小板減少性紫斑病（thrombotic thrombocytopenic purpura：TTP）に対する認識が高まり発症率の上昇が予想されている．TTPには先天性と後天性に分類されるが，大部分が後天性である．後天性TTPは，20〜40歳代の女性に多いといわれていたが，日本国内のADAMTS13（a disintegrin-like and metalloproteinase with thrombospondin type 1 motifs 13）活性著減後天性TTPは60歳前後が最も多い．40歳前後では女性が，60歳以上になると男性が多い傾向が認められた．

## 2 病態・病因

TTP は，①細血管障害性溶血性貧血，②破壊性血小板減少，③細血管内血小板血栓の3徴候からなる血栓性微小血管障害症（thrombotic microangiopathy：TMA）の代表疾患である．フォンウィレブラント因子（von Willebrand factor：vWF）を特異的に切断する酵素（ADAMTS13）の先天的な遺伝子異常あるいは後天的に発現したインヒビターによる ADAMTS13 活性低下が原因となって，血小板と親和性の高い vWF マルチマー（高分子 vWF マルチマー）が血中に蓄積し発症する（図2-5）．微小血管において血小板凝集が亢進し広範囲の微小血管障害がもたらされ，多発性の血小板血栓が認められ，その結果血小板減少や臓器障害を引き起こす．

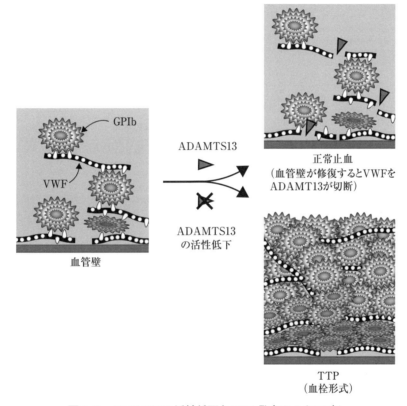

図2-5 ADAMTS13 活性低下と TTP 発症のメカニズム

## 3 臨床症状

倦怠感，脱力感，悪心，食欲不振などの不定愁訴に加え，発熱，精神神経症状，乏尿，無尿などの腎機能障害，軽度黄疸を伴う貧血による顔色不良，動悸，息切れ，血小板減少に伴う皮膚，粘膜の出血（紫斑，歯肉出血，血尿，消化管出血など）などがある．

## 4 診断

臨床症状とともに末梢血血液検査で血小板減少，血清ヘモグロビン低下，網状赤血球数増加，塗抹標本上で破砕赤血球を認められる．生化学検査で乳酸脱水素酵素（lactate dehydrogenase：

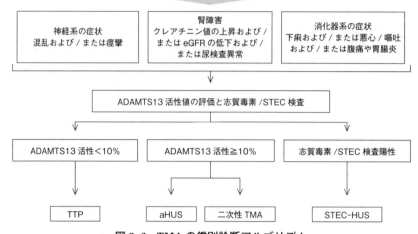

図 2-6　TMA の鑑別診断アルゴリズム

（Campistol JM *et al.*（2013）*Nefrologia*, 33, 27-45）

LDH）著増，血中尿素窒素（blood urea nitrogen：BUN），血清クレアチニン上昇や血清学的検査でハプトグロビン著減，C 反応性タンパク（c-reactive protein：CRP）上昇などが認められる．さらに測定が可能なら，ADAMTS13 活性低下，ADAMTS13 インヒビター（IgG 抗体）陽性，UL-vWF マルチマーの増加が認められる．なお，TTP と溶血性尿毒症症候群（hemolytic uremic syndrome：HUS）は共に細血管障害性溶血性貧血，破壊性血小板減少，細血管内血小板血栓の 3 徴候からなる血栓性微小血管症（thrombotic microangiopathy：TMA）と呼ばれる病理病態を示す．TMA 診断のアルゴリズムを図 2-6 に示す．

### 5　治療

　血漿交換（plasma exchange：PE）療法が基本となる．特に，ADAMTS13 インヒビターが認められる症例では，ADAMTS13 活性インヒビターの除去と ADAMTS13 酵素の補充が目的となる．初期は新鮮凍結血漿（fresh frozen plasma：FFP）50～80 ml/kg/日で血漿交換を 3～5 日間連続で実施する．さらに，免疫抑制効果を目的にステロイドの併用投与を行うこともある．一方，血漿交換療法の効果が不十分な時にはサイクロスポリン，ビンクリスチン，γグロブリン大量療法，抗 CD20 モノクローナル抗体（リツキシマブ）等の投与や摘脾が行われることもある．

## 2-2-2　薬学的介入の視点

　外来受診時の臨床症状や検査結果から，後天性 TTP が疑われる．特に，ステント留置に伴って行われた医療行為や薬剤投与などを検証し，考えられる要因を特定する．薬剤性が疑われる場合は，発症頻度や発症時期など対象と考えられる薬剤を特定する．

## 2-2-3　薬学的介入

ステント留置後からチクロピジン塩酸塩の服用を開始しているが，チエノピリジン系薬剤は薬剤性TTPの代表的な薬剤であり，まず投与の中止を提言する必要がある．チクロピジン塩酸塩は過去に2度「緊急安全性情報」が発表され，注意喚起がなされている（図2-7）．添付文書でも，「投与開始2か月間は副作用の初期症状の発現に十分留意し，原則として2週に1回，血球算定（白血球分画を含む），肝機能検査を行い，副作用の発現が認められた場合には，ただちに投与を中止し，適切な処置を行うこと．本剤投与中は，定期的に血液検査を行い，上記副作用の発現に注意すること．」と警告欄に記載され注意が促されている（図2-8）．製薬メーカーから厚生労働省に報告されたTTPに関する副作用（1999年7月から2002年6月）の発現時期は，投与開始後2か月以内が90.2%であり，本症例が該当する可能性がある根拠となる（図2-9）．

重要

緊急安全性情報

塩酸チクロピジン製剤（パナルジン®錠・細粒）による
重大な副作用の防止について

改訂後の「警告」ならびに「用法・用量に関連する使用上の注意」

＜用法・用量に関連する使用上の注意＞

第一製薬株式会社

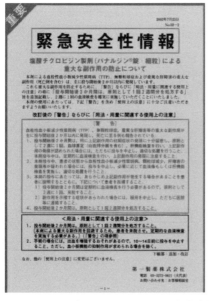

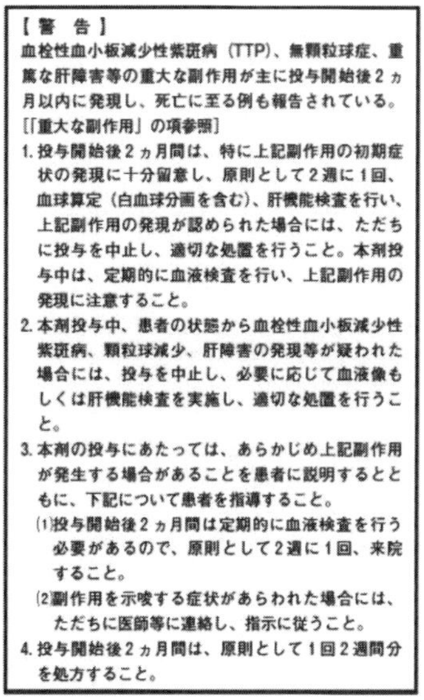

**図2-7　チクロピジン塩酸塩錠製剤の緊急安全性情報**
（塩酸チクロピジン製剤，緊急安全性情報2002年7月作成）

【警　告】
血栓性血小板減少性紫斑病（TTP）、無顆粒球症、重篤な肝障害等の重大な副作用が主に投与開始後2ヵ月以内に発現し、死亡に至る例も報告されている。
[「重大な副作用」の項参照]
1. 投与開始後2ヵ月間は、特に上記副作用の初期症状の発現に十分留意し、原則として2週に1回、血球算定（白血球分画を含む）、肝機能検査を行い、上記副作用の発現が認められた場合には、ただちに投与を中止し、適切な処置を行うこと。本剤投与中は、定期的に血液検査を行い、上記副作用の発現に注意すること。
2. 本剤投与中、患者の状態から血栓性血小板減少性紫斑病、顆粒球減少、肝障害の発現等が疑われた場合には、投与を中止し、必要に応じて血液像もしくは肝機能検査を実施し、適切な処置を行うこと。
3. 本剤の投与にあたっては、あらかじめ上記副作用が発生する場合があることを患者に説明するとともに、下記について患者を指導すること。
(1)投与開始後2ヵ月間は定期的に血液検査を行う必要があるので、原則として2週に1回、来院すること。
(2)副作用を示唆する症状があらわれた場合には、ただちに医師等に連絡し、指示に従うこと。
4. 投与開始後2ヵ月間は、原則として1回2週間分を処方すること。

**図2-8　パナルジン®錠100 mgの警告**
（パナルジン®錠　添付文書，サノフィ）

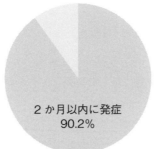

**図2-9　パナルジン®錠によるTTP発症までの期間**（国内報告1999年7月～2002年6月集計）
（塩酸チクロピジン製剤，緊急安全性情報2002年7月作成）

### 2-2-4 薬学的介入後の経過

処方　点滴静脈内投与
　　　新鮮凍結血漿（200 mL由来）1回10本
　　　1日1回　1 mL/分で開始し15分後から5 mL/分で投与

薬剤師の提言によって入院後直ちにチクロピジン塩酸塩錠の投与を中止した．また，ADAMTS13活性は3％未満と著しく低く上記の処方でFFP 50 mL/kg/日による血漿交換療法を5日間行った．1日目の血漿交換で意識は清明となり，3日目には血小板83,000/$\mu$L，ADAMTS13活性16％と回復していた．血漿交換療法は5日間で終了し経過観察をしていたが，入院7日目には赤血球$405 \times 10^4$/$\mu$L，血小板200,000/$\mu$Lと順調に回復していた．その後も経過は良好で入院30日目には赤血球478万/$\mu$L，血小板30.5万/$\mu$L，ADAMTS13活性24％と十分な回復が認められ退院となった（表2-4）．

**表2-4　入院後の赤血球数，血小板数およびADAMTS13活性の推移**

|  | 入院時 | Day3 | Day7 | Day30 |
|---|---|---|---|---|
| 赤血球/$\mu$L　$10^4$ | 265 | — | 405 | 478 |
| 血小板/$\mu$L | 14,000 | 83,000 | 200,000 | 305,000 |
| ADAMTS13活性（％） | ＜3 | 16 |  | 24 |

**参考文献**

1) *Blood*, 1 July 2008, Vol. 112, No. 1

● 薬剤一覧表（付録2参照）

### 2-2-5 確認試験

問2-2-1　血栓性血小板減少性紫斑病の原因となる代表的な薬剤はどれか．1つ選べ．
1. アセトアミノフェン
2. チクロピジン
3. エリスロポエチン
4. ワルファリンカリウム
5. デキサメタゾン

問2-2-2　血栓性血小板減少性紫斑病に対して優先して行われる治療はどれか．1つ選べ．
1. ステロイドパルス療法
2. 抗凝固療法
3. 化学療法
4. ピロリ菌除菌療法
5. 血漿交換療法

## 2.3 特発性（自己免疫性）血小板減少性紫斑病
### (Idiopathic (Immune) Thrombocytopenic Purpura)

> **症　例**
>
> **1. 患者**
>   35歳女性．事務職のパートで週3日勤務している．夫と2人暮らし．
>
> **2. 現病歴**
>   1年程前から手足にあざが認められることが多く，またここ数か月は生理中の出血量が多いと感じていた．昨日，入浴後に鼻血があり1時間程止まらなかったため，勤め先近くの総合病院の外来を受診した．診察および血液検査から「特発性血小板減少性紫斑病」が疑われ，ピロリ菌の感染に関する検査（尿素呼気法）を実施することとなった．
>   ・本日の検査値
>     白血球数 5,800/$\mu$L，赤血球数 490×10$^4$/$\mu$L，血小板数 54,000万/$\mu$L，血清ヘモグロビン 11.9 g/dL，ヘマトクリット 37.4％

### 2-3-1 薬学的介入のための基礎知識

#### ① 疫学

わが国では発症頻度は人口10万人当たり1.09人で，女性が男性の1.5倍多い．また，厚生労働省の難治性疾患克服研究事業「血液凝固異常症に関する調査研究」班において平成16年度～平成19年度の4年間の「特発性血小板減少性紫斑病」臨床個人調査票を集計分析した結果，患者数は10万人当たり11.56人で女性が男性の約2.5倍であった．

#### ② 病態・病因

特発性（自己免疫性）血小板減少性紫斑病（idiopathic (immune) thrombocytopenic purpura：ITP）は，明らかな基礎疾患や原因の認められない後天性の血小板減少症である．血小板膜糖タンパク GPIIb/Ⅲa，GPIb/Ⅳ/V など血小板膜特異抗原に対する自己抗体が産生され，血小板破壊が生じる自己免疫性疾患で，血小板が脾臓で捕捉されることによる破壊量の増大，血小板の産生障害などにより血小板減少が起こる．

一方，ピロリ菌感染がITPの病態維持に関連があることが知られているが，単球，マクロファージ上のFcγ受容体（FcγR）のうち抑制シグナルを伝えるFcγRⅡBの発現低下を介してFcγRバランスが活性型に傾き，網内系マクロファージや自己反応性T細胞B細胞による抗血小板抗体産生亢進が想定される（図2-10）．

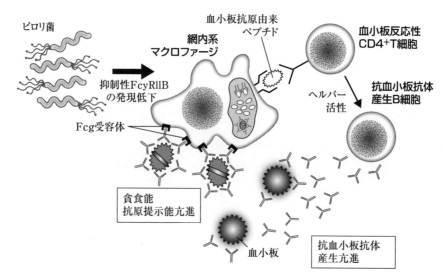

図 2-10　ITP 病態を維持する網内系マクロファージ，自己反応性 T 細胞，B 細胞とピロリ菌感染

### ③ 臨床症状

誘因なく生じるあるいは通常では生じない軽微な機械的刺激で起こる四肢の紫斑，止血しにくい生理出血や鼻出血，歯肉出血などが出血症状として多い．出血症状は一般的に軽度である．なお，出血症状に気づかない場合や出血経験のない場合もある．

### ④ 診断

#### 1) 血液学的特徴

赤血球，白血球に数的異常および形態異常などの質的異常がなく，血小板数のみが 100,000/$\mu$L 以下に減少している．

#### 2) 診断基準

厚生労働省特発性凝固異常症研究班による ITP の診断基準案（2007）が示されている（表 2-5）．

表 2-5　ITP の診断基準案（2007）

1. 血小板減少（10 万/$\mu$L 以下）．
2. 末梢血塗抹標本で 3 系統すべてに明らかな形態異常を認めない．
3. 以下の検査所見のうち，3），4），5）のいずれかを含む 3 つ以上を満たす．
   1) 貧血がない．
   2) 白血球数が正常．
   3) 末梢血中の抗 GPⅡb/Ⅲa 抗体産生 B 細胞の増加．
   4) 血小板関連抗 GPⅡb/Ⅲa 抗体の増加．
   5) 網状血小板比率の増加．
   6) 血漿トロンボポエチンは軽度上昇にとどまる（< 300 pg/mL）．

ITP の診断には上記の 3 項目全てを満たすこと．

二次性 ITP をきたす疾患または病態（全身性エリテマトーデス，リンパ増殖性疾患，ヒト後天性免疫不全ウイルス感染症，肝硬変など）を欠如する場合は ITP と診断できる．
3 項目を満たしても ITP として非典型的な所見を認める場合は骨髄検査を行うことが望ましい．

## 5 治療

　ITPは無治療でも5〜10%の症例で自然に血小板数が回復すること，血小板数30,000/$\mu$L以上では一般人と生命予後に大きな差がないことが疫学的に明らかであったことから，すべてが治療対象とはならない．一方，ピロリ菌が血小板糖タンパク抗原と交差反応する抗原に反応して抗体を産生している可能性が想定される．ピロリ菌陽性ITP症例に対する除菌による血小板増加反応は約60%に認められたとの報告もある（図2-11）．その効果は長期間（1年以上）持続し再発がほとんど認められず，ITPの診断確定後にピロリ菌検査を実施し陽性患者にはまず除菌療法を行う．

　ピロリ菌陰性，あるいは除菌効果無効症例に対しては血小板数と出血等の臨床症状に応じて治療の必要性を判断し，実施する．難治例に対する治療（third line治療）ではトロンボポエチン受容体作動薬が唯一保険適用のある薬剤であるが，期待される薬理作用は巨核球・血小板産生刺激因子であるトロンボポエチン受容体に結合し，巨核球の成熟を促進し血小板産生を亢進させる作用である．難治症例の80%以上が血小板数50,000/$\mu$L以上に増加し出血が回避できることが知られているが，ITPに対する根本治療薬ではなく出血症状をコントロールすることに主眼を置いた薬剤であり，長期の投与が必要となる．保険適応外となるが，主としてB細胞を障害し抗体産生を低下させる目的にCD20陽性Bリンパ球に対するヒトマウスキメラ抗体（リツキシマブ）が投与されることもある．海外では，血小板数5万/mL以上に増加した症例の62.5%，この内完全寛解は46.3%に認められているとの報告があるが，国内ではまとまった報告がなく現在医師主導型の臨床治験が進行中である．

　ITPの治療はその病態から，以下の3種類の治療戦略が挙げられる．
1) 抗血小板抗体の産生抑制
2) 抗血小板抗体が結合した血小板の貪食部位の除去あるいは貪食能の抑制
3) 血小板産生能低下の改善

多くは経験的蓄積や後方視的臨床研究から得られた治療法である事を念頭に置き，一般的には個々の症例に応じた治療を行うことが基本となる（図2-12）．

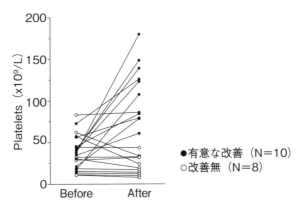

**図 2-11** ITP患者に対するピロリ菌除菌前および除菌後1〜3か月の血小板数の推移

(M. Hino *et al.* (2003) *Ann. Hematol.* 82, p.31, 30-32)

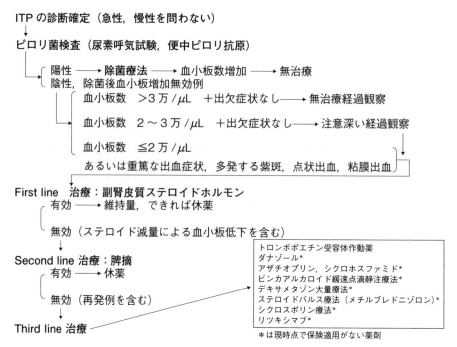

図 2-12　成人 ITP の治療

（成人 ITP 治療の参照ガイド 2012 年版，厚生労働省難治性疾患克服研究事業　血液凝固異常症に関する調査研究）

### 2-3-2　薬学的介入の視点

ピロリ菌への感染が確認されたら，除菌療法が開始される．副作用のモニターや血小板数の推移とともに出血などの自覚症状にも十分注意する．

### 2-3-3　薬学的介入

処方
1) クラリスロマイシン錠 200 mg　1 回 1 錠（1 日 2 錠）
   1 日 2 回　朝夕食後　7 日分
2) アモキキシリン水和物カプセル 250 mg　1 回 3 カプセル（1 日 6 カプセル）
   1 日 2 回　朝夕食後　7 日分
3) ランソプラゾールカプセル 30 mg　1 回 1 カプセル（1 日 2 カプセル）
   1 日 2 回　朝夕食後　7 日分

尿素呼気法の検査結果によってピロリ菌感染が陽性と診断され，上記の処方による除菌療法が開始された．ピロリ除菌療法は消化器系の副作用を中心に高頻度で報告されており，そのモニターを十分に行う（図 2-13）．また，クラリスロマイシンは CYP3A4 阻害剤であることから併用薬

との薬物間相互作用に注意が必要である．医師にはその旨を伝え，副作用および薬物間相互作用の回避に努める必要がある（図2-14, 図2-15）．

> 胃潰瘍又は十二指腸潰瘍におけるヘリコバクター・ピロリの除菌の補助：ランソプラゾール，アモキシシリン水和物及びクラリスロマイシンの3剤投与については，国内で行われた承認時までの試験で430例中217例（50.5％）に臨床検査値の異常を含む副作用が認められている．主な副作用は軟便（13.7％），下痢（9.1％）であった（承認時）．製造販売後調査で3,491例中318例（9.1％）に臨床検査値の異常を含む副作用が認められている．主な副作用は下痢（3.6％），軟便（2.1％）であった（再審査終了時点）．

**図2-13 タケプロン®カプセルの副作用**

（タケプロン®カプセル添付文書，武田薬品工業）

(1) 併用禁忌（併用しないこと）

| 薬剤名等 | 臨床症状・措置方法 | 機序・危険因子 |
|---|---|---|
| ピモジド〔オーラップ〕 | QT延長，心室性不整脈（Torsades depointesを含む）等の心血管系副作用が報告されている． | 本剤のCYP3A4に対する阻害作用により，左記薬剤の代謝が阻害され，それらの血中濃度が上昇する可能性がある． |
| エルゴタミン（エルゴタミン酒石酸塩，ジヒドロエルゴタミンメシル酸塩）含有製剤〔クリアミン〕〔ジヒデルゴット〕 | 血管攣縮等の重篤な副作用をおこすおそれがある． | |
| タダラフィル〔アドシルカ〕 | 左記薬剤のクリアランスが高度に減少し，その作用が増強するおそれがある． | |
| アスナプレビル〔スンベプラ〕 | アスナプレビルの血中濃度が上昇し，肝臓に関連した副作用が発現，重症化するおそれがある． | 本剤のCYP3A4に対する阻害作用により，左記薬剤の代謝が阻害され，それらの血中濃度が上昇する可能性がある． |
| バニプレビル〔バニヘップ〕 | バニプレビルの血中濃度が上昇し，悪心，嘔吐，下痢の発現が増加するおそれがある． | |
| スボレキサント〔ベルソムラ〕 | スボレキサントの作用が著しく増強するおそれがある． | |

**図2-14 クラリス®錠の薬物間相互作用（併用禁忌）**

（クラリス®錠添付文書，大正富山医薬品）

(2) 併用注意（併用に注意すること）

| 薬剤名等 | 臨床症状・措置方法 | 機序・危険因子 |
|---|---|---|
| ジゴキシン | 嘔気、嘔吐、不整脈等が報告されているので、ジゴキシンの血中濃度の推移、自覚症状、心電図等に注意し、異常が認められた場合には、投与量を調節する等の適切な処置を行うこと。 | 本剤の腸内細菌叢に対する影響により、ジゴキシンの不活化が抑制されるか、もしくはP-糖蛋白質を介したジゴキシンの輸送が阻害されることにより、その血中濃度が上昇する。 |
| スルホニル尿素系血糖降下剤<br>　グリベンクラミド等 | 低血糖（意識障害に至ることがある）が報告されているので、異常が認められた場合には、投与を中止し、ブドウ糖の投与等の適切な処置を行うこと。 | 機序は明確ではないが、本剤との併用により、左記薬剤の血中濃度が上昇する可能性がある。 |
| カルバマゼピン<br>テオフィリン<br>アミノフィリン水和物<br>シクロスポリン<br>タクロリムス水和物 | 左記薬剤の血中濃度上昇に伴う作用の増強等の可能性があるので、左記薬剤の血中濃度の推移等に注意し、異常が認められた場合には、投与量の調節や中止等の適切な処置を行うこと。 | 本剤のCYP 3A4に対する阻害作用により、左記薬剤の代謝が阻害される。 |
| アトルバスタチンカルシウム水和物<br>シンバスタチン<br>　ロバスタチン<br>　（国内未承認） | 左記薬剤の血中濃度上昇に伴う横紋筋融解症が報告されているので、異常が認められた場合には、投与量の調節や中止等の適切な処置を行うこと。<br>腎機能障害のある患者には特に注意すること。 | |
| イトラコナゾール<br>HIVプロテアーゼ阻害剤<br>　［サキナビルメシル酸塩<br>　リトナビル］等 | 本剤の未変化体の血中濃度上昇による作用の増強等の可能性がある。<br>また、イトラコナゾール、サキナビルメシル酸塩の併用においては、これら薬剤の血中濃度上昇に伴う作用の増強等の可能性がある。異常が認められた場合には、投与量の調節や中止等の適切な処置を行うこと。 | 本剤と左記薬剤のCYP 3A4に対する阻害作用により、相互に代謝が阻害される。 |
| リファブチン<br>エトラビリン | 左記薬剤の血中濃度上昇に伴う作用の増強等の可能性がある。<br>また、本剤の未変化体の血中濃度が低下し、活性代謝物の血中濃度が上昇し、本剤の作用が減弱する可能性がある。<br>異常が認められた場合には、投与量の調節や中止等の適切な処置を行うこと。 | 本剤のCYP 3A4に対する阻害作用により、左記薬剤の代謝が阻害される。<br>また、左記薬剤のCYP 3A4に対する誘導作用により、本剤の代謝が促進される。 |
| リファンピシン<br>エファビレンツ<br>ネビラピン | 本剤の未変化体の血中濃度が低下し、活性代謝物の血中濃度が上昇する可能性がある。本剤の作用が減弱する可能性があるので、投与量の調節や中止等の適切な処置を行うこと。 | 左記薬剤のCYP 3A4に対する誘導作用により、本剤の代謝が促進される。 |

| 薬剤名等 | 臨床症状・措置方法 | 機序・危険因子 |
|---|---|---|
| コルヒチン | コルヒチンの血中濃度上昇に伴う中毒症状（汎血球減少、肝機能障害、筋肉痛、腹痛、嘔吐、下痢、発熱等）が報告されているので、異常が認められた場合には、投与量の調節や中止等の適切な処置を行うこと。<br>なお、肝臓又は腎臓に障害のある患者で、コルヒチンを投与中の患者には、本剤を併用しないこと。 | 本剤のCYP 3A4に対する阻害作用により、左記薬剤の代謝が阻害される。 |
| ベンゾジアゼピン系薬剤<br>（CYP 3A4で代謝される薬剤）<br>　［トリアゾラム<br>　ミダゾラム］等<br>非定型抗精神病薬<br>（CYP 3A4で代謝される薬剤）<br>　［クエチアピンフマル酸塩］等<br>ジソピラミド<br>エプレレノン<br>エレトリプタン臭化水素酸塩<br>カルシウム拮抗剤<br>（CYP 3A4で代謝される薬剤）<br>　［ニフェジピン<br>　ベラパミル塩酸塩］等<br>ジエノゲスト<br>ホスホジエステラーゼ5阻害剤<br>　［シルデナフィルクエン酸塩<br>　タダラフィル<br>　（シアリス、ザルティア）］等<br>クマリン系抗凝血剤<br>ワルファリンカリウム等<br>オキシコドン塩酸塩水和物<br>フェンタニル／フェンタニルクエン酸塩 | 左記薬剤の血中濃度上昇に伴う作用の増強等の可能性があるので、異常が認められた場合には、投与量の調節や中止等の適切な処置を行うこと。 | |
| 抗凝固剤<br>（CYP 3A4で代謝され、P-糖蛋白質で排出される薬剤）<br>　［アピキサバン<br>　リバーロキサバン］<br>（P-糖蛋白質で排出される薬剤）<br>　［ダビガトランエテキシラート<br>　エドキサバントシル酸塩水和物］ | | 本剤のCYP 3A4及びP-糖蛋白質に対する阻害作用により、左記薬剤の代謝及び排出が阻害される。<br>本剤のP-糖蛋白質に対する阻害作用により、左記薬剤の排出が阻害される。 |

図 2-15　クラリス®錠の薬物間相互作用（併用注意）

（クラリス®錠添付文書，大正富山薬品）

## 2-3-4 薬学的介入後の経過

ピロリ菌除菌療法を開始し，1か月後の検査で除菌が成功していたことが確認された．血小板数は除菌療法終了時の初回受診から7日目に73,000/$\mu$Lとなり，3度目の受診時（30日目）には12.4万/$\mu$L，4度目の受診時（60日目）には25.3万/$\mu$Lと順調に回復していた．手足に複数認められたあざも消え，生理中の出血量も減少し経過を今後も外来にて観察していくこととなった（表2-6）．

表2-6 診断後の白血球数，赤血球数および血小板数の推移

|  | 診断時 | Day7 | Day30 | Day60 |
| --- | --- | --- | --- | --- |
| 白血球/$\mu$L | 5,800 | 5,400 | 6,000 | 6,200 |
| 赤血球×/$\mu$L $10^4$ | 490 | 510 | 487 | 495 |
| 血小板/$\mu$L | 54,000 | 73,000 | 12,000 | 253,000 |

●薬剤一覧表（付録2参照）

## 2-3-5 確認試験

**問 2-3-1** 特発性血小板減少性紫斑病に関する記述について正しいものはどれか．2つ選べ．
（第92回問201および第95回問192を一部改変）
1. 関節内出血を特徴とする．
2. 抗血小板膜タンパク質特異抗体が検出される．
3. 出血時間の延長が認められる．
4. プロトロンビン時間，活性化部分トロンボプラスチン時間の延長が認められる．

**問 2-3-2** 特発性血小板減少性紫斑病の診断確定後で最も優先される治療法を1つ選べ．
1. トロンボポエチン受容体作動薬の投与
2. ステロイドの大量投与
3. ピロリ菌の除菌療法
4. 脾臓の摘出手術
5. 血漿交換療法

## 2.4 血友病(Hemophilia)

### 症例

1. 患者
   13歳中学生の男性．2歳違いの妹と両親の4人暮らし．

2. 現病歴
   幼少期より手足のあざが絶えず，小学校入学後の健康診断で血液凝固異常を指摘され血友病Aであることが判明した．以来，定期的に大学病院血液内科の外来を受診し第Ⅷ因子製剤の投与を定期的に行っている．

3. 処方せん
   処方
   　静脈内投与　第Ⅷ因子製剤 500 単位　1回2本
   　　1日1回　週2回　月曜日と木曜日に投与　8日分（4週間分）

### 2-4-1 薬学的介入のための基礎知識

#### ① 疫学

血友病は主にx連鎖遺伝形式を示す先天性出血素因であり，約10,000人に1人の割合で出生する．異常となる凝固因子の種類によって血友病AとBがあるが，血友病Aは血友病Bより発症頻度が高く，全体の80～85％を占める．

#### ② 病態・病因

血友病は大きく遺伝子疾患である先天性と自己免疫疾患である後天性に分類される．

先天性は凝固第Ⅷ因子(factor Ⅷ：FⅧ)遺伝子に異常のある血友病Aと凝固第Ⅸ因子(factor Ⅸ：FⅨ)遺伝子に異常のある血友病Bがある．いずれの遺伝子もx染色体上にあり，x染色体性劣性遺伝の遺伝形式をとるが，突然変異によるものも約30％存在する．一方，後天性は主にFⅧに対する自己抗体（インヒビター）の出現により発症する（図2-16）．

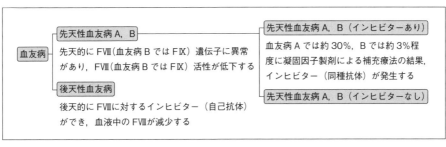

**図 2-16　血友病の分類**

（鈴木伸明ら（2010）血友病，治療 vol.92　No.10，p.2387，2387-2392，南山堂）

### ③ 臨床症状

関節内出血や筋肉内出血に代表される深部出血が特徴である．いずれの出血も打撲などの誘因がなくとも自然発症することがある．なお，血友病 A と B で大きな相違はない．

### ④ 診断

幼小児に見られる打ち身・青あざ，自然出血（特に，関節出血と軟部組織出血），外傷や手術後の異常出血が認められる場合は疑われる．活性化部分トロンボプラスチン時間（actirated partial thromboplastin time：APTT）を用いたスクリーニング検査は，重症・中等症例では延長するが，軽症例では延長しないこともある．確定診断には，F Ⅷあるいは F Ⅸの欠乏を確認する．

### ⑤ 治療

凝固因子製剤を使用し，足りない凝固因子を補充する補充療法がメインの治療法となる．血友病 A では F Ⅷ製剤，血友病 B では F Ⅸ製剤を使用し補充療法を行う．投与量は，

　F Ⅷ因子必要投与量（単位）＝体重（kg）×目標ピークレベル（%）×0.5

　FIX 因子必要投与量（単位）＝体重（kg）×目標ピークレベル（%）×0.75～1

を目安とし，出血の重症度により目標ピークレベルを設定する．

軽症や中等症の血友病 A 患者には血管内皮細胞からの von Willebrand 因子（vWF）を放出させる作用を有するデスモプレシンが有効な症例もある．vWF は血漿中において F Ⅷが急速に除去や分解をされるのを防ぎ，F Ⅷの血中濃度を通常 2～3 倍程度上昇させる．

後天性血友病とともに先天性血友病においても凝固因子製剤の継続投与することにより，血友病 A では約 30%，血友病 B では約 3% 程度にインヒビターが生じ，凝固因子製剤が無効となる症例がある．インヒビター保有時は，その程度に応じて血漿由来活性型プロトロンビン複合体製剤（activated prothrombin complex concentrates：aPCC）および遺伝子組換え活性型凝固第Ⅶ因子製剤（バイパス製剤）が投与される．また，インヒビターの力価が 5BU 未満と低い場合には，大量の F Ⅷ製剤または F Ⅸ製剤を投与することにより，インヒビターを打ち消す中和療法が優先して行われることもある．

### 2-4-2 薬学的介入の視点

補充療法の際に凝固因子の活性は，投与直後（約10～15分後）をピークとして徐々に低下する．半減期は第Ⅷ因子で約8～10時間，第Ⅸ因子で約24時間となり，投与直前が最も低い活性（トラフ値）となる．計算式によって求められた投与量は目安であり，各患者の血中凝固因子活性を随時モニターしながら調節する必要があることを医師に説明する．

一方，患者は中学生として日常生活も活動的となる可能性があり，できる限り外傷等を避けるような生活様式をとる必要がある．生活習慣についても十分に把握し，注意を促す．また，週2回の自己注射による薬剤の投与や出血が認められたときの追加投与について適切に実施されているか確認する．また，薬剤の調製方法および保管方法など取扱い上の注意も遵守されているか確認する．

### 2-4-3 薬学的介入

処方

静脈内投与

1）第Ⅷ因子製剤 500 単位　1回2本
　　1日1回　週2回　月曜日と木曜日に投与　8日分（4週間分）

動脈内投与

2）第Ⅷ因子製剤 250 単位　1回1本
　　頸部や顔面に血腫が発生した時に追加投与　屯用　5回分

中学校での活動が活発となり，皮下出血が認められることが多くなっていた．今回の外来受診で処方2）が追加となったが，大きな血腫や頸部，顔面の血腫が発生した時に追加で投与する必要があることを確認する．追加投与の目安は目標ピーク因子レベルを20～40％とする．週2回の定期投与は月曜日と木曜日の学校から帰宅した際に投与を実施していることを確認し，できるだけ習慣づけることを患者に説明した．なお，薬剤の調製方法および保管方法については薬剤ごとに異なり遵守する必要があることを同様に説明した（図2-17）．

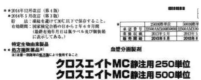

| (2) 投与時： <br> 1) 溶解時に沈殿の認められるもの又は混濁しているものは使用しないこと． <br> 2) 一度溶解したものは1時間以内に使用すること． <br> 3) 残液は使用しないこと． | (2) 投与時： <br> 1) 溶解時に不溶物の認められるもの又は混濁しているものは使用しないこと． <br> 2) 一度溶解したものは3時間以内に使用すること． <br> 3) 凍結した溶液は使用しないこと． |

**図 2-17　クロスエイトおよびコージネイト®の調製方法・保管方法**

（クロスエイトMC静注用，JB日本血液製剤機構，コージネイト®FSバイオセット，バイエル）

### 2-4-4　薬学的介入後の経過

生活習慣の変化から活動が活発となり，皮下出血が認められることが多くなったが，定期投与をしっかり行った上で十分な止血が行えない場合は追加投与を実施し，十分にコントロールできていた．最新の外来受診時の各種血液検査値は以下のようであった．今後，第Ⅷ因子製剤の継続的な投与に伴い同種抗体（インヒビター）の発生が顕著となる可能性もある．さらに日常の活動が活発となることが予想されることから，定期的な血液検査を行いながら医師と十分に話し合い治療を進めていくこととなった．

**最新の外来受診時の各種血液検査値**

赤血球数　$540 \times 10^4/\mu L$，白血球数　$6,500/\mu L$，血小板数　$150,000/\mu L$，
血清ヘモグロビン　12.4 g/dL，ヘマトクリット　41.1％，プロトロンビン時間　10.5秒，
活性化部分トロンボプラスチン時間　44秒，第Ⅷ因子活性　55.6％，第Ⅸ因子活性　97.6％，
インヒビター　0.2 BU/mL

● 薬剤一覧表（付録2参照）

## 2-4-5 確認試験

**問 2-4-1** 血友病に関する記述について，正しいものはどれか．2つ選べ．
（第94回問206）
1. 血友病Aは第Ⅷ因子，血友病Bは第Ⅸ因子の異常で，それぞれの因子の遺伝子はY染色体上にある．
2. 家族歴を持っていない患者では，次世代以降への遺伝はない．
3. プロトロンビン時間（PT）は正常である．
4. 関節内出血がよくみられ，関節の腫脹，疼痛，運動制限が現れる．
5. 血小板は減少する．

**問 2-4-2** 血友病Aの治療薬はどれか．1つ選べ．
1. エリスロポエチン
2. 第Ⅷ因子製剤
3. ダナゾール
4. トロンビン
5. 硫酸第一鉄

## 2.5 播種性血管内凝固症候群（Disseminated Intravascular Coagulation）

### 症例

**1. 患者**
70歳女性．2年前に夫と死別し1人暮らし．

**2. 現病歴**
数日前から39℃前後の発熱があり，食事や水分もほとんど摂取することができなかった．自宅で療養していたが一向に体調が改善せず，本日救急車を呼び救急外来を受診した．診察および血液検査から「肺炎」が疑われ緊急入院となった（体重40 kg）．

・本日の検査値
白血球数20,000/$\mu$L，赤血球数400 × 10$^4$/$\mu$L，血小板数94,000万/$\mu$L，C反応性タンパク15.4 mg/dL，
血清カリウム4.2 mEq/L，活性化部分トロンボプラスチン時間40秒，アンチトロンビンIII活性　80%

### 2-5-1 薬学的介入のための基礎知識

#### 1 疫学

播種性血管内凝固症候群（disseminated intravascular coagulation：DIC）を引き起こす基礎疾患には，敗血症，急性白血病，悪性腫瘍などがあり，これらの疾患によって約75％を占めている（表2-7）．厚生省特定疾患血液系疾患調査研究班血液凝固異常症分科会平成10年度研究業績報

表2-7　DICの引き金となる主な基礎疾患

| 血管障害による組織因子放出 | 病変組織からの組織因子放出 |
|---|---|
| 敗血症性 | 産科合併症 |
| 　グラム陰性菌 | 　胎盤早期剥離 |
| 　髄膜炎菌 | 　胎盤/胎児残留 |
| 　肺炎球菌 | 　前置胎盤 |
| 　クロストリジウム | 　羊水塞栓 |
| 代謝性障害 | 　子癇前症/子癇 |
| 　アシドーシス | 悪性腫瘍 |
| 　ショック | 　固形がん |
| 　熱中症 | 　ムチン分泌性腺がん |
| | 　急性前骨髄球性白血病 |
| 高度熱傷 | |

告書（1999）では，DIC の年間患者数は 73,000 人，死亡率は 56％と報告されている．

## 2 病態・病因

DIC は循環血のトロンビンおよびフィブリンの異常な過剰生成に関係する．その過程で血小板凝集および凝固因子消費の亢進が起こる．主として細小血管内にはフィブリン血栓を多発し，血栓の持続によって虚血性臓器障害をきたす．一方，過度の血栓形成に対して凝固因子や血小板が消費され，二次線溶亢進が加わって出血傾向がみとめられる（図 2-18）．

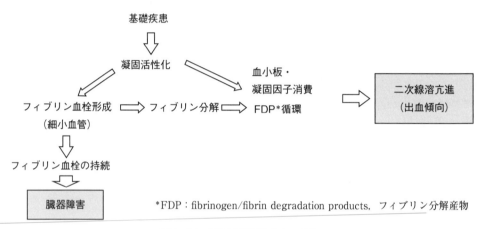

図 2-18　DIC の発症メカニズム

## 3 臨床症状

血栓塞栓症による内部臓器の障害消化管，性器などからの多発的出血，血小板減少症による皮下および粘膜出血斑のような多彩な臨床症状が認められる（図 2-19）．

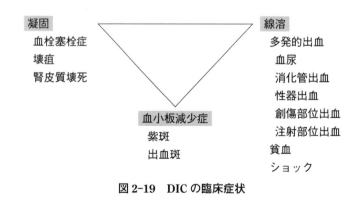

図 2-19　DIC の臨床症状

## 4 診断

### 1）診断基準

厚生省特定疾患血液凝固異常症調査研究班　昭和 62 年度業績報告で診断基準が示されている

(表2-8)．基礎疾患，臨床症状，検査成績の各項目についてスコア化し，その合計スコアを求める．7点以上でDIC，6点でDIC疑い，5点以下でDIC可能性低いと診断する．白血病その他で骨髄巨核球減少が顕著で高度の血小板減少をみる場合は，血小板数および出血症状の項は0点とし，3点ずつ低くして判定する．また，本診断基準は新生児，産科領域，劇症肝炎のDICの診断の診断には適用しないこととしている．なお，現在，日本血栓止血学会のDIC診断基準作成委員会で改定が進められている．

表2-8 DIC診断基準

| スコア | 0 | 1 | 2 | 3 |
|---|---|---|---|---|
| Ⅰ 基礎疾患 | なし | あり | | |
| Ⅱ 臨床症状 | | | | |
| 　1　出血症状 | なし | あり | | |
| 　2　臓器症状 | なし | あり | | |
| Ⅲ 検査成績 | | | | |
| 　1　血清FDP値（μg/mL） | < 10 | 10 ≤　< 20 | 20 ≤　< 40 | 40 ≤ |
| 　2　血小板数（× $10^3/\mu L$） | > 120 | 120 ≥　> 80 | 80 ≥　> 50 | 50 ≥ |
| 　3　血漿フィブリノゲン濃度（mg/dL） | > 150 | 150 ≥　> 100 | 100 ≥ | − |
| 　4　プロトロンビン時間比 | < 1.25 | 1.25 ≤　< 1.67 | 1.67 ≤ | − |

(厚生省特定疾患血液凝固異常症調査研究班　1988年)

### 2）病型分類

線溶系亢進によってプラスミンが大量に産生するが，アルファ2プラスミンインヒビターが結合し中和する．その際に生じるプラスミン-アルファ2プラスミンインヒビター複合体（plasmin-α2 plasmin inhibitor complex：PIC）の程度によって，線溶系の活性化を基準とした線溶抑制型，均衡型，亢進型の3つの病型に分類される．なお，DICは凝固系亢進によるフィブリン血栓の持続が病態のベースに存在する．したがって，トロンビンが大量に産生しており，アンチトロンビンが結合し中和する．その際に生じるトロンビン-アンチトロンビン複合体（thrombin antithrombin Ⅲ complex：TAT）はいずれの病型でも高値を示す（図2-20）．

### 5　治療

DICの進展を阻止するためには，基礎疾患の治療と共にDICの本態である凝固活性化を阻止する必要がある．基礎疾患の治療を行っても，基礎疾患が短期間で治癒することは極めて例外的であるため，この間にDICが原因で病態が悪化することを阻止することが重要である．

DICの治療には，重要性の高い順に，抗凝固療法（ヘパリン類，アンチトロンビン濃縮製剤，合成プロテアーゼ阻害剤），補充療法（濃厚血小板（platelet concentrates：PC），新鮮凍結血漿（fresh frozen plasma：FFP）），線溶療法（組織型プラスミノゲンアクチベーター（tissue plasminogen activator：t-PA），ウロキナーゼ（urokinase：UK）），抗線溶療法（トラネキサム酸，イプシロンアミノカプロン酸）がある．

病型によって優先される治療は異なるが，凝固系亢進に対する抗凝固療法はすべての病型に必

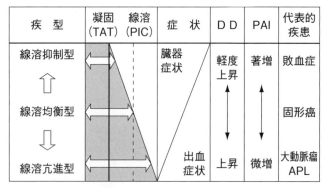

DD ：D-ダイマー（フィブリンの分解産物，FDPの一部）
PAI ：プラスミノゲンアクチベータインヒビター（t-PAと結合しプラスミンの産生（線溶作用）を阻害）
APL ：急性前骨髄性白血病
AAA ：腹部大動脈瘤

図 2-20　DICの病型分類

（Asakura H.（2014）*J Intensive Care*, Vol. 2(1), p.20 より一部改変）

須の治療となる．抗凝固療法で使用される薬剤には大きくヘパリン製剤とプロテアーゼ阻害製剤がある．ヘパリン製剤の抗Xa因子作用はアンチトロンビンⅢの活性に依存する．分子量が小さい製剤はⅡa因子（トロンビン）との結合が弱く，Xa因子への阻害作用が特異的である．一方，合成プロテアーゼ阻害剤はアンチトロンビンⅢの活性に依存するXa因子，Ⅱa因子に対する直接的な阻害作用を有さず，速やかに体内から消失するため出血のリスクはほとんどない．アンチトロンビンⅢは各凝固因子Ⅱa, Ⅶa, Ⅸa, Xa, Ⅺa, Ⅻaなどセリンプロテアーゼの活性を阻害することから生理的プロテアーゼ阻害剤に位置づけられる．

線溶亢進型では血小板や凝固因子低下のために出血症状が顕著な場合PCやFFPの補充療法が併用されることがある．線溶抑制型では抗線溶療法は原則禁忌となる．一方，線溶療法については安全性など十分なエビデンスが集積されておらず，積極的に行われていない．抗凝固療法の主な治療薬とその特徴を示す（表2-9，表2-10）．

表 2-9　ヘパリン関連製剤の特徴

|  | 未分画ヘパリン | 低分子ヘパリン | ヘパリノイド |
| --- | --- | --- | --- |
| 一般名 | ヘパリンナトリウム | ダルテパリンナトリウム | ダナパロイドナトリウム |
| 平均分子量 | 12,000〜15,000 | 4,400〜5,600 | 5,500 |
| 抗Xa/抗Ⅱa活性比 | 1 | 2〜4 | 22 |
| 血中半減期 | 約0.5〜1時間 | 約2時間 | 約20時間 |
| 用法・用量 | 1万〜3万単位持続静注 | 75 IU/kg持続静注 | 1,250単位/回 12時間ごとに静注 |

表 2-10 プロテアーゼ阻害剤の特徴

|  | 合成プロテアーゼ阻害剤 | | 生理的プロテアーゼ阻害剤 |
| --- | --- | --- | --- |
| 一般名 | ガベキサートメシル酸塩 | ナファモスタットメシル酸塩 | 乾燥濃縮人<br>アンチトロンビンⅢ |
| 作用機序 | タンパク分解酵素阻害作用<br>　抗 IIa, Xa<br>　抗プラスミン<br>血小板凝集抑制作用 | タンパク分解酵素阻害作用<br>　抗 IIa, VIIa, Xa, XIIa<br>　抗プラスミン<br>血小板凝集抑制作用 | 抗 IIa, VIIa, IXa, Xa, XIa, XIIa |
| 血中半減期 | 55 sec（10 mg/kg iv） | 23.1 min（40 mg iv） | 約 60〜70 時間（β 相） |
| 用法・用量 | 20〜39 mg/kg/ 日持続静注 | 0.06〜0.2 mg/kg/hr 持続静注 | 1,500 単位 / 日（30 単位 /kg） |
| 副作用等 | 高濃度の持続静注で血管炎（0.2%以下に希釈する） | 高カリウム血症 | アンチトロンビンⅢが正常の 70%以下に低下した場合に投与可能<br>【原則ヘパリン製剤併用】 |

## 2-5-2　薬学的介入の視点

処方
1) 点滴静脈内投与
    ガベキサートメシル酸塩注　1 回 1,200 mg
    生理食塩液　1,500 mL
    　1 日 1 回　0 時から 24 時（24 時間持続）
2) 点滴静脈内投与
    ダルテパリンナトリウム注　1 回 3,000 単位
    生理食塩液　500 mL
    　1 日 1 回　0 時から 24 時（24 時間持続）
3) 点滴静脈内投与
    イミペネム・シラスタチンナトリウム注　1 回 1 g
    生理食塩液　100 mL
    　1 日 2 回　8 時から 9 時，20 時から 21 時

　敗血症とともに DIC 診断され，上記の処方による治療が開始された．敗血症による DIC の発症メカニズムは，リポ多糖（lipopolysaccharide：LPS）や炎症性サイトカイン（tumor necrosis factor：TNF，interleukin-1：IL-1）の作用により，単球 / マクロファージや血管内皮から大量の組織因子（tissue factor：TF）が放出され，著しい凝固系の活性化を生じる．また，血管内皮上に存在するトロンボモジュリン（thrombomodulin：TM）の発現抑制や血管内皮からプラスミノゲンアクチベータインヒビター（placminogen activator inhibitor：PAI）の過剰な産生によりプラスミンの産生が阻害され，線溶系は抑制される線溶抑制型の病型を示す（図 2-21）．敗血症を基礎疾患とする DIC は，線溶系抑制型の病型を示すことから，検査結果を十分に確認しながら，抗凝固療法を行う必要があることを提言する．

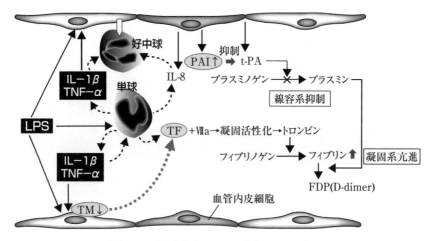

図 2-21 敗血症と DIC の発症メカニズム

### 2-5-3 薬学的介入

　DIC に対する治療については，基礎疾患（敗血症：肺炎）の治療が重要であり適切な薬剤が選択されているか感受性試験などから確認する．ガベキサートメシル酸塩は高濃度での持続投与による血管炎の発現が注意喚起されているので，100 mg 当たり 50 mL 以上の輸液で溶解（2 mg/mL 以下（0.2％以下））されているか確認する（図 2-22）．重大な副作用に高カリウム血症が報告（図 2-23）されており，投与を継続する間は頻回の血清カリウムのモニターが必要となる．ダルテパリンナトリウムは低分子ヘパリン製剤であり，未分画ヘパリン製剤と比べて抗 Xa 活性が特異的である．また，その抗凝固作用は AT Ⅲ との相互作用と考えられる（図 2-24）．したがって，AT Ⅲ の活性をモニターする必要があり，AT Ⅲ の活性が 70％以下の場合は AT Ⅲ 製剤の併用を検討するよう提言する．

〈用法・用量に関連する使用上の注意〉

汎発性血管内血液凝固症には
本剤は高濃度で血管内壁を障害し，注射部位及び刺入した血管に沿って静脈炎や硬結，潰瘍・壊死を起こすことがあるので，末梢血管から投与する場合，本剤 100 mg あたり 50 mL 以上の輸液(0.2％以下)で点滴静注することが望ましい．

図 2-22　注射用エフオーワイ®500 の用法・用量に関する使用上の注意
（注射用エフオーワイ®500 添付文書，小野薬品工業）

> 5) 高カリウム血症
> 高カリウム血症（頻度不明*）があらわれることがあるので，異常が認められた場合には直ちに投与を中止し，適切な処置を行うこと．

図 2-23　注射用エフオーワイ®500 の重大な副作用（高カリウム血症）

（注射用エフオーワイ®500 添付文書，小野薬品工業）

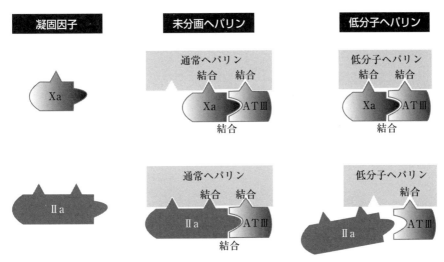

図 2-24　ヘパリン製剤の抗凝固作用メカニズム

## 2-5-4　薬学的介入後の経過

DIC に対する治療を開始後 3 日目には血小板数の上昇が認められ，血清カリウム値も著明な上昇は認められなかった．また，APTT は延長傾向が認められていたが，治療の経過に伴い正常化した．10 日目には白血球数および血小板数がほぼ正常化したことから医師と協議の結果，抗生物質をのぞく薬剤の投与を中止し今後は経過観察することとなった（表 2-11）．

表 2-11　入院後の白血球数，血小板数および CRP の推移

|  | 入院時 | Day3 | Day10 |
| --- | --- | --- | --- |
| 白血球 /μL | 20,000 | 15,000 | 6,000 |
| 血小板 /μL | 74,000 | 105,000 | 150,000 |
| CRP mg/dL | 15.4 | 12.3 | 5.4 |
| K mEq/L | 4.2 | 4.5 | 4.1 |
| APTT sec | 40 | 37 | 35 |

●薬剤一覧表（付録 2 参照）

## 2-5-5 確認試験

**問 2-5-1** 播種性血管内凝固症候群（DIC）とその治療に関する記述について，誤っているものはどれか．1つ選べ．
（第 95 回問 193）
1. 血液凝固が亢進し，微小血管に血栓が多数形成され，臓器障害が引き起こされる．
2. 凝固因子及び血小板が減少し，出血傾向を示す．
3. ガベキサートメシル酸塩は，DIC を進行させるため投与すべきでない．
4. 基礎疾患として，悪性腫瘍や重症グラム陰性菌感染症などがあげられる．

**問 2-5-2** 播種性血管内凝固症候群（DIC）の治療薬はどれか．1つ選べ．
1. ワルファリンカリウム
2. シクロスポリン
3. ナファモスタット
4. クロピドグリル

## 2.6 急性肺血栓塞栓症（Acute Pulmonary Thromboembolism）

### 症例

1. 患者
   60歳女性．大学教員．娘と2人暮らし．

2. 現病歴
   1か月前に自宅で入浴中に転倒し，左大腿骨を骨折しギプスを装着していた．数日前から，息苦しさと胸の痛みを間欠的に感じ，本日大学病院外来を受診した．

### 2-6-1 薬学的介入のための基礎知識

#### ① 疫学

2006年における疫学調査で急性肺血栓塞栓症患者の年間発症数は7,864人で，人口100万人あたりに換算すると62人と推定される．一方，肺塞栓症研究会共同作業部会調査（2001）では男性より女性に多く，60歳代から70歳代にピークを有している（図2-25）．

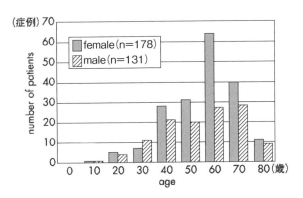

図2-25 急性肺血栓塞栓症患者の性別と年齢分布

(Nakamura M, Fujioka H, Yamada N, *et al*. Clinical characteristics of acute pulmonary thromboembolism in Japan: results of a multicenter registry in the Japanese Society of Pulmonary Embolism Research. *Clin Cardiol* 2001; 24: 132-138.)

#### ② 病態・病因

肺血栓塞栓症（pulmonary thromboembolism：PTE）とは静脈内，心臓内等で形成された血栓が遊離して肺血管を閉塞することによって生じる疾患である．急激に病態が進行する急性と6か月以上大きな病態の変化が見られない慢性に大きく分類される．特に，急性肺血栓塞栓症（acute pulmonary thromboembolism：APTE）は塞栓源の90%以上が下肢あるいは骨盤内の血栓であり，

表 2-12 血栓形成の 3 つの要因と危険因子

| | 後天性危険因子 | 先天性危険因子 |
|---|---|---|
| 血流停滞 | 長期臥床，肥満，妊娠，心肺疾患，全身麻酔，下肢麻痺，下肢ギプス固定，下肢静脈瘤 | |
| 血管内皮障害 | 各種手術，外傷，骨折，CV 留置，カテーテル検査・治療，血管炎，抗リン脂質抗体症候群，高ホモシステイン血症 | 高ホモシステイン血症 |
| 血液凝固能亢進 | 悪性腫瘍，妊娠，各種手術，外傷，骨折，熱傷，感染症，炎症性腸疾患，薬剤（経口避妊薬，エストロゲン等），ネフローゼ症候群，骨髄増殖性疾患，発作性夜間血色素尿症，脱水，抗リン脂質抗体症候群 | アンチトロンビン欠乏症，プロテイン C 欠乏症，プラスミノゲン異常症，異常フィブリノゲン血症，トロンボモジュリン異常 |

（肺血栓塞栓症および深部静脈血栓症の診断，治療，予防に関するガイドライン 2009 年改訂版，p.5 より一部改変）

深部静脈血栓症（deep vein thrombosis：DVT）の存在がある．

1856 年に Rudolf C. Virchow が提唱した（1）血流停滞，（2）血管内皮障害，（3）血液凝固能亢進が，血栓形成の 3 大要因として重要である．静脈血栓塞栓症は，それぞれの要因に対する危険因子が発症に大きく影響する（表 2-12）．

### 3 臨床症状

APTE と診断できる特異的な症状はない．代表的な自覚症状に，呼吸困難・胸痛・頻呼吸があり，いずれかが 97％の症例に認められるが，気胸，肺炎，胸膜炎，慢性閉塞性肺疾患，慢性閉塞性肺疾患の悪化，肺がんなどの肺疾患，心不全を鑑別する必要がある（表 2-13）．

表 2-13 APTE の自覚症状

| 症状 | 長谷川ら (n = 224) | 肺塞栓症研究会 (n = 579) |
|---|---|---|
| 呼吸困難 | 171（76％） | 399/511（72％） |
| 胸痛 | 107（48％） | 233/536（43％） |
| 発熱 | 50（22％） | 55/531（10％） |
| 失神 | 43（19％） | 120/538（22％） |
| 咳嗽 | 35（16％） | 59/529（11％） |
| 喘鳴 | 32（14％） | 記載なし |
| 冷汗 | 19（8％） | 130/527（25％） |
| 血痰 | 記載なし | 30/529（6％） |
| 動悸 | 記載なし | 113/525（22％） |

（肺血栓塞栓症および深部静脈血栓症の診断，治療，予防に関するガイドライン 2009 年改訂版，p.12）

### ④ 診断

APTE は死亡率が高い疾患であり，死亡例は発症後早期に多い．できるだけ早急に診断する必要があるが，症状，理学所見，一般検査で特異的なものがない．呼吸困難と胸痛は高頻度に認められる自覚症状だが，気胸，肺炎，慢性閉塞性肺疾患，肺がんなどの肺疾患や心不全などと鑑別する必要がある．疑われる場合はスクリーニング検査として，動脈血ガス分析，D-ダイマーの測定とともにCTなどの画像診断が有用である．

### ⑤ 治療

APTE の治療の中心は抗血栓療法である．重症度により抗凝固療法と血栓溶解療法を使い分ける．また，治療法の選択には，出血リスクも考慮される．出血リスクが高い場合には抗凝固療法が優先されるが，場合によっては非永久留置型下大静脈フィルターやカテーテル治療により薬物療法の効果を補う．

抗凝固療法で使用される薬剤には大きくヘパリン製剤・ワルファリンカリウムと合成X因子阻害製剤がある．ヘパリン製剤は活性化部分トロンボプラスチン時間（APTT），ワルファリンカリウムはプロトロンビン時間国際標準化比（PT-INR）の目標値を参考に投与量を設定する．合成X因子阻害製剤は欧米では低分子ヘパリンとともに併用されている．国内では，エビデンスの集積が十分でなく高価であることなどから，投与に際しては十分な注意が必要である．

血栓溶解療法で使用される薬剤にはウロキナーゼ（UK）とモンテプラーゼ（t-PA）がある．APTE ではショックや低血圧が遷延する場合，頭蓋内出血など禁忌例をのぞき第一選択薬となる．慢性肺血栓塞栓症では無効と考えられ，原則投与しない．深部静脈血栓症では再発や血栓後遺症を軽減することを期待して投与されることもある．いずれも非常に高価であり適応も限定されることから，投与に際しては十分な注意が必要である．

抗凝固療法および血栓溶解療法の主な治療薬とその特徴を示す（表2-14, 表2-15, 表2-16）．

表2-14 ヘパリン製剤とワルファリンカリウムの特徴

|  |  | 未分画ヘパリン | 低分子ヘパリン エノキサパリン Na | ワルファリンカリウム |
|---|---|---|---|---|
| 作用機序 | | アンチトロンビンⅢ（ATⅢ）と特異的に結合し，ATⅢのトロンビン，活性型第X因子（Xa）等に対する阻害作用を促進 | | ビタミンK作用に拮抗し肝臓におけるビタミンK依存性血液凝固因子（プロトロンビン，第Ⅶ，第Ⅸ，及び第X因子）の生合成を抑制 |
| 用法・用量 | 急性肺血栓塞栓症 | 初期治療<br>5,000 単位（静注）<br>以後 1,300 単位/時で持続静注開始<br>（APTT 1.5〜2.5） | | 長期治療<br>3〜5 mg/日で開始（経口）<br>（PT-INR 1.5〜2.5） |
| | 慢性肺血栓塞栓症 | | | 急性肺血栓塞栓症に準じた投与法<br>3〜5 mg/日で開始<br>（PT-INR 1.5〜2.5） |
| | 深部静脈血栓症 | 初期治療<br>5,000 単位（静注）<br>以後 400〜625 単位/時で持続静注開始<br>（APTT 1.5〜2.5） | 2,000 単位×2/日(皮下)<br>【他の低分子ヘパリンに適応なし】 | 長期治療<br>ヘパリンと5日間併用，<br>5 mg/日で開始（経口）<br>（PT-INR 1.5〜2.5） |

表2-15 合成X因子阻害製剤の特徴

|  | フォンダパリヌクスナトリウム | エドキサバントシル酸塩 | アピキサバン | リバーロキサバン |
|---|---|---|---|---|
| 作用機序 | ATⅢと結合しATⅢの抗Xa因子活性を増強（間接的阻害） | Xa因子と選択的に結合阻害（直接的阻害） | | |
| 用法・用量 | 5〜10 mg/日×（皮下） | 30 mg/日×（経口）* | 5 mg×2/日（経口）** | 15 mg/日×（経口）** |

\* 下記の下肢整形外科手術施行患者における静脈血栓塞栓症の発症抑制
　膝関節全置換術，股関節全置換術，股関節骨折手術
\*\* 非弁膜症性心房細動患者における虚血性脳卒中および全身性塞栓症の発作抑制

表 2-16　血栓溶解剤の特徴

| | | ウロキナーゼ（UK） | モンテプラーゼ（t-PA） |
|---|---|---|---|
| 作用機序 | | プラスミノーゲンを活性化することでプラスミンの産生を促し，フィブリンを分解する． | フィブリン結合性を有し，フィブリンのプラスミノーゲン活性化を増強し，血栓部分でプラスミンを産生し血栓を溶解する（フィブリン分解）． |
| 用法・用量 | 急性肺血栓塞栓症 | 24万～96万単位/日持続静注数日間投与【保険適応外】 | 13,750～27,500単位/kg静注（約2分間）【他のt-PAに適応なし】 |
| | 深部静脈血栓症 | 6万～24万単位/日持続静注以後漸減7日間投与 | ― |

## 2-6-2　薬学的介入の視点

処方

1) ワルファリンカリウム 1 mg　朝2錠，昼1錠（1日3錠）
　1日2回　朝昼食後　30日分

　自覚症状およびCTによる画像診断からAPTEと診断された．PT-INRを測定し，目標値1.5を目指した上記処方による薬物療法が開始された．PT-INRの定期的なモニターが実施されていることを確認し，必要に応じて適切な処方設計について医師に提言する．

## 2-6-3　薬学的介入

　本患者はPT-INRの目標値が1.5であり，本日の検査結果を必ず確認し前回の薬歴から投与量に反映されているか確認する．ワルファリンカリウムは薬剤や飲食物等との薬物間相互作用が非常に多く，他の併用薬や生活習慣にも十分注意し，その旨を患者に指導する（図2-26，図2-27）．

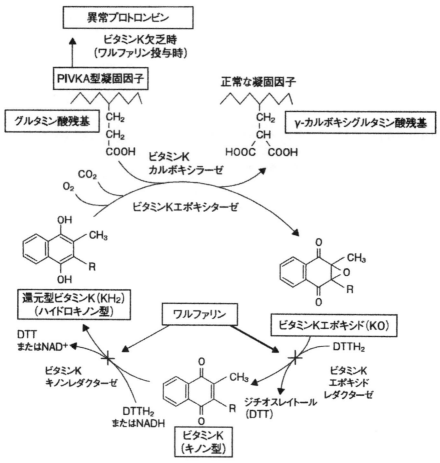

図 2-26 ビタミン K 依存性凝固因子の生合成とワルファリンカリウムの作用部位

(ワーファリン錠インタビューフォーム, 薬効薬理に関する項目, エーザイ)

## (1) 併用禁忌とその理由

| 薬剤名等 | 臨床症状・措置方法 | 機序・危険因子 |
|---|---|---|
| 骨粗鬆症治療用ビタミン $K_2$ 製剤<br>メナテトレノン<br>(グラケー) | 本剤の効果を減弱する.<br>患者が本剤による治療を必要とする場合, 本剤による治療を優先し, 骨粗鬆症治療用ビタミン $K_2$ 製剤の投与を中止すること. | ビタミン K が本剤のビタミン K 依存性凝固因子の生合成阻害作用と拮抗する. |
| イグラチモド<br>(ケアラム, コルベット) | 本剤の作用を増強することがある.<br>患者が本剤による治療を必要とする場合, 本剤による治療を優先し, イグラチモドを投与しないこと. | 機序不明 |

図 2-27 ワーファリン錠の薬物間相互作用 (併用禁忌)

(ワーファリン錠インタビューフォーム, エーザイ)

## (2) 併用注意とその理由

| 薬効分類 | 薬剤名等 | 臨床症状・措置方法 | 機序・危険因子 |
|---|---|---|---|
| 催眠鎮静剤 | バルビツール酸系及びチオバルビツール酸系薬剤<br>　フェノバルビタール等 | 本剤の作用を減弱することがあるので，併用する場合には血液凝固能の変動に十分注意しながら投与すること． | 相手薬剤が本剤の肝薬物代謝酵素を誘導する． |
| | 抱水クロラール<br>トリクロホスナトリウム | 本剤の作用を増強することがあるので，併用する場合には血液凝固能の変動に十分注意しながら投与すること． | 相手薬剤の活性代謝物が本剤の血漿蛋白からの遊離を促進する． |
| 抗てんかん剤 | カルバマゼピン<br>プリミドン | 本剤の作用を減弱することがあるので，併用する場合には血液凝固能の変動に十分注意しながら投与すること． | 相手薬剤が本剤の肝薬物代謝酵素を誘導する． |
| | フェニトイン<br>ホスフェニトインナトリウム水和物 | 本剤の作用を減弱又は増強することがある．<br>また，フェニトインの作用を増強することがある．併用する場合には血液凝固能の変動及びフェニトインの中毒症状又は血中濃度の上昇に十分注意しながら投与すること． | 相手薬剤が本剤の肝薬物代謝酵素を誘導し，本剤の作用を減弱する．<br>相手薬剤が本剤の血漿蛋白からの遊離を促進し，本剤の作用を増強する．<br>本剤が相手薬剤の肝薬物代謝酵素を阻害し，相手薬剤の作用を増強する． |
| | エトトイン | 本剤の作用を増強することがある．<br>また，エトトインの作用を増強することがある．併用する場合には血液凝固能の変動及びエトトインの中毒症状又は血中濃度の上昇に十分注意しながら投与すること． | 相手薬剤が本剤の血漿蛋白からの遊離を促進する．<br>本剤が相手薬剤の肝代謝を阻害する． |
| | バルプロ酸ナトリウム | 本剤の作用を増強することがあるので，併用する場合には血液凝固能の変動に十分注意しながら投与すること． | 相手薬剤が血液凝固因子（フィブリノゲン）の肝生合成を減弱させる．<br>相手薬剤の血小板凝集抑制作用による．<br>相手薬剤が本剤の血漿蛋白からの遊離を促進する． |
| 解熱鎮痛消炎剤 | アセトアミノフェン | 本剤の作用を増強することがあるので，併用する場合には血液凝固能の変動に十分注意しながら投与すること． | 機序不明 |
| | セレコキシブ | | 相手薬剤が本剤の肝薬物代謝酵素 CYP2C9 を阻害する．<br>本剤が相手薬剤の副作用である消化管出血を助長することがある． |
| | トラマドール塩酸塩 | | 機序不明 |
| | ブコローム | | 相手薬剤が本剤の肝薬物代謝酵素 CYP2C9 を阻害する． |
| | メロキシカム<br>ロルノキシカム | | 相手薬剤が本剤の肝薬物代謝酵素 CYP2C9 を阻害する．<br>相手薬剤の血小板凝集抑制作用による．<br>本剤が相手薬剤の副作用である消化管出血を助長することがある．<br>相手薬剤が本剤の血漿蛋白からの遊離を促進する． |
| | アスピリン<br>イブプロフェン<br>インドメタシン<br>インドメタシン　ファルネシル<br>エトドラク<br>ケトプロフェン<br>サリチル酸類<br>ジクロフェナクナトリウム<br>スリンダク<br>テノキシカム<br>ナブメトン<br>ナプロキセン<br>ピロキシカム<br>フルルビプロフェン<br>メフェナム酸<br>モフェゾラク<br>ロキソプロフェンナトリウム水和物等 | | 相手薬剤の血小板凝集抑制作用による．<br>本剤が相手薬剤の副作用である消化管出血を助長することがある．<br>相手薬剤が本剤の血漿蛋白からの遊離を促進する． |
| 精神神経用剤 | トラゾドン塩酸塩 | 本剤の作用を減弱することがあるので，併用する場合には血液凝固能の変動に十分注意しながら投与すること． | 機序不明 |
| | メチルフェニデート塩酸塩 | 本剤の作用を増強することがあるので，併用する場合には血液凝固能の変動に十分注意しながら投与すること． | |
| | 三環系抗うつ剤<br>　アミトリプチリン塩酸塩等 | | 相手薬剤が本剤の肝薬物代謝酵素を阻害する． |
| | パロキセチン塩酸塩水和物 | | 機序不明 |
| | フルボキサミンマレイン酸塩 | | 相手薬剤が本剤の肝薬物代謝酵素を阻害する． |
| | モノアミン酸化酵素阻害剤 | | 機序不明 |

図 2-28　ワーファリン錠の薬物間相互作用（併用注意）

（ワーファリン錠インタビューフォーム，エーザイ）

| 薬効分類 | 薬剤名等 | | | 臨床症状・措置方法 | 機序・危険因子 |
|---|---|---|---|---|---|
| 不整脈用剤 | アミオダロン塩酸塩 | | | 本剤の作用を増強することがあるので，併用する場合には血液凝固能の変動に十分注意しながら投与すること． | 相手薬剤が本剤の肝薬物代謝酵素 CYP2C9 を阻害する．<br>相手薬剤の甲状腺機能異常の副作用により甲状腺機能が亢進すると本剤の作用が増強される． |
| | プロパフェノン塩酸塩 | | | | 相手薬剤が本剤の肝薬物代謝酵素を阻害する． |
| | キニジン硫酸塩水和物 | | | | 機序不明 |
| 高脂血症用剤 | コレスチラミン | | | 本剤の作用を減弱することがあるので，併用する場合には血液凝固能の変動に十分注意しながら投与すること． | 相手薬剤が腸管内で本剤を吸着し本剤の吸収を阻害する．<br>相手薬剤が本剤の腸肝循環を妨げる． |
| | シンバスタチン<br>フルバスタチンナトリウム<br>ロスバスタチンカルシウム | | | 本剤の作用を増強することがあるので，併用する場合には血液凝固能の変動に十分注意しながら投与すること． | 機序不明 |
| | フィブラート系 | ベザフィブラート | | | 相手薬剤が本剤の作用部位への親和性を増加させる． |
| | | クリノフィブラート<br>クロフィブラート<br>フェノフィブラート等 | | | 機序不明 |
| | デキストラン硫酸エステルナトリウム | | | | 相手薬剤の抗凝固（抗トロンビン）作用による． |
| 消化性潰瘍用剤 | オメプラゾール | | | 本剤の作用を増強することがあるので，併用する場合には血液凝固能の変動に十分注意しながら投与すること． | 相手薬剤が本剤の肝薬物代謝酵素を阻害する． |
| | シメチジン | | | | 相手薬剤が本剤の肝薬物代謝酵素 CYP1A2，CYP2C9，CYP3A4 等を阻害する． |
| 鎮吐剤 | アプレピタント | | | 本剤の作用を減弱することがあるので，併用する場合には血液凝固能の変動に十分注意しながら投与すること． | 相手薬剤が本剤の肝薬物代謝酵素 CYP2C9 を誘導する． |
| ホルモン剤 | 副腎皮質ホルモン<br>　プレドニゾロン等 | | | 本剤の作用を減弱又は増強することがあるので，併用する場合には血液凝固能の変動に十分注意しながら投与すること． | 相手薬剤が血液凝固能を亢進させ，本剤の作用を減弱する．<br>本剤が相手薬剤の制吐作用である消化管出血を助長することがある． |
| | 甲状腺製剤<br>　レボチロキシンナトリウム水和物等 | | | 甲状腺機能低下症の患者に相手薬剤を投与し甲状腺機能が正常化すると血液凝固能が低下し，見かけ上本剤の作用が増強することがあるので，併用する場合には血液凝固能の変動に十分注意しながら投与すること． | 相手薬剤がビタミンK依存性血液凝固因子の異化を促進する． |
| | 抗甲状腺製剤<br>　チアマゾール等 | | | 本剤の作用を増強することがある．<br>甲状腺機能亢進症の患者に相手薬剤を投与し甲状腺機能が正常化すると血液凝固能が亢進し見かけ上の本剤の作用が減弱することがある．<br>併用する場合には病態の変化に応じて血液凝固能の変動に十分注意しながら投与すること． | 相手薬剤の副作用である低プロトロンビン血症が出血傾向を助長することがある．<br>甲状腺機能が亢進すると血液凝固因子の合成及び代謝亢進により本剤の作用が増強することがある．相手薬剤投与で甲状腺機能が正常化すると，増強されていた本剤の効果が減弱することがある． |
| | グルカゴン | | | 本剤の作用を増強することがあるので，併用する場合には血液凝固能の変動に十分注意しながら投与すること． | 機序不明 |
| | 蛋白同化ステロイド<br>　ナンドロロンデカン酸エステル等 | | | | 相手薬剤が本剤の作用部位への親和性を増加させる． |
| | ダナゾール | | | | 相手薬剤がビタミンK依存性凝固因子の異化を促進する．<br>相手薬剤が抗凝固能を亢進するとの報告がある． |
| | 男性ホルモン<br>　メチルテストステロン等 | | | | 相手薬剤がビタミンK依存性凝固因子の合成抑制あるいは分解を促進する． |
| 痔疾用剤 | トリベノシド<br>トリベノシド・リドカイン | | | 本剤の作用を増強することがあるので，併用する場合には血液凝固能の変動に十分注意しながら投与すること． | 機序不明 |
| ビタミン剤 | ビタミンK及びビタミンK含有製剤 | フィトナジオン（ビタミン$K_1$） | | 本剤の作用を減弱するので，併用する場合には血液凝固能の変動に十分注意しながら投与すること． | ビタミンKが本剤のビタミンK依存性凝固因子生合成阻害作用と拮抗する． |
| | | メナテトレノン（ビタミン$K_2$） | | | |
| | | 経腸栄養剤<br>高カロリー輸液用<br>総合ビタミン剤等 | | | |

図 2-28　（つづき）

第2章　その他の血液系疾患

| 薬効分類 | 薬剤名等 | | 臨床症状・措置方法 | 機序・危険因子 |
|---|---|---|---|---|
| 抗血栓剤 | 血液凝固阻止剤 | ヘパリンナトリウム<br>ヘパリンカルシウム | 相互に抗凝固作用，出血傾向を増強することがあるので，併用する場合には観察を十分に行い，相手薬剤の用量を調節するなど十分注意しながら投与すること． | 相手薬剤の血液凝固因子阻害作用による． |
| | | 低分子量ヘパリン<br>　ダルテパリンナトリウム等<br>ヘパリノイド<br>　ダナパロイドナトリウム | | 相手薬剤の血液凝固因子（第Xa因子等）阻害作用による． |
| | | Xa阻害剤<br>　フォンダパリヌクスナトリウム<br>　エドキサバントシル酸塩水和<br>　リバーロキサバン<br>　アピキサバン | | 相手薬剤の血液凝固因子（第Xa因子）阻害作用による． |
| | | 抗トロンビン剤<br>　アルガトロバン水和物<br>　ダビガトランエテキシラー<br>　トメタンスルホン酸塩 | | 相手薬剤の血液凝固因子（トロンビン）阻害作用による． |
| | 血小板凝集抑制作用を有する薬剤 | アスピリン | 本剤の作用を増強することがあるので，併用する場合には血液凝固能の変動に十分注意しながら投与すること． | 相手薬剤の血小板凝集抑制作用による．<br>本剤が相手薬剤の副作用である消化管出血を助長することがある．<br>相手薬剤が本剤の血漿蛋白からの遊離を促進する． |
| | | イコサペント酸エチル<br>オザグレルナトリウム<br>クロピドグレル硫酸塩<br>サルポグレラート塩酸塩<br>シロスタゾール<br>チクロピジン塩酸塩<br>ベラプロストナトリウム<br>リマプロストアルファデクス等 | 相互に出血傾向を増強することがあるので，併用する場合には観察を十分に行い，相手薬剤の用量を調節するなど十分注意しながら投与すること． | 相手薬剤の血小板凝集抑制作用による． |
| | 血栓溶解剤 | ウロキナーゼ<br>アルテプラーゼ<br>モンテプラーゼ等 | | 相手薬剤のフィブリン溶解作用による． |
| | 乾燥濃縮人活性化プロテインC | | | 相手薬剤の血液凝固因子（トロンビン）生成阻害作用による． |
| | トロンボモデュリン アルファ | | | 相手薬剤のプロテインC活性促進を介したトロンビン生成阻害作用による． |
| | バトロキソビン | | | 相手薬剤の血液凝固因子（フィブリノゲン）分解作用による． |
| 痛風治療剤 | アロプリノール | | 本剤の作用を増強することがあるので，併用する場合には血液凝固能の変動に十分注意しながら投与すること． | 相手薬剤が本剤の肝薬物代謝酵素を阻害する． |
| | プロベネシド | | | 相手薬剤が本剤の腎尿細管分泌を阻害し尿中排泄を低下させる． |
| | ベンズブロマロン | | | 相手薬剤が本剤の肝薬物代謝酵素CYP2C9を阻害する． |
| 製酵素剤 | プロナーゼ<br>ブロメライン | | 本剤の作用を増強することがあるので，併用する場合には血液凝固能の変動に十分注意しながら投与すること． | 相手薬剤のフィブリン溶解作用による． |
| 糖尿病用剤 | スルホニル尿素系糖尿病用剤<br>　グリベンクラミド<br>　グリメピリド<br>　クロルプロパミド<br>　トルブタミド等 | | 本剤の作用を増強することがある．<br>また，相手薬剤の血糖降下作用を増強し，低血糖症状があらわれることがある．<br>併用する場合には相手薬剤の作用増強及び血液凝固能の変動に十分注意しながら投与すること． | 相手薬剤が本剤の肝薬物代謝酵素を阻害し，本剤の作用を増強する．<br>本剤が相手薬剤の肝代謝を阻害し，相手薬剤の作用を増強する． |
| 抗リウマチ剤 | オーラノフィン | | 動物実験でオーラノフィンの急性毒性を増強したとの報告があるので，併用に注意すること． | 機序不明 |
| | レフルノミド | | 本剤の作用を増強することがあるので，併用する場合には血液凝固能の変動に十分注意しながら投与すること． | 相手薬剤の活性代謝物が本剤の肝薬物代謝酵素CYP2C9を阻害する． |
| 抗腫瘍剤 | アザチオプリン<br>メルカプトプリン | | 本剤の作用を減弱することがあるので，併用する場合には血液凝固能の変動に十分注意しながら投与すること．なお，相手薬剤が本剤の作用を増強したとの報告もある | 相手薬剤が本剤の肝薬物代謝酵素を誘導する．<br>本剤の作用増強剤については，機序不明である． |
| | タモキシフェンクエン酸塩<br>トレミフェンクエン酸塩 | | 本剤の作用を増強することがあるので，併用する場合には血液凝固能の変動に十分注意しながら投与すること． | 相手薬剤が本剤の肝薬物代謝酵素を阻害する． |

図2-28　（つづき）

| 薬効分類 | 薬剤名等 | | 臨床症状・措置方法 | 機序・危険因子 |
|---|---|---|---|---|
| 抗腫瘍剤 | ゲフィチニブ | | | 機序不明 |
| | エルロチニブ塩酸塩 | | INR増加，胃腸出血等の報告があるので，併用する場合には血液凝固能の変動に十分注意しながら投与すること． | |
| | フルタミド | | 本剤の作用を増強することがあるので，併用する場合には血液凝固能の変動に十分注意しながら投与すること．また，テガフール・ギメラシル・オテラシルカリウムでは，併用中止後も，本剤の作用が遷延し，出血やINR上昇に至ったとの報告もあるので，十分注意すること． | |
| | フルオロウラシル系製剤及びその配合剤 | カペシタビン | | 相手薬剤が本剤の肝薬物代謝酵素CYP2C9を阻害する． |
| | | フルオロウラシル | | 機序不明 |
| | | テガフール | | |
| | | テガフール・ギメラシル・オテラシルカリウム等 | | |
| | イマチニブメシル酸塩 | | | 相手薬剤が本剤の肝薬物代謝酵素CYP2C9を阻害する． |
| アレルギー用薬 | ザフィルルカスト | | 本剤の作用を増強することがあるので，併用する場合には血液凝固能の変動に十分注意しながら投与すること． | 相手薬剤が本剤の肝薬物代謝酵素CYP2C9を阻害する． |
| | トラニラスト | | | 機序不明 |
| | オザグレル塩酸塩水和物 | | 相互に出血傾向を増強することがあるので，併用する場合には血液凝固能の変動に十分注意しながら投与すること． | 相手薬剤の血小板凝集抑制作用による． |
| 抗生物質製剤 | アミノグリコシド系 | | 本剤の作用を増強することがあるので，併用する場合には血液凝固能の変動に十分注意しながら投与すること． | 相手薬剤の腸内細菌抑制作用によりビタミンK産生が抑制される． |
| | クロラムフェニコール系 | | | |
| | セフェム系 | | | |
| | テトラサイクリン系 | | | |
| | ペニシリン系 | | | |
| | マクロライド系 | エリスロマイシン | | 相手薬剤が本剤の肝薬物代謝酵素を阻害する． |
| | | クラリスロマイシン | | |
| | | ロキシスロマイシン | | |
| | | アジスロマイシン | | 機序不明 |
| | | テリスロマイシン等 | | |
| 抗結核剤 | リファンピシン | | 本剤の作用を減弱することがあるので，併用する場合には血液凝固能の変動に十分注意しながら投与すること． | 相手薬剤が本剤の肝薬物代謝酵素を誘導する． |
| | アミノサリチル酸類 パラアミノサリチル酸カルシウム水和物等 | | 本剤の作用を増強することがあるので，併用する場合には血液凝固能の変動に十分注意しながら投与すること． | 機序不明 |
| | イソニアジド | | | 相手薬剤が本剤の肝薬物代謝酵素を阻害する． |
| 化学療法剤 | キノロン系抗菌剤 | ナリジクス酸 | 本剤の作用を増強することがあるので，併用する場合には血液凝固能の変動に十分注意しながら投与すること． | 相手薬剤が本剤の血漿蛋白からの遊離を促進する． |
| | | オフロキサシン | | 機序不明 |
| | | シプロフロキサシン | | |
| | | ノルフロキサシン | | |
| | | レボフロキサシン水和物等 | | |
| | サルファ剤及びその配合剤 スルファメトキサゾール・トリメトプリム サラゾスルファピリジン等 | | | 相手薬剤が本剤の肝薬物代謝酵素を阻害する． |
| 抗真菌剤 | グリセオフルビン | | 本剤の作用を減弱することがあるので，併用する場合には血液凝固能の変動に十分注意しながら投与すること． | 相手薬剤が本剤の肝薬物代謝酵素を誘導する． |
| | アゾール系抗真菌剤 | イトラコナゾール | 本剤の作用を増強することがあるので，併用する場合には血液凝固能の変動に十分注意しながら投与すること．また，ミコナゾールでは，併用中止後も，本剤の作用が遷延し，出血やINR上昇に至ったとの報告もあるので，十分注意すること． | 相手薬剤が本剤の肝薬物代謝酵素を阻害する． |
| | | フルコナゾール | | |
| | | ボリコナゾール | | |
| | | ミコナゾール等 | | |
| 抗HIV薬 | ネビラピン | | 本剤の作用を変化させることがあるので，併用する場合には血液凝固能の変動に十分注意しながら投与すること． | 相手薬剤が本剤の肝薬物代謝酵素CYP3Aに影響する． |
| | サキナビル サキナビルメシル酸塩 デラビルジンメシル酸塩 ホスアンプレナビルカルシウム水和物 | | 本剤の作用を増強することがあるので，併用する場合には血液凝固能の変動に十分注意しながら投与すること． | 相手薬剤が本剤の肝薬物代謝酵素を阻害する． |
| | アタザナビル硫酸塩 | | | 機序不明 |
| | リトナビル ロピナビル・リトナビル配合剤 | | 本剤の作用を変化させることがあるので，併用する場合には血液凝固能の変動に十分注意しながら投与すること． | |

図2-28 （つづき）

| 薬効分類 | 薬剤名等 | 臨床症状・措置方法 | 機序・危険因子 |
|---|---|---|---|
| 抗原虫剤 | キニーネ塩酸塩水和物 | 本剤の作用を増強することがあるので，併用する場合には血液凝固能の変動に十分注意しながら投与すること． | 相手薬剤が肝の血液凝固因子合成を阻害する． |
| | メトロニダゾール | | 相手薬剤が本剤の肝薬物代謝酵素を阻害する． |
| その他の医薬品 | ボセンタン水和物 | 本剤の作用を減弱することがあるので，併用する場合には血液凝固能の変動に十分注意しながら投与すること． | 相手薬剤が本剤の肝薬物代謝酵素CYP2C9，CYP3A4を誘導する． |
| | 納豆菌含有製剤 | | 納豆が本剤の抗凝固作用を減弱するとの報告がある． |
| | インターフェロン | 本剤の作用を増強することがあるので，併用する場合には血液凝固能の変動に十分注意しながら投与すること． | 相手薬剤が本剤の肝代謝を阻害する． |
| | ジスルフィラム | | |
| | イプリフラボン | | 機序不明 |
| 飲食物 | アルコール | 本剤の作用を減弱又は増強することがあるので，本剤服用中の飲酒には注意すること． | アルコールの慢性的摂取により，本剤の薬物代謝酵素を誘導し，本剤の作用を減弱する．アルコールによる肝機能の低下が本剤の作用を増強する． |
| | セイヨウオトギリソウ（St. John's Wort, セント・ジョーンズ・ワート）含有食品 | 本剤の作用を減弱することがあるので，併用する場合には血液凝固能の変動に十分注意しながら投与すること． | 相手薬剤が本剤の肝薬物代謝酵素CYP2C9，CYP3A4を誘導する． |
| | ビタミンK含有食品: 納豆／クロレラ食品／青汁 | 本剤の作用を減弱するので，左記食品を避けるよう，患者に十分説明すること． | 左記食品に含まれるビタミンKが本剤のビタミンK依存性凝固因子生合成阻害作用と拮抗する． |
| | 上記以外のビタミンK含有食品 | 一時的に大量摂取すると本剤の作用を減弱することがあるので，患者に十分説明すること． | |

**図 2-28　（つづき）**

## 2-6-4　薬学的介入後の経過

処方
1) ワルファリンカリウム 1 mg　1回1錠（1日2錠）
   1日2回　朝昼食後　30日分

　初回の外来受診時のPT-INRが0.92，薬物療法開始後30日後の外来受診時には1.53とほぼ目標値を維持されていた．今回，3度目の外来受診時は1.73となり，目標値を超える値が示された（表2-17）．医師の判断によってPT-INRの目標値が1.5を維持するように薬剤の投与量が1日3 mgから2 mgに減量された．今後も継続的にPT-INRのモニターに基づいたワルファリンカリウム錠の投与量設定が必要であることを医師に伝えた．患者には，検査の結果によって薬剤の投与量や服用方法が変更になることが有るので，その際には十分注意することと，他の服用薬や飲食物によっても薬の効果に影響をあたる者が多いことを再度説明し，新たに服用を開始する薬剤等がある場合には医師や薬剤師に必ず確認してもらうように注意を促した．

**表 2-17　治療開始後のPT-INRの推移**

| | 初回受診時 | Day30 | Day60 |
|---|---|---|---|
| PT-INR | 0.92 | 1.53 | 1.73 |

●薬剤一覧表（付録2参照）

## 2-6-5 確認試験

**問 2-6-1** 血栓形成の3大要因とならないものはどれか．1つ選べ．
1. 血液凝固能亢進
2. 血管内皮障害
3. 大量出血
4. 血液停滞

**問 2-6-2** 急性肺血栓塞栓症の薬物療法について正しい組み合わせはどれか．1つ選べ．
1. ワルファリン　—　抗凝固療法
2. t-PA　—　抗凝固療法
3. フォンダパリヌクス　—　血栓溶解療法
4. ナファモスタットメシル酸塩　—　血栓溶解療法

# Part II 悪性腫瘍

## 1. はじめに

わが国では少子高齢化が進み，それに伴い死亡者数，特にがんによる死亡者数が増加している．厚生労働省が2014年9月に公表した2013年の人口動態統計によると，死亡者数およそ127万人を死因別にみると，悪性腫瘍による死亡数が死因順位の第1位で，死亡者総数の28.8％を占めている．現在，約2人に1人はがんに罹患するといわれており，団塊の世代が後期高齢者層を形成する2030年前後にはがん患者数は大きく増加することが見込まれ，がんの早期発見や治療法の進歩発展，新薬の開発が望まれている．

1980年代のヒトがん遺伝子やがん抑制遺伝子の発見により，がんが遺伝子疾患であることが証明され，これらの遺伝子の産物を標的とした抗がん剤の創薬が活発に進められてきた．1997年以降，その成果として，がん遺伝子産物を主なターゲットとする分子標的抗がん剤が多数登場し，2015年2月時点において，世界で60を超える薬剤が承認されている．悪性腫瘍をめぐる化学療法は，これら分子標的薬の登場により大きく様変わりしている．分子標的薬は，がん細胞を直接傷害する従来の抗がん剤とは異なり，多彩な薬理作用を有していることから，これまでの抗がん剤には見られなかった数多くの副作用が発現する．したがって薬剤師は，がん患者に化学療法が行われる際，投与する薬剤に応じた適切な副作用対策やモニタリングが求められている．

そこで本章では，いわゆる5大がんといわれている，肺がん，乳がん，胃がん，結腸・直腸がん，肝細胞がんの他に，婦人科がん，前立腺がん，血液がんを加え，がんの薬物療法に薬剤師がどのように介入し，治療の質を高め，より安全で確実ながん化学療法を実施していくべきなのか，具体的に論じる．

## 2. 日本におけるがん統計の動向
### 1）罹患者数と死亡者数

罹患者数では大腸，肺，前立腺がんが，死亡者数では大腸がんが順位を上げている．大腸がん，肺がんの増加の原因は，高齢化（高齢化の影響を除くと大腸は横ばい，肺は男性で減少）が主たる原因と考えられている．また，前立腺がんの増加にはPSA検診が普及し，診断率が向上していることが影響しているとも考えられる．一方，罹患，死亡ともに胃がんは順位を下げている．しかし，胃がんは高齢化の影響を除くと減少傾向だが，高齢化の影響で罹患者数・死亡者数は増加または横ばい（他のがんの増加が上回るため相対順位が下がる）となる（図1）．

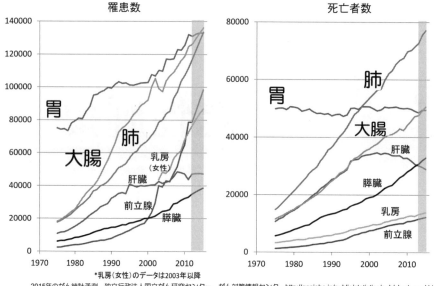

**図1 がん患者の長期的な動向（罹患数と死亡者数）**
（がん情報サービス，最新がん統計，http://ganjoho.jp）

人口の高齢化の影響を除いた年齢調整率で見ると，がんの死亡は1990年代半ばをピークに減少したが，罹患は1980年代以降増加している（図2）．がんは高齢になるほど死亡率が高くなるため，高齢者が多い集団は高齢者が少ない集団より，がんの粗死亡率が高くなる．そのため仮に2つの集団の粗死亡率に差があっても，その差が真の死亡率の差なのか，単に年齢構成の違いによる差なのか区別がつかない．そこで，年齢構成が異なる集団の間で死亡率を比較する場合や，同じ集団で死亡率の年次推移を見る場合に年齢調整死亡率が用いられる（同様に，年齢構成が異なる集団の間で罹患率を比較する場合や，同じ集団で罹患率の年次推移を見る場合に年齢調整罹患率が用いられる）．

## 2）累積死亡リスクと累積罹患リスク

ある年齢までにある病気で死亡する確率を累積死亡リスクという．生涯累積死亡リスクの場合は，一生のうちにある病気で死亡する確率を示したものである．日本人が生涯がんで死亡する確率は，男性26％（4人に1人），女性16％（6人に1人）である（表1）．また，ある年齢までにある病気に罹患する（その病気と診断される）おおよその確率を累積罹患リスクという．生涯でがんに罹患する確率は，男性62％（2人に1人），女性46％（2人に1人）である（表2）．

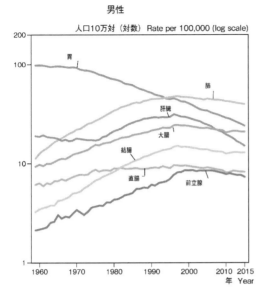
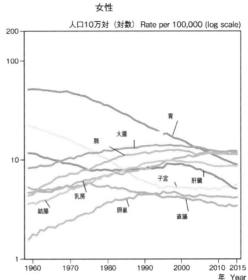

**図2 がん年齢調整死亡率年次推移（1958年～2013年）**

（がん情報サービス，最新がん統計，http://ganjoho.jp）

**表1 がんで死亡する確率～累積死亡リスク（2013年データに基づく）**

| 部位 | 生涯がん死亡リスク（%） | | 何人に1人か | |
|---|---|---|---|---|
| | 男性 | 女性 | 男性 | 女性 |
| 全がん | 26 | 16 | 4人 | 6人 |
| 食道 | 1 | 0.2 | 90人 | 504人 |
| 胃 | 4 | 2 | 27人 | 58人 |
| 結腸 | 2 | 2 | 52人 | 59人 |
| 直腸 | 1 | 0.6 | 91人 | 175人 |
| 大腸 | 3 | 2 | 33人 | 44人 |
| 肝臓 | 2 | 1 | 43人 | 90人 |
| 胆のう・胆管 | 1 | 1 | 94人 | 105人 |
| 膵臓 | 2 | 2 | 54人 | 64人 |
| 肺 | 6 | 2 | 16人 | 46人 |
| 乳房（女性） | | 1 | | 70人 |
| 子宮 | | 0.7 | | 152人 |
| 子宮頸部 | | 0.3 | | 340人 |
| 子宮体部 | | 0.2 | | 432人 |
| 卵巣 | | 0.5 | | 193人 |
| 前立腺 | 1 | | 71人 | |
| 悪性リンパ腫 | 0.8 | 0.5 | 132人 | 188人 |
| 白血病 | 0.6 | 0.4 | 176人 | 274人 |

（がん情報サービス，最新がん統計，http://ganjoho.jp）

表2 がんに罹患する確率〜累積罹患リスク（2011年データに基づく）

| 部位 | 生涯がん罹患リスク（％） | | 何人に1人か | |
|---|---|---|---|---|
| | 男性 | 女性 | 男性 | 女性 |
| 全がん | 62 | 46 | 2人 | 2人 |
| 食道 | 2 | 0.4 | 43人 | 227人 |
| 胃 | 11 | 6 | 9人 | 18人 |
| 結腸 | 6 | 5 | 18人 | 19人 |
| 直腸 | 3 | 2 | 29人 | 53人 |
| 大腸 | 9 | 7 | 11人 | 14人 |
| 肝臓 | 4 | 2 | 27人 | 50人 |
| 胆のう・胆管 | 2 | 2 | 59人 | 58人 |
| 膵臓 | 2 | 2 | 45人 | 45人 |
| 肺 | 10 | 5 | 10人 | 21人 |
| 乳房（女性） | | 9 | | 12人 |
| 子宮 | | 3 | | 31人 |
| 子宮頸部 | | 1 | | 74人 |
| 子宮体部 | | 2 | | 58人 |
| 卵巣 | | 1 | | 87人 |
| 前立腺 | 10 | | 10人 | |
| 悪性リンパ腫 | 2 | 1 | 57人 | 70人 |
| 白血病 | 0.9 | 0.7 | 108人 | 142人 |

（がん情報サービス，最新がん統計，http://ganjoho.jp）

# 第3章
# 造血器腫瘍

　造血器腫瘍は，固形がんと比較すれば罹患者は少ないが，化学療法による治癒が十分期待できる疾患が多く含まれている．したがって，治療の主体が薬物療法となり，治癒を目指す集学的治療が行われることから，抗がん剤に起因する様々な問題が最も生じやすい領域であるといえる．また，超大量化学療法を経て行われる造血幹細胞移植では，患者の易感染状態が長期間に及ぶことから，日和見感染症に対する薬物療法も必要となる．また，分子生物学の発展に伴い開発されたいわゆる分子標的薬が，最も早くから臨床応用されるようになったのも造血器腫瘍領域である．さらに造血器腫瘍患者の治療を行う血液内科医は，化学療法やその支持療法に関する造詣が深く，多くの医療機関では血液内科出身の医師が腫瘍内科医を務めている．すなわち薬学的にも，造血器腫瘍領域で必要とされる薬物療法の知識や技術が，固形がんにおける薬物療法にも幅広く応用されているため，がん薬物療法に従事する薬剤師にとって造血器腫瘍領域は極めて重要な位置を占めている．

　造血器腫瘍のうち白血病，悪性リンパ腫，多発性骨髄腫を3大血液疾患と呼ぶこともあるが，本章ではこれら3大血液疾患に骨髄異形成症候群を加えて解説する．

# 3.1 急性骨髄性白血病（Acute Myeloid Leukemia）

## 症例

1. **患者**
1) 50歳女性．専業主婦で出産歴あり．既往歴に特記事項はない．服用中の薬剤，健康食品の摂取に特記事項はない．家族は会社員の夫との二人暮らしで，長男と長女はそれぞれ独立している．
2) 病名
    - 急性骨髄性白血病（AML）M5b
    - 地固め療法4コース目的の予定入院
3) 嗜好
    - 喫煙歴なし
    - アルコールは社会的飲酒のみ

2. **現病歴**
1) 入院までの経緯

　感冒様症状が継続し，市販薬にて様子を見ていたが改善しないため近医を受診した．血液検査の結果，白血球 53,800/$\mu$L，Hb 9.1 g/dL，血小板 4.2万/$\mu$L と著明な白血球増加，貧血，血小板減少を指摘され，総合病院を紹介された．精査の結果，急性骨髄性白血病（AML）M5b と診断され，直ちにイダルビシン塩酸塩とシタラビンによる寛解導入療法が実施された．その後一旦退院し，地固め療法を3コース予定通りに終了した．3回目の地固め療法中には，肺炎の所見が認められたが起因菌不明のまま抗生剤と抗真菌剤の経験的投与が行われた．

　今回，地固め療法の4コース目を実施する目的で入院し処方1から処方4に従って治療を行っていたが，治療開始第7目から血球減少が認められたため，肺炎の再燃を回避する目的で処方5から処方8が追加され，治療が継続された．

2) 治療開始前検査値

　白血球数 8,500/$\mu$L，好中球数 6,800/$\mu$L，赤血球数 321万/$\mu$L，Hb 10.3 g/dL，血小板 31.6万/$\mu$L，LDH 284 IU/L，AST 29 IU/L，ALT 39 IU/L，総ビリルビン 0.7 mg/dL，$\gamma$-GTP 53 IU/L，ALP 341 U/L，BUN 15.2 mg/dL，クレアチニン 1.03 mg/dL，尿酸 5.2 mg/dL，Na 140 mEq/L，K 4.7 mEq/L，Cl 105 mEq/L，Ca 8.9 mg/dL

3. **処方せん**

　処方1

　　シタラビン　　　　　　200 mg/m$^2$
　　生理食塩液　　　　　　500 mL
　　　24時間持続点滴　第1日目から第5日目

処方2
    エトポシド        100 mg/m²
    生理食塩液        500 mL
        1時間点滴静注　第1日目から第5日目
処方3
    ビンクリスチン硫酸塩    0.8 mg/m²（最大投与量は2.0 mgまで）
    生理食塩液        100 mL
        30分間点滴静注　第8日目
処方4
    ビンデシン硫酸塩    2 mg/m²
    生理食塩液        100 mL
        30分間点滴静注　第10日目
処方5
    ボリコナゾール    400 mg
    生理食塩液        100 mL
        1日1回　30分間　点滴静注
処方6
    セフェピム塩酸塩    2 g
    生理食塩液        100 mL
        1日2回　1時間　点滴静注
処方7
    バンコマイシン塩酸塩    1 g
    生理食塩液        100 mL
        1日2回　1時間　点滴静注
処方8
    フィルグラスチム    150 μg
        1日1回　皮下投与

## 3-1-1　薬学的介入のための基礎知識

### 1　疫学

**(1) 発症頻度**

わが国の白血病発生率は年々増加傾向にあり，2009年では年間人口10万人当り6.3人（男7.8人，女4.9人）で，年間約7,900名が死亡している．男性の方が多いのは，骨髄性白血病が喫煙と関連があるために喫煙者の多い男性に多いとされている．白血病は小児から高齢者まで発症するが高齢者では発生率がより高くなり，40歳以上で頻度は増加し，発症年齢中央値は60歳である．70〜74歳代では年間人口10万人当り男23.3人，女9.9人，80〜84歳代では10万人当

り男42.8人，女19.9人にもなり，高齢者にとっては稀な疾患とは言えない状況である．ただし，高齢者白血病の多くは骨髄異形成症候群関連の白血病である．小児から青年層においては，白血病は最も発生頻度の高いがんで，実数はそれほど多くはないが社会的には影響があるため，他のがんよりも注目されることがある．青年層の死因としては，事故死に次いで第二位を占めている．

急性骨髄性白血病は年々増加傾向にあると言われているが，急性骨髄性白血病に限定した罹患率は不明である．一般に白血病の約80％が急性白血病であり，そのうち急性骨髄性白血病は成人で約80％，小児では約20％である．

## (2) 予後

初発の急性骨髄性白血病の基本的な治療戦略は治癒を目指した強力化学療法であり，複数の抗がん剤を組み合わせて投与する多剤併用療法が基本となる．しかし，どこまで強力な治療が行えるかは，患者の年齢，心機能，肺機能，肝機能，腎機能などにより左右される．急性骨髄性白血病に対する強力化学療法は，寛解導入療法と寛解になった後に行われる寛解後療法に大別され，治療法の進歩によって完全寛解（CR）率の大幅な改善が得られている．部分寛解では大幅な生存利益が見込めないため，CR達成のために十分な強度の治療を実施すべきである．成人急性骨髄性白血病患者では，適切な導入療法の後に約60〜70％の患者がCR状態に達することが期待される．25％を超える成人急性骨髄性白血病患者（CRに達した患者の約45％）で3年以上生存することが期待でき，治癒することもある．成人急性骨髄性白血病患者における寛解率は年齢と逆相関を示し，60歳未満の患者で予測される寛解率は65％を上回る．高齢患者では一旦寛解が得られても寛解期間は短いことが示唆される．一方，予後不良リスク因子としては，60歳以上，中枢神経系浸潤，診断時の全身感染症，白血球数の増多（>100,000/mm$^3$）などがある．

## ② 病態・病因

### (1) 病態

血液中には赤血球，白血球，血小板などの血液細胞があり，骨内部の骨髄にある造血幹細胞から増殖しながら分化誘導され産生される．造血幹細胞は，骨髄系幹細胞とリンパ系幹細胞に分かれ，前者からは赤血球，血小板，白血球の1種である顆粒球や単球に分化し，後者からはBリンパ球，Tリンパ球，NK細胞などのリンパ球に分化誘導される（図3-1）．

急性骨髄性白血病（AML：acute myeloid leukemia）は，このような血液をつくる過程の未熟な血液細胞である骨髄芽球に何らかの遺伝子異常が起こり，分化・誘導が障害された幼若骨髄系細胞（芽球）のクローナルな自律性増殖を特徴とする．細胞の異常増殖の結果，正常な造血機能が阻害され，好中球減少，貧血，血小板減少などを生じる．急速に悪化し治療を怠ると感染症や出血により短期間で致死的となる重篤な疾患である．

一方，急性前骨髄球性白血病（APL：acute promyelocytic leukemia）も，急性骨髄性白血病の1種で，前骨髄球ががん化する白血病である．15番染色体と17番染色体に転座t（15：17）を認め，第15染色体長腕22の領域に座位するPML遺伝子と，第17染色体長腕21領域のレチノイン酸受容体α（RARA）遺伝子が相互転座しPML-RARAキメラ遺伝子が形成されて，発症すると考えられている．この異常により，白血球が分化，成熟できなくなり，骨髄や末梢血中で前

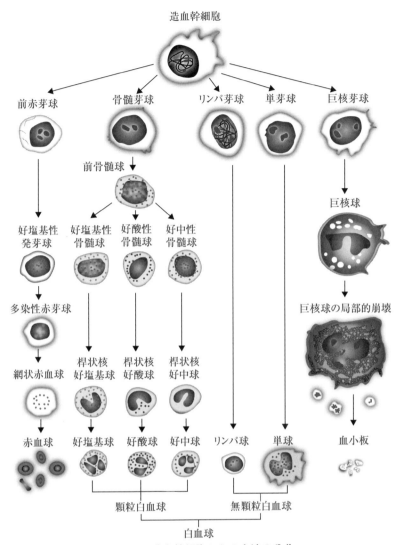

**図 3-1　造血幹細胞からの血液の分化**

（馬場広子編著（2016）グラフィカル機能形態学，p.309, 図 11-6, 京都廣川書店）

骨髄球が増加する．前骨髄球は，トロンボプラスチンという血液の凝固に関連する物質と似た性質を持っているため，他の急性白血病に比べ非常に出血を起こしやすい特徴があり，高頻度でDICを合併する．

## (2) 病因

　発症原因の多くは不明である．一部の抗がん剤や放射線被曝により白血病リスクが高まるとされている．先天性遺伝子異常や小児ダウン症も一部で関与する．細胞の増殖・生存促進に関与するクラスⅠ遺伝子の異常と，細胞の分化・成熟障害に関与するクラスⅡ遺伝子の異常が蓄積することによって発症する．これまでに数多くのクラスⅠ遺伝子とクラスⅡ遺伝子の異常が明らかとされてきたが，どの遺伝子異常の組合せでどの急性骨髄性白血病が発症するのかは明らかとされていない．

### 3 臨床症状

　急性骨髄性白血病による臨床症状は，白血病細胞の増殖とこれにより生じる骨髄機能障害や臓器浸潤により発症する．造血機能が傷害され骨髄で白血病細胞が増加することによって，造血機能が低下し，正常な血液細胞がつくれないために諸症状が起こる．赤血球の減少に伴う貧血症状，息切れ，動悸，倦怠感，白血球の減少に伴う易感染状態，血小板の減少に伴う皮下点状出血，鼻出血，歯肉出血，播種性血管内凝固症候群（DIC）などを認める．特に DIC は，急性前骨髄球性白血病ではほぼ必発である．白血病細胞の臓器浸潤では，腹部膨満感，腹部腫瘤，腹痛（肝脾腫），リンパ節腫脹，歯肉の腫脹と痛み，骨への浸潤による腰痛，関節痛，髄膜播種による頭痛や吐き気，皮膚浸潤などを認める．

### 4 診断

　急性骨髄性白血病の診断と病型分類は，骨髄における白血病細胞の存在，白血病細胞が骨髄系細胞起源であること，染色体・遺伝子変異検査に基づき行われる．骨髄における白血病細胞の存在は，骨髄穿刺や骨髄生検を実施し，May-Gimsa 染色で得られた骨髄塗抹標本を用いた芽球割合と形態の診断を行う．白血病細胞が骨髄系起源であることの診断は，ミエロペルオキシダーゼ染色による 3％以上の陽性率，エステラーゼ染色による分類，フローサイトメトリーによる表面形質検査により行われる．染色体・遺伝子変異検査は，急性骨髄性白血病の病型診断に加え，治療方法の選択，予後予測，治療効果判定に際して重要な情報であるため，必須の検査となる．臨床的には現在，以下に示す FAB 分類により急性骨髄性白血病は M0, M1, M2, M3, M4, M5, M6, M7 の 8 タイプに分類されている．

M0　急性未分化型骨髄性白血病
　　芽球のペルオキシダーゼ陽性率は 3％未満
　　細胞質内免疫ペルオキシダーゼが陽性
M1　急性未分化型骨髄芽球性白血病
　　未熟な骨髄芽球．ペルオキシダーゼ陽性率は 3％以上
M2　急性分化型骨髄芽球性白血病
　　成熟傾向のある骨髄芽球．ペルオキシダーゼ陽性率は 3％以上
　　染色体転座で t（8：21）を持つものが多く，比較的予後は良好
M3　急性前骨髄球性白血病
　　骨髄芽球から分化した前骨髄球が増加
　　血小板が激減し，出血傾向を示す DIC を合併しやすい
　　染色体転座で t（15：17）を持つものが多く，トレチノインによる分化誘導療法が有効で予後は良好
M4　急性骨髄単球性白血病
　　顆粒球系と単球系の 2 系統の血液細胞が，がん化
　　inv（16）の染色体異常を持つものは，予後が良好
M5　急性単球性白血病
　　単球系の幼弱な細胞が，がん化

ペルオキシダーゼ染色だけでなく，エステラーゼ染色も陽性
（エステル全般を分解する酵素の総称：前骨髄球から好中球までの顆粒球系細胞と肥満細胞が陽性となる）

M6 急性赤白血病
　赤血球をつくる造血幹細胞が，がん化

M7 急性巨核芽球性白血病
　血小板をつくる造血幹細胞が，がん化

### 5 治療
#### (1) 65歳未満に対する寛解導入療法

イダルビシン塩酸塩やダウノルビシン塩酸塩などアントラサイクリン系薬剤とシタラビンの併用療法である．シタラビン（Ara-C）100 mg/m² 持続点滴 7 日間にイダルビシン塩酸塩（IDR）12 mg/m² 点滴 3 日間または，ダウノルビシン塩酸塩（DNR）50 mg/m² 点滴 5 日間の 2 剤併用療法が広く行われている（図3-2）．予後不良因子を有する症例では，早期から造血幹細胞移植の適応も検討される．イダルビシン塩酸塩またはダウノルビシン塩酸塩とシタラビンによる寛解導入療法により，60〜80％の完全寛解率が得られる．シタラビンの増量や投与期間の延長による治療成績の改善も試みられたが，有意な結果は得られていない．一方，ダウノルビシン塩酸塩の投与量を上げることで完全寛解率の改善が得られるかどうかも検討されたが，差はないとされている．

寛解導入療法を 1 コース行っても完全寛解（complete remission：CR）が得られない場合にはもう 1 コース同じ治療を繰り返す場合と，別の治療に変更する場合がある．通常 2 回の寛解導入療法を行うことで，75〜80％の症例で CR が得られる．2 回の寛解導入療法に対する不応例や，CR 後に再発した症例では，Ara-C 大量療法（HDAC）やゲムツズマブオゾガマイシンが投与されることがある（図3-3）．

寛解導入療法A

| 日 | 1 | 2 | 3 | 4 | 5 | 6 | 7 |
|---|---|---|---|---|---|---|---|
| Ara-C 100mg/m² 24時間持続点滴 | ↓ | ↓ | ↓ | ↓ | ↓ | ↓ | ↓ |
| IDR 12mg/m² 30分間点滴 | ↓ | ↓ | ↓ | | | | |

寛解導入療法B

| 日 | 1 | 2 | 3 | 4 | 5 | 6 | 7 |
|---|---|---|---|---|---|---|---|
| Ara-C 100mg/m² 24時間持続点滴 | ↓ | ↓ | ↓ | ↓ | ↓ | ↓ | ↓ |
| DNR 50mg/m² 30分間点滴 | ↓ | ↓ | ↓ | ↓ | ↓ | | |

図 3-2　65歳未満の急性骨髄性白血病患者対する寛解導入療法

### (2) 65歳未満に対する寛解後療法

　我が国ではダウノルビシン塩酸塩と交叉耐性のないミトキサントロン塩酸塩（MIT），ダウノルビシン塩酸塩，アクラルビシン塩酸塩（ACR），エトポシド（VP-16），ビンクリスチン硫酸塩（VCR），ビンデシン硫酸塩（VDS）を組み合わせた4コースから構成される地固め療法が行われている．欧米ではHDAC 3コースが地固め療法として行われている．日本でもt（8：21）やinv（16）の染色体異常がある症例に対して，HDACによる地固め療法が行われている．HDACにより，耐性機序である薬剤転入低下を克服し，デオキシシチジンキナーゼ基質飽和濃度を越える血中濃度を得ることが可能となり，大量投与により薬剤が中枢神経にも移行し有効性が期待できる（図3-3）．

寛解後療法（HDAC療法）

| 日 | 1 | 2 | 3 | 4 | 5 |
|---|---|---|---|---|---|
| Ara-C 2g/㎡ 3時間点滴 | ↓↓ | ↓↓ | ↓↓ | ↓↓ | ↓↓ |

寛解後療法（地固め療法第1コース）

| 日 | 1 | 2 | 3 | 4 | 5 |
|---|---|---|---|---|---|
| Ara-C 200mg/㎡ 24時間持続点滴 | ↓ | ↓ | ↓ | ↓ | ↓ |
| MIT 7mg/㎡ 30分間点滴 | ↓ | ↓ | ↓ | | |

寛解後療法（地固め療法第2コース）

| 日 | 1 | 2 | 3 | 4 | 5 |
|---|---|---|---|---|---|
| Ara-C 200mg/㎡ 24時間持続点滴 | ↓ | ↓ | ↓ | ↓ | ↓ |
| DNR 50mg/㎡ 30分間点滴 | ↓ | ↓ | ↓ | | |

寛解後療法（地固め療法第3コース）

| 日 | 1 | 2 | 3 | 4 | 5 |
|---|---|---|---|---|---|
| Ara-C 200mg/㎡ 24時間持続点滴 | ↓ | ↓ | ↓ | ↓ | ↓ |
| ACR 20mg/㎡ 30分間点滴 | ↓ | ↓ | ↓ | ↓ | ↓ |

寛解後療法（地固め療法第4コース）

| 日 | 1 | 2 | 3 | 4 | 5 | 6 | 7 | 8 | 9 | 10 |
|---|---|---|---|---|---|---|---|---|---|---|
| Ara-C 200mg/㎡ 24時間持続点滴 | ↓ | ↓ | ↓ | ↓ | ↓ | | | | | |
| VP-16 100/㎡ 1時間点滴 | ↓ | ↓ | ↓ | ↓ | ↓ | | | | | |
| VCR 0.8/㎡ 1時間点滴（最大2mg） | | | | | | | | ↓ | | |
| VDS/2㎡ 1時間点滴 | | | | | | | | | | ↓ |

図3-3　65歳未満の急性骨髄性白血病患者対する寛解後療法療法

### (3) 高齢者に対する治療

高齢者急性骨髄性白血病では，臓器機能など加齢に伴う生理的変化が影響し，若年者と同等の化学療法を一律に実施することは困難である．そのため，現時点で高齢者急性骨髄性白血病に対する標準的な治療法は確立されていない．

●薬剤一覧表
　付録2参照

## 3-1-2　薬学的介入の視点

### (1) 薬物相互作用

ビンカアルカロイドはアゾール系抗真菌剤との相互作用が知られており，特にイトラコナゾールとビンクリスチン硫酸塩との併用ではイレウスを含めた神経障害や骨髄抑制の発生頻度が高くなるとの報告がある．ビンクリスチン硫酸塩やビンデシン硫酸塩の代謝は肝シトクロム P-450 3A が関与するとされていることから，肝シトクロム P-450 3A を阻害する薬剤との併用において，本剤の血中濃度が上昇する可能性がある．本症例はイトラコナゾールの投与は行われていないが，薬学的には発熱性好中球減少症に対して用いられた同じアゾール系のボリコナゾールがビンクリスチン硫酸塩と併用されたため相互作用によりビンクリスチン硫酸塩の作用が増強し，骨髄抑制が遷延した可能性がある．また血中濃度が上昇すると，重篤な末梢神経障害，筋障害などが起こる可能性がある．

### (2) 抗真菌剤の変更

7日を超える好中球減少期間が予測される症例のうち，4～7日持続する広域抗菌薬不応性の発熱性好中球減少症の症例に対し抗真菌治療の開始を検討する．治療開始のタイミングには経験的治療と早期治療の2種類がある．経験的治療とは，広域抗菌薬を開始後，4～7日間投与しても発熱が持続または再燃し，合計7日以上の好中球減少期間が予測される場合に抗真菌薬を開始する治療戦略のことを指す．一方，深在性真菌症を示唆する検査所見が得られた場合に，陽性所見から想定される真菌種を標的に抗真菌薬を開始する治療戦略を早期治療と呼ぶ．経験的／早期治療に推奨される抗真菌薬を以下に示す．

　　カスポファンギン酢酸塩 50 mg/回（loading dose：初日のみ 70 mg/回）1日1回点滴静注
　　ミカファンギンナトリウム 100～150 mg/回 1日1回点滴静注
　　アムホテリシン B リポソーム製剤 2.5 mg/kg/回 1日1回点滴静注
　　イトラコナゾール 200 mg/回 1日1回点滴静注（loading dose：200 mg/回 1日2回点滴静注を2日間）
　　ボリコナゾール 4 mg/kg/回（loading dose：初日のみ 6 mg/kg/回）1日2回点滴静注

本症例もこの治療原則に従いボリコナゾールの点滴が開始されていたが，アゾール系抗真菌薬は，他の様々な薬物と相互作用を示す．したがって，肝シトクロム P-450 がその代謝に関わらないカスポファンギン酢酸塩，ミカファンギンナトリウム，アムホテリシン B リポソーム製剤を本症例に選択すべきである．

### (3) 発熱性好中球減少症への対応

　発熱性好中球減少症は種々の疾患に伴って出現するが，最も頻度が高い代表的疾患は血液疾患である．急性白血病や悪性リンパ腫などの血液疾患では，化学療法に伴って好中球減少をきたしやすく，compromised host となって感染症を発症しやすい．一般に compromised host となる要因としては，好中球数の減少，細胞性免疫や液性免疫の低下などが挙げられるが，易感染性を招く最も重要な原因は好中球数の減少である．発熱性好中球減少症における血液培養陽性率は10％前後で，臨床的に感染巣が明らかなものが10～20％存在するが，70～80％は原因不明の発熱である．しかし，抗菌薬の経験的な使用により60～70％が改善することから，発熱性好中球減少症の大半は何らかの細菌感染症によるものと考えられる．高リスク患者は，静注による経験的抗菌薬療法を行うため入院の必要がある．セフェピム塩酸塩，カルバペネム系薬（メロペネム水和物またはイミペネム水和物／シラスタチンナトリウム），ピペラシリン／タゾバクタムなどの抗緑膿菌活性を有するβ-ラクタム系薬を用いた単剤療法が推奨される．肺炎に対してはバンコマイシン塩酸塩またはリネゾリドを追加する．抗菌薬を4～7日間投与しても発熱の持続または再発がみられ，好中球減少の持続期間が7日を超えると予測される患者では，侵襲性真菌感染症に対する経験的治療および検査を考慮すべきである．また本症例では既にバンコマイシン塩酸塩が投与されているため，血中濃度の測定を行い（TDM），投与量や投与方法が妥当であるかどうか検討し，血中濃度が治療域から外れている場合は調整を行う．

### 3-1-3　薬学的介入

#### (1) ボリコナゾールとの併用にともなう副作用発現の可能性

　ビンクリスチン硫酸塩とビンデシン硫酸塩の代謝は，肝シトクロム P-450 3A が関与するとされている．したがって，肝シトクロム P-450 3A を阻害するボリコナゾールとの併用において，ビンクリスチン硫酸塩の血中濃度が上昇し，重篤な血球減少症や末梢神経障害が発症する可能性がある．本症例では既にアゾール系抗真菌剤であるボリコナゾールが使用されているため，まずボリコナゾールを中止（休薬）し，他の抗真菌薬へ変更できるかを検討する．CYP 活性が回復する日数を見込み，通常はビンカアルカロイド投与7日前にはアゾール系抗真菌剤を中止し，他剤へ切り替えるべきである．本症例ではまず肝シトクロム P-450 がその代謝に関わらないカスポファンギン酢酸塩，ミカファンギンナトリウム，アムホテリシン B リポソーム製剤の選択肢の内，比較的副作用が少ないミカファンギンナトリウムを投与した．

#### (2) 抗生剤の評価

　発熱の状況，CRP，画像所見，培養検査の結果などを参考に，現在選択されている抗生剤を継続するか無効と判断し変更するか経過観察を行う．変更を提案するが際は，カルバペネム系薬（メロペネム水和物またはイミペネム水和物／シラスタチンナトリウム），ピペラシリン／タゾバクタムなどの抗緑膿菌活性を有するβ-ラクタム系薬の適応を検討する．さらに，ニューモシスティス肺炎，サイトメガロウイルス感染症にも着目し，スルファメトキサゾール・トリメトプリム製剤（ST 合剤）やバルガンシクロビル塩酸塩の追加投与も検討する．この際，ST 合剤やバル

ガンシクロビル塩酸塩では腎機能に応じた投与量設定が必要になることから，腎機能評価を行う必要がある．また下痢症状を伴う場合は，クロストリジウム・ディフィシルによる感染性腸炎の可能性もあることから，メトロニダゾールの併用も視野に入れる．

## 3-1-4　薬学的介入後の経過

### (1) 主治医への提案

既にアゾール系抗真菌剤が使用されている場合肝シトクロム P-450 活性が回復する日数を見込み，ビンカアルカロイドを投与する場合，7日前にはアゾール系抗真菌剤を中止する．代替薬としてカスポファンギン酢酸塩，ミカファンギンナトリウム，アムホテリシン B リポソーム製剤のいずれかを選択する．カスポファンギン酢酸塩，ミカファンギンナトリウムは比較的副作用が少ない薬剤ではあるが，抗真菌スペクトルはアムホテリシン B リポソーム製剤より劣る．アムホテリシン B リポソーム製剤は，リポソーム化により副作用は軽減したが，腎機能障害や薬剤性の発熱を生じる可能性がある．そこで，使用経験の長いミカファンギンナトリウムをまず選択し，経過観察をすることが望ましいと思われる．

### (2) 転帰

本患者は処方5のボリコナゾールをミカファンギンナトリウム 150 mg に変更し投与を継続したところ，3日から解熱し，治療継続が可能であった．血球の回復をまって骨髄移植先の病院へ転院となった．この間，懸念された重度末梢神経障害やイレウス症状も認められなかった．

### (3) 介入によるアウトカム

本症例はボリコナゾールの先行投与により肝シトクロム P-450 3A が阻害され，ビンクリスチン硫酸塩の代謝に変化が生じ激しい血球減少が生じたのではないかと考えられる．本症例は薬学的介入により，ビンクリスチン硫酸塩投与に伴う血球減少や神経障害のリスクを軽減できた．さらに，発熱性好中球減少症の遷延や重篤化を回避することで，患者生命予後の改善にも貢献できた事例である．

## 3-1-5　確認問題

問 3-1-1　急性前骨髄球性白血病に関する記述で，正しいのはどれか．1つ選べ．
 1. フィラデルフィア染色体が形成される．
 2. CD20 抗原が認められる．
 3. 転座染色体 t (8：22) が認められる．
 4. PML-RARα 融合遺伝子が認められる．
 5. BRCA1 遺伝子に変異が認められる．

（薬剤師国家試験第99回問58）

問 3-1-2　42歳男性．急性骨髄性白血病と診断され，寛解導入療法が実施された．化学療法が終了後，患者は重度の好中球減少と38度以上の発熱と下痢が続き，肺炎像も認められた．起炎菌が同定されないまま，発熱性好中球減少症に対する経験的投与として以下の抗生剤が開始された．

(処方1)
注射用バンコマイシン塩酸塩 1.0 g
　1日2回 12時間ごと1時間かけて点滴静注

(処方2)
注射用セフェピム塩酸塩 2.0 g
　1日2回 12時間ごと30分かけて点滴静注

(処方3)
メトロニダゾール注射液 500 mg
　1日3回 8時間ごと30分かけて点滴静注

この患者に関する記述のうち，誤っているのはどれか．2つ選べ．
1. 副作用でバンコマイシン塩酸塩が使用できないとき，代替薬としてテイコプラニンを投与する．
2. バンコマイシン塩酸塩の最低（トラフ）血中濃度は，50 μg/mL 程度を目標値とする．
3. 副作用でセフェピム塩酸塩が使用できないとき，代替薬としてメロペネム水和物を投与する．
4. メトロニダゾールは，サイトメガロウイルス感染症を疑い投与されている．
5. 本治療開始3～5日後に発熱が持続している場合，ボリコナゾールの追加を検討する．

## 造血器腫瘍のレジメンでしばしば見られるJALSGとは何ですか？

　JALSG（Japan Adult Leukemia Study Group：日本成人白血病治療共同研究グループ）とは，1987年に設立された多施設による白血病臨床研究グループのことをさす．より良い診断・治療法を開発し，白血病など造血器腫瘍の治癒率ならびに治療の質を向上させることを目指している．2014年2月現在，国内では229施設がこのグループに参加している．新たに開発されたイダルビシン塩酸塩を用いた寛解導入療法が採用されたのも，本研究グループの成果である．また，完全寛解後に強力な4回の地固め療法を行う群と3回の地固め療法後に維持療法を6回行う群の比較が行われ，維持療法を行わなくても成績が悪化しないこと，造血幹細胞移植を受けた方が成績の良いことなども証明された．

## 3.2 骨髄異形成症候群（Myelodysplastic Syndrome）

### 症 例

**1. 患者**

1) 70歳男性．定年退職後は自宅で妻と二人暮らしをしている．以前勤めていた会社に週2回ほど，顧問として出勤している．長男と長女は独立し，それぞれの家族と遠方で生活している．

2) 病名
- 骨髄異形成症候群（RAEB-2：芽球増加を伴う不応性貧血）
- 高血圧症
- 高尿酸血症
- 白内障（眼内レンズ装着）

3) 嗜好
- 喫煙歴なし
- 酒は毎晩，日本酒にして1合程度

**2. 現病歴**

1) 入院までの経緯

1年前の健診で血小板減少を指摘された．専門医を紹介され受診したところ，骨髄異形成症候群（RCMD：多血球系異形成を伴う不応性血球減少症）と診断され，かかりつけ医で経過観察する方針となった．半年後に血球減少が進行したため，同種造血幹細胞移植を専門医より薦められたが本人は希望せず，輸血とタンパク同化ホルモン剤の内服で治療を行っていた．しかし，末梢血中の芽球が増加したため骨髄検査をしたところ，芽球は10%で染色体異常も認められたため，アザシチジン導入目的で入院となった．

自宅では高血圧症と高尿酸血症のため10年ほど前から，処方1と処方2を服用している．

2) 治療開始前検査値

白血球数 2,300/$\mu$L，好中球数 5,800/$\mu$L，赤血球数 215万/$\mu$L，Hb 6.2 g/dL，血小板 19.9万/$\mu$L，CRP 0.6 mg/dL，血清総タンパク 7.6 g/dL，LDH 136 IU/L，AST 26 IU/L，ALT 15 IU/L，総ビリルビン 0.5 mg/dL，$\gamma$-GTP 21 IU/L，ALP 238 IU/L，BUN 23.8 mg/dL，クレアチニン 1.21 mg/dL，e-GFR 46.3 mL/min/1.73m$^2$，尿酸 5.4 mg/dL，Na 139 mEq/L，K 4.3 mEq/L，Ca 8.9 mg/dL，Fe 259 $\mu$g/dL，フェリチン 1,320 ng/dL，BS-随時 128 mg/dL

**3. 処方せん**

処方1

アテノロール錠 50 mg 1回1錠（1日1錠）

スピロノラクトン錠 25 mg 1回1錠（1日1錠）

1日1回　朝食後
　処方2
　　アロプリノール錠　100 mg　1回1錠（1日2錠）
　　1日2回　朝夕食後
　処方3
　　アザシチジン　75 mg/m²　1日1回
　　5日間皮下投与　28日毎に投与を繰り返す

## 3-2-1　薬学的介入のための基礎知識

### ① 疫学

#### (1) 発症頻度

　2012年のがん死亡統計によれば骨髄異形成症候群（Myelodysplastic syndromes：MDS）の死亡数は男性約2,000人，女性約1,300人で，それぞれがん死亡全体の3.4％，2.0％を占める．死亡数は70歳以上で高くなる．

#### (2) リスク要因

　骨髄異形成症候群の半数以上に染色体異常があり，未分化な造血細胞に生じた遺伝子異常が発症に関与すると考えられている．疫学的にはベンゼンの暴露，喫煙，農薬の暴露などが関与するとされている．また，がん治療の目的で投与された抗がん剤による化学療法や放射線療法により発症することもあり，これらの症例については治療関連骨髄腫瘍に分類される．さらに，染色体検査レベルでは確認できない新たな遺伝子異常が次々に同定されてはいるが，その全貌は未だ明らかになっていない．

#### (3) 予後

　骨髄異形成症候群は多様な病態を有する疾患の集合体であり，治療方針を決定する上では診断と病型分類のみでは不十分である．そのため，主に臨床的な因子を用いて予後予測がなされる．複数の予後予測スコアリングシステムが提唱されており，それぞれに特徴がみられるが，臨床的な対応は低リスクと高リスクに分けて考慮されることが多い．頻用されるのはinternational prognositic scoring system（IPSS）における低リスクと中間リスク-1を低リスク群，中間リスク-2と高リスクを高リスク群とするものである．この方法により，治療方針もそれぞれこの分類に従い低リスク群と高リスク群に分けて考える（表3-1）．

**表 3-1 骨髄異形成症候群の予後判定のための国際予後判定システム**

IPSS (International Peognostic Scoring System)

| 予後因子の配点 | 0 | 0.5 | 1 | 1.5 | 2 |
|---|---|---|---|---|---|
| 骨髄での芽球% | <5% | 5〜10% | — | 11〜20% | 21〜30% |
| 染色体異常 | 正常<br>20q-, -Y, 5q- | 中間<br>その他 | 不良<br>7番染色体異常<br>複雑(3個以上) | — | — |
| 血球減少 | 0〜1系統 | 2〜3系統 | — | — | — |

| リスク | 予後因子の配点 | 予後<br>(50%生存) | 急性前骨髄球性白血病<br>移行率 |
|---|---|---|---|
| 低リスク | 0 | 5.7年 | 19% |
| 中間リスク-1 | 0.5〜1.0 | 3.5年 | 30% |
| 中間リスク-2 | 1.5〜2.0 | 1.2年 | 33% |
| 高リスク | ≧2.5 | 0.4年 | 45% |

(Greenberg P, Cox C, LeBeau MM, et al.: International scoring system for evaluating prognosis in myelodysplastic syndromes. *Blood* 1997, 89, 2079-2088 より改変)

### ② 病態・病因

骨髄異形成症候群は造血細胞の異常な増殖とアポトーシスによって特徴付けられる単クローン性の疾患で，未熟な造血細胞に生じた異常が原因であると考えられている．異常な造血幹細胞が増殖分化を繰り返し，造血系が異常クローンに置き換えられ，貧血と血球減少が生じる．異常クローンの状況によって急性骨髄性白血病に移行することもある．貧血症状，易感染状態，易出血状態などを呈するが無症状のこともある．

骨髄異形成症候群は，新 WHO 分類（2008 年）で以下の 7 病型に分類されている．臨床的には急性骨髄性白血病や再生不良性貧血との鑑別が困難な場合もある．

・血球系統異形成を伴う不応性貧血
・環状鉄芽球を伴う不応性貧血（RARS）
・多血球系統の異形成を伴う不応性血球減少症（RCMD）
・芽球増加を伴う不応性貧血-1（RAEB-1）芽球が 10%未満
・芽球増加を伴う不応性貧血-2（RAEB-2）芽球が 10%以上
・分類していない骨髄異形成症候群（MDS-U）
・単独の 5q 欠失を伴う骨髄異形成症候群（5q-症候群）

5q-症候群は，5番染色体長腕の欠失のみの染色体異常がみられるものである．5q-症候群は年齢中央値 66.8 歳で女性に多く（男女比 1：1.7），一般的には末梢血では貧血を主徴とし，血小板数は正常ないしは増加する．通常，末梢血芽球は 5%未満で，骨髄での芽球も 5%未満である．低分葉核をもつ巨核球が正常または増加する特徴的な巨核球形態がみられるが，約 20%の患者では巨核球系以外の細胞系列でも異形成が観察される．日本では単独の 5q- の染色体異常を示すものは全骨髄異形成症候群症例の 1%未満である．

### ③ 臨床症状

主に血球減少，機能低下による貧血症状，易感染状態，出血傾向などが認められる．また，スイート病，非感染性の肺障害，ベーチェット病，関節炎を合併することもある．

### ④ 診断

骨髄異形成症候群は種々の血液疾患と境界を接しており，経過観察や他疾患の除外とともに，現在も診断の重要な部分は形態学的な判断に負うところが大きい．確定診断が得られた後は，診断に用いられた血液所見，骨髄所見，染色体異常などによって予後予測が行われ，治療方針が決定されていく．予後は，血球減少に関連した事象（感染症，出血など）と白血病化によって大きく決定されるが，本疾患は高齢者に多いことから，合併症など患者背景も予後に大きな影響を持っている．

### ⑤ 治療

現在でも根治療法は同種造血幹細胞移植のみであるが，患者集団の年齢などから同種移植の恩恵にあずかる症例は一部に限られている．一方最近，骨髄異形成症候群に対する新薬が開発され治療にも新たな展開がみられている．

#### (1) 低リスク群

経過観察が原則である．低リスク症例においては血球減少に対する対応とその改善を治療の第一目標とし，高リスク例では白血病転化リスクが高いことから，より積極的な治療方針がとられる．血球減少に対する基本的な支持療法は輸血であるが，赤血球輸血に伴う輸血後鉄過剰症は骨髄異形成症候群の予後に関連している可能性がある．そのため，骨髄異形成症候群の輸血後鉄過剰症に対しては，適切な鉄キレート療法が治療の選択肢として考えられる．ヒト白血球型抗原（HLA）-DR15，赤血球輸血歴の短い例，若年例では抗胸腺細胞グロブリン（antihuman thymocyte globulin：ATG）やシクロスポリンが保険適応外で投与されることもある．好中球減少に対する予防的な抗生剤投与やG-CSFの使用は推奨されていない．血小板減少に伴う出血のリスクがある場合は，血小板輸血を行う．中間リスクでは少量シタラビン，アクラルビシン塩酸塩，G-CSFの多剤併用療法（CAG療法）が行われることもある．5q-症候群で赤血球輸血依存の症例に対しては，赤血球造血促進効果を示すレナリドミド水和物による治療が推奨される．一般的には，レナリドミド水和物10 mg/日の21日間投与を28日サイクルで実施する．一方，低リスクの骨髄異形成症候群に対して，アザシチジンの投与により造血の回復は認められるが生存期間を延長させるとするエビデンスは得られておらず，第一選択薬としての使用は推奨されていない．DNAメチル化阻害剤であるアザシチジンは，骨髄異形成症候群で多くの遺伝子がメチル化を受けていることから，脱メチル化により腫瘍性増殖が抑制されると考えられている．高齢者でも安全に使用でき，連日の通院が可能であれば外来治療でも投与ができる特徴がある．

#### (2) 高リスク群

ドナーが存在する場合，同種造血幹細胞移植を行うのが原則である．ドナーが存在しない場合

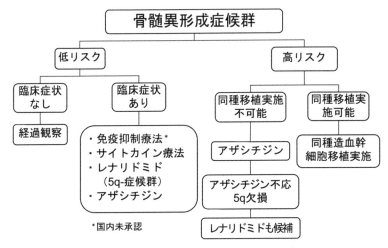

図3-4 骨髄異形成症候群治療アルゴリズム

（日本血液学会，造血器腫瘍診療ガイドライン2013年版，1.2版）

や，移植非適応例ではアザシチジンを投与する．高リスク骨髄異形成症候群においては，同種造血幹細胞以外に骨髄異形成症候群の予後を有意に改善できる治療法や薬剤が以前は存在しなかったが，臨床試験の結果アザシチジンの有効性が確認され，移植を行わない症例ではアザシチジンが第一選択薬と位置づけられている．ただし，アザシチジンは直ちに有効性を示す薬剤ではないため，3～6コースの治療を行ってから，その評価を行う必要がある（図3-4）．

●薬剤一覧表
　付録2参照

### 3-2-2　薬学的介入の視点

　アザシチジンは75 mg/m² を1日1回7日間皮下投与または10分かけて点滴静注し，その後は3週間休薬する．その際，アザシチジンは原則として皮下投与を行うこととし，出血傾向等により皮下投与が困難な場合は点滴静注を行うことが望ましいとされている．皮下投与ではアザシチジン1バイアルにつき注射用水4 mLを注入し，バイアルを激しく振り混ぜて均一に懸濁させ，投与直前に再度均一な懸濁液とし投与量に応じて複数箇所に分けて皮下投与する．

### 3-2-3　薬学的介入

**(1) アザシチジンの投与日数**

　アザシチジンの投与日数は，医療機関の診療体制や患者の希望なども考慮し，7日間連日投与を5日間に短縮する治療方法を選択肢に加えておくこともある．海外では，① アザシチジン75 mg/m² を1コースあたり5日間投与2日間休薬2日間投与（総投与量525 mg/コース），② アザシチジン50 mg/m² を1コースあたり5日間投与2日間休薬5日間投与（総投与量500 mg/コー

ス），③アザシチジン 75 mg/m² を1コースあたり5日間投与（総投与量 375 mg/コース）の3群間で比較した臨床研究がある．その結果，効果や副作用に3群間で差異は認められなかったと報告されている（*J Clin Oncol*. 2009.27.1850-6）．

### (2) 感染症に対する患者への啓蒙

骨髄抑制が出現する時期には，十分な感染予防が必要となる．他の抗がん剤治療と異なり，骨髄異形成症候群では造血機能障害が存在することから，外来治療期間中は骨髄抑制の遷延を常に想定しなければならない．

## 3-2-4 薬学的介入後の経過

### (1) 主治医への提案

主治医よりアザシチジンを5日間投与に変更しても問題がないかどうか問い合わせがあった．患者のこれまでの病歴や，週末に皮下注射による化学療法を行うことのリスクを勘案し，アザシチジンを5日間投与に変更し，週末は休薬する方式での治療を主治医に提案した．

### (2) 患者への服薬指導

できる限り人混みを避けることや，外出時は常にマスクを着用し，手洗いやうがいを徹底するよう指導する．退院後の休薬期間中に万が一，呼吸症状や発熱などの体調不良が生じたら直ちに来院または電話連絡することを確認した．

### (3) 転帰

本患者は5日間入院してアザシチジンの皮下投与を受け，投与終了後の休薬期間は自宅療養する方針となり，アザシチジン4コース終了後に治療効果を判定することになった．

## 3-2-5 確認問題

**問 3-2-1** 骨髄異形成症候群に関する記述のうち，誤っているのはどれか．1つ選べ．
1. 低リスク群の患者では，経過観察が原則である．
2. 輸血後の鉄過剰症に対しては，鉄キレート療法の適応がある．
3. 5q-症候群では，レナリドミド水和物が効果を示す．
4. 高リスク群の患者でドナーが存在する場合，同種造血幹細胞移植を行うのが原則である．
5. アザシチジンは原則として点滴静注にて投与する．

## 骨髄異形成症候群の合併症であるスイート病とはどのような病気なのですか？

　皮膚粘膜病変や神経病変を起こしうる全身性炎症性疾患であり，発症には連鎖球菌などの感染をきっかけに惹起される免疫学的機序が関与すると推定されている．急性期は好中球の機能亢進による組織障害が主体であり，これを反映する症状である口腔内アフタ，浅い外陰部潰瘍，針反応陽性などが共通にみられる．末梢血では好中球増加，CRP上昇，血沈亢進などが高率にみられる．皮膚症状としては有痛性隆起性紅斑が顔，頸部，体幹上半分，上肢などにみられる．スイート病でも脳炎や髄膜炎を発症することがあり，神経スイート病と呼ばれる．

　治療は，好中球の機能亢進が主体をなす病初期ではステロイドを中心に治療が進められる．神経スイート病ではステロイドの全身投与が著効することが多く，自然寛解することもあり，後遺症は蓄積しにくい（臨床神経 2012；52：1234-1236）．

## 3.3 悪性リンパ腫（Malignant Lymphoma）

### 症例

**1. 患者**

1) 71歳男性．輸血が原因と考えられる慢性B型肝炎で加療中であるが，現在は定期検査のみで薬物療法は行われていない．その他，現在服用中の薬剤や健康食品の摂取に特記事項はない．家族は妻との二人暮らし．

2) 病名
 ・びまん性大細胞型B細胞リンパ腫
 ・慢性B型肝炎

3) 嗜好
 ・喫煙歴なし
 ・アルコールは社会的飲酒のみ

**2. 現病歴**

1) 入院までの経緯

　慢性B型肝炎で消化器内科に通院中である．現在は定期的に外来にて経過観察されており，3か月前の血液検査で異常は指摘されなかった．しかしその後の定期健診で白血球の増多を指摘され，血液内科外来を紹介受診した．その際，末梢血には異常なリンパ球が多数認められ，精査の結果，びまん性大細胞型B細胞リンパ腫であると診断された．

　病勢進行が急速であったこと，白血球数が多いことから，まずはCHOP療法のうちプレドニゾロンによる治療を先行させ腫瘍量を減量させる治療方針となった．腫瘍崩壊症候群の発現も考えられたため，補液を多めに行うとともに，アロプリノールも併用した．治療開始第4日目より本来のCHOP療法を実施した．さらに，初回のリツキシマブはCHOP療法終了後に投与し，以降はリツキシマブとCHOP療法を同日に行うR-CHOP療法を行う方針となった．今回は初回R-CHOP療法の導入目的で入院となった．

　初回のリツキシマブ点滴開始40分後から，患者は頭痛，呼吸困難感を自覚した．バイタルには変化を認めなかったことからリツキシマブの投与を継続したが，開始1時間ほどして寒気，発熱があり一旦投与を中止した．ヒドロコルチゾンコハク酸エステルナトリウム注射剤300 mgを投与後，リツキシマブを再開した．投与終了後，呼吸苦はないがSpO2（経皮的動脈血酸素飽和度）の低下があり，酸素吸入を行った．

2) 治療開始前検査値

　白血球数 43,600/$\mu$L，好中球数 4,796/$\mu$L，赤血球数 425万/$\mu$L，Hb 12.8 g/dL，血小板 13.8万/$\mu$L，血清総タンパク 7.0 g/dL，LDH 421 IU/L，AST 31 IU/L，ALT 19 IU/L，総ビリルビン 0.5 mg/dL，$\gamma$-GTP 105 U/L，ALP 468 IU/L，BUN 12.6 mg/dL，クレアチニン 0.72 mg/dL，e-GFR 83.1 mL/min/1.73 m$^2$，尿酸 5.9 mg/dL，Na 144 mEq/L，K 4.1 mEq/L，HBs抗原陽性，

HBs抗体陽性，HBc抗体陽性，HBV DNA量 2.4 log/copy

3. 処方せん
　処方1
　　プレドニゾロン錠5 mg　1回20錠（1日20錠）1日1回　朝食後
　　　第1日目から5日間服用
　処方2
　　1号補液1,000 mL
　　　6時間点滴静注（第1日目から5日間）
　処方3
　　アロプリノール錠100 mg　1回1錠（1日2錠）1日2回　朝夕食後
　　　第1日目から7日間服用
　処方4
　　グラニセトロン塩酸塩注射液3 mg
　　生理食塩液100 mL
　　　30分間点滴静注（第4日目）
　処方5
　　注射用シクロホスファミド水和物750 mg/m$^2$
　　生理食塩液250 mL
　　　90分間点滴静注（第4日目）
　処方6
　　ドキソルビシン塩酸塩50 mg/m$^2$
　　生理食塩液20 mL
　　　静注（第4日目）
　処方7
　　ビンクリスチン硫酸塩1.4 mg/m$^2$（最大2 mg）
　　生理食塩液20 mL
　　　静注（第4日目）
　処方8
　　ジフェンヒドラミン塩酸塩錠10 mg　1回5錠（1日5錠）
　　1日1回　処方9点滴開始30分前に服用
　処方9
　　リツキシマブ（500 mg/50 mL）　　　375 mg/m$^2$
　　生理食塩液にて10倍に希釈調製
　　　初回投与では200 mL/60分間で点滴静注（第5日目）
　処方10
　　エンテカビル水和物錠0.5 mg　1回1錠（1日1錠）
　　　1日1回　食後2時間

> 注：本来 CHOP 療法のうち，処方 4 から処方 7 までは第 1 日目に処方 1 とともに開始される．本症例では，治療開始前の白血球数が多かったため，処方 4 から処方 7 までが第 4 日目に投与されている．

## 3-3-1 薬学的介入のための基礎知識

### 1 疫学

#### (1) 発症頻度

2012 年の悪性リンパ腫の死亡数は，男性約 6,000 人，女性約 4,700 人で，男女共に日本のがん死亡全体の 3％を占めている．一方，2010 年の悪性リンパ腫の罹患数は男性約 14,000 人，女性約 10,000 人で，がん罹患全体の 3％を占めている．このうち，非ホジキンリンパ腫の死亡数は，ホジキンリンパ腫の数十倍である．また，悪性リンパ腫の罹患率は 60 歳を過ぎると高くなる．

#### (2) リスク要因

**1) ホジキンリンパ腫**

ホジキンリンパ腫の病因は 2 峰性の年齢分布から，若年者と高齢者では異なると考えられている．高齢者では，EBV の感染が重要な役割を果たしている．また，原発性免疫不全症候群患者でホジキン病の発症リスクが高いことから，免疫機能が重要な役割を果たしていると考えられるが，不明な点も多い．

**2) 非ホジキンリンパ腫**

リスク要因としては，免疫抑制療法が知られている．また，HIV 感染症や後天性免疫不全症候群（AIDS）で，非ホジキンリンパ腫の発現頻度が高い．

#### (3) 予後

ホジキンリンパ腫と，非ホジキンリンパ腫であるびまん性大細胞型 B 細胞リンパ腫では，標準療法が確立されており通常の化学療法で長期生存が期待できる．しかし，未だに難治性の悪性リンパ腫が殆どを占めている．

**1) ホジキンリンパ腫**

限局期ホジキン病に対する初回治療の長期無増悪生存割合は 85〜90％で，全生存割合は 90％以上とされている．一方，進行期ホジキン病に対する ABVD 療法の長期無増悪生存割合は 70〜80％，全生存割合は 80〜90％以上とされている．

**2) 非ホジキンリンパ腫**

非ホジキンリンパ腫は，病期ごとに特徴的な予後を呈するため，その詳細は別項に記載する．

### 2 病態・病因

#### (1) ホジキンリンパ腫

WHO 分類では，ホジキンリンパ腫は古典的ホジキン病と結節性リンパ球優位型ホジキン病に

分類される．病期分類には，Ann Arbor 分類を用い，Ⅰ期，Ⅱ期を限局期，Ⅲ期，Ⅳ期を進行期とする（表3-2）．さらに，限局期では血清アルブミン値，ヘモグロビン値，性別，臨床病期，年齢，白血球数，リンパ球数により予後良好群と予後不良群に分けられる．

表3-2 悪性リンパ腫の臨床病期分類（Ann Arbor 分類）

| | |
|---|---|
| Ⅰ期 | 単独リンパ節領域の病変（Ⅰ），またはリンパ節病変を欠く単独リンパ外臓器または部位の限局性病変（ⅠE）（ホジキンリンパ腫ではまれ）． |
| Ⅱ期 | 横隔膜の同側にある2つ以上のリンパ節領域の病変（Ⅱ），または所属リンパ節病変と関連している単独リンパ外臓器または部位の限局性病変で，横隔膜の同側にあるその他のリンパ節領域の病変はあってもなくてもよい（ⅡE）．病変のある領域の数は下付きで，たとえばⅡ₃のように表してもよい． |
| Ⅲ期 | 横隔膜の両側にあるリンパ節領域の病変（Ⅲ），それはさらに隣接するリンパ節病変と関連しているリンパ外進展を伴ったり（ⅢE），または脾臓病変を伴ったり（ⅢS），あるいはその両者（ⅢE, S）を伴ってもよい． |
| Ⅳ期 | 1つ以上のリンパ外臓器のびまん性または播種性病変で，関連するリンパ節病変の有無を問わない．または隣接する所属リンパ節病変を欠く孤立したリンパ外臓器病変であるが，離れた部位の病変を併せ持つ場合．肝臓または骨髄のいかなる病変，あるいは肺の小結節病変もⅣ期とする． |

（石澤賢一，日本臨床腫瘍学会編（2015）新臨床腫瘍学改訂4版，p.560，表3，南江堂より許諾を得て転載）

## (2) 非ホジキンリンパ腫

非ホジキンリンパ腫はBリンパ球，Tリンパ球が腫瘍化し，増殖して腫瘤を形成するリンパ系悪性腫瘍の総称である．多様性に富み，リンパ節だけでなく，節外臓器にも腫瘤を形成する．リンパ節，胸膜，脾臓，腸管などのリンパ組織に発生することが多いが，皮膚，脳，鼻腔，胃，

表3-3 IPI および age-adjusted IPI

| IPI での予後因子 | |
|---|---|
| 年齢 | 61歳以上 |
| 血清 LDH | 正常上限を超える |
| PS | 2～4 |
| 病期 | ⅢまたはⅣ |
| 節外病変数 | 2以上 |
| Age-adjusted IPI での予後因子 | |
| 病期 | ⅢまたはⅣ |
| 血清 LDH | 正常上限を超える |
| PS | 2～4 |

予後因子の数によって4リスクグループに分類する
IPI：
　0または1：low risk．2：low-intermediate risk．3：high-intermediate risk．
　4または5：high risk
age-adjusted IPI：
　0：low risk．1：low-intermediate risk．2：high-intermediate risk．3：high risk

（石澤賢一，日本臨床腫瘍学会編（2015）新臨床腫瘍学改訂4版，p.560，表4，南江堂より許諾を得て転載）

骨，乳腺など様々な組織に発生する．病期分類には，ホジキンリンパ腫と同様に Ann Arbor 分類や（表3-2），予後因子，予後予測因子モデルである IPI（international prognostic index）を用い（表3-3），I期，II期を限局期，III期，IV期を進行期とする．

## 3 臨床症状

### (1) ホジキンリンパ腫

最も多い初発症状は無痛性のリンパ節腫脹であるが，約75％が頸部リンパ節腫大で発見される．頸部・縦隔から腋窩，傍大動脈，腸間膜へ連続的に病変が進展する．発熱，寝汗，体重減少を合わせたB症状が出現することもある．

### (2) 非ホジキンリンパ腫

初発症状は，表在性のリンパ節腫脹が主体であるが，胸痛，腹痛，腹水，上大静脈症候群，下肢の浮腫，神経症状など多彩である．また，B症状が出現することもある．非ホジキンリンパ腫は大きく，B細胞系リンパ腫とT細胞系リンパ腫に分類される．

#### 1) B細胞系リンパ腫

① びまん性大細胞型B細胞リンパ腫

成人の非ホジキンリンパ腫の30～40％を占め，発現頻度が高い病型である．最も発現頻度が高いリンパ節以外の臓器（節外臓器）は消化管である．その他に，皮膚，中枢神経，骨，精巣など様々な節外臓器に発生する．多くの場合，急速に増大する限局的なリンパ節腫脹または節外腫瘤として発症する．予後については，限局期の4年生存割合は約90％と良好であるのに対し，進行期では5年生存割合は約60％になる．

② ろ胞性リンパ腫

診断時に進行期である患者が多い．無症状で，活動性が良好な患者では，リンパ節の腫脹のみを認める場合が多い．経過中に，悪性度の高いびまん性大細胞型B細胞リンパ腫に移行することがある．予後については，限局期の10年無病生存率が40～50％に達し，10年以降の再発は少ないとされている．一方，進行期では，生存期間中央値は10年を超えるが，その後の再発もあり難治性と考えられる．

③ 節外性粘膜関連リンパ組織型辺縁帯B細胞リンパ腫（MALTリンパ腫）

多くの場合，I期かII期の限局性病変として発症する．特に自己免疫疾患との関連性が指摘されている．また，胃のMALT（mucosa-associated lymphoid tissue）リンパ腫では約90％の症例で，*Helicobacter pylori* による感染が認められている．予後については，比較的緩徐な臨床経過をたどることから病期によらず，5年生存割合で85％，10年生存割合で80％とされている．

④ マントル細胞リンパ腫

大部分の患者は，IIIないしIV期の進行期として発症し，リンパ節腫大，肝脾腫，骨髄浸潤をきたしていることが多い．しばしば白血化するという特徴もある．予後については，生存期間中央値は3～5年であるが，薬物治療による治癒は困難なため，5年生存割合で25％，10年生存割合で10％とされている．

⑤ バーキットリンパ腫

悪性度が高く，極めて進行が早い．巨大腫瘤を伴い多くは進行期である．予後については，強力な多剤併用療法により治癒が期待でき，2年無イベント生存割合は約90％である．

2) T細胞系リンパ腫

① Tリンパ芽球性リンパ腫

小児，若年者に発症し，高頻度に前縦隔腫瘤を認めB症状の発現頻度も高い．バーキットリンパ腫と同様に悪性度が高く急速に進行し，高率に骨髄浸潤を合併し白血化や中枢神経浸潤，腹膜腔液の貯留などを認める．予後については，薬物治療や造血幹細胞移植により治癒が期待でき，小児の5年生存割合は90％と極めて良好である．一方，成人の5年生存割合は45％とされている．

② 末梢性T細胞リンパ腫－非特異型

リンパ節腫脹で発症し，多くはB症状を伴う．全身状態は不良のことが多く，好酸球増多，搔痒，血球貪食症候群を呈する場合がある．予後については，5年生存割合が25％とされており不良である．

臨床経過からみた非ホジキンリンパ腫の分類を表3-4に示した．

表3-4 臨床経過からみた非ホジキンリンパ腫の分類

| 進行スピードによる分類 | 該当する非ホジキンリンパ腫の種類 |
| --- | --- |
| 低悪性度（年単位で進行） | ろ胞性リンパ腫<br>MALTリンパ腫 |
| 中悪性度（月単位で進行） | マントル細胞リンパ腫<br>びまん性大細胞型B細胞リンパ腫<br>末梢性T細胞リンパ腫－非特異型 |
| 高悪性度（週単位で進行） | Tリンパ芽球性リンパ腫<br>バーキットリンパ腫 |

### 4 診断

免疫組織染色を含む病理組織検査だけでは不十分であり，フローサイトメトリーを用いた細胞表面形質解析，染色体分析を行う必要がある．また，FISH解析，免疫グロブリン遺伝子，T細胞受容体遺伝子などの解析を追加して行う必要がある．正確な病理診断に基づく正確な病型（組織型）の確定が最も重要である．問診，身体所見，血液検査，CT，PET，骨髄検査，胃内視鏡検査などにより，正確な病期分類を行うことで予後や治療方針が決定される．

### 5 治療

(1) ホジキンリンパ腫

ホジキンリンパ腫の治療は，化学療法と放射線療法が主体となる．ホジキンリンパ腫ではドキソルビシン塩酸塩，ブレオマイシン塩酸塩，ビンブラスチン硫酸塩，ダカルバジンの多剤併用療法（ABVD療法）に放射線療法を組み合わせるのが標準療法である．ABVD療法ではドキソルビシン塩酸塩による心毒性，ブレオマイシン塩酸塩による肺毒性，ビンブラスチン硫酸塩による末

梢神経障害やイレウスなど特徴的な副作用に注意する．またダカルバジンは，光により分解し血管痛の原因となるため，薬剤溶解後は立ちにアルミホイルなどで薬剤本体を遮光することに加え，点滴ルートについても遮光する必要がある．

1）**限局期ホジキン病の初回治療**（図3-5）

2〜4コースのABVD療法に加え，ホジキンリンパ腫は放射線療法が奏功するため放射線照射（病変領域照射：IF-RT）を実施する．予後良好群では，ABVD療法2コースの後，病変領域照射を加える．また，予後不良群ではABVD療法4コースの後，病変領域照射を加える．

2）**進行期ホジキン病の初回治療**（図3-6）

ABVD療法6または8コースが標準治療である．その際ABVD療法4コース終了時点でCTによる治療効果の判定を行い，効果が認められている場合，ABVD療法は6コースで終了する．また，効果が認められない場合ABVD療法は8コース行う．

**(2) 非ホジキンリンパ腫**

非ホジキンリンパ腫の治療は，B細胞特異的に発現しているCD20タンパクのモノクローナル抗体であるリツキシマブと，従来から行われていたシクロホスファミド水和物，ドキソルビシン塩酸塩，ビンクリスチン硫酸塩，プレドニゾロンの多剤併用療法（CHOP療法）を組み合わせたR-CHOP療法が標準療法である．リツキシマブのinfusion reaction（発熱，悪寒，悪心，頭痛，疼痛，搔痒，発疹，咳，虚脱感，血管浮腫等），ドキソルビシン塩酸塩の心毒性，ビンクリスチン硫酸塩の神経障害などに注意が必要である

1）**低悪性度群リンパ腫**

ろ胞性リンパ腫やMALTリンパ腫の臨床病期I期あるいはII期の限局期の場合には，原則と

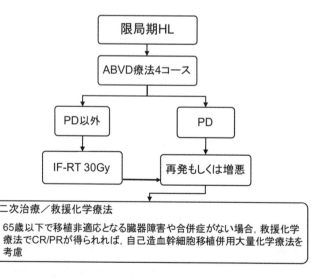

PD(Progressive Disease)：進行
IF-RT(involved-field radiation therapy)：病変領域照射

**図3-5　限局期ホジキンリンパ腫治療のアルゴリズム**

(鈴木達也，日本臨床腫瘍学会編(2015)新臨床腫瘍学改訂4版, p.567. 図1, 南江堂より許諾を得て転載)

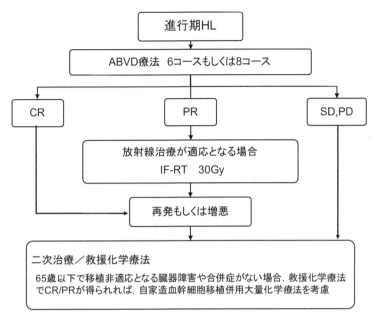

図 3-6　進行期ホジキンリンパ腫治療のアルゴリズム

(鈴木達也, 日本臨床腫瘍学会編(2015)新臨床腫瘍学改訂4版, p.567. 図2, 南江堂より許諾を得て転載)

して放射線療法が行われる．臨床病期Ⅲ期およびⅣ期の場合には，経過観察，化学療法，抗CD20モノクローナル抗体（リツキシマブなど），圧迫症状を呈する部位への放射線療法，研究的治療として造血幹細胞移植が選択される．

### 2) 中悪性度群リンパ腫

臨床病期Ⅰ期およびⅡ期では化学療法単独か，化学療法と放射線療法の併用が行われる．臨床病期Ⅲ期およびⅣ期では化学療法が主体である．CHOP療法などの化学療法には，可能であればリツキシマブが併用される．国際予後因子（IPI）で高中危険群以上の予後不良であることが推測されるときには，初回寛解中に自家末梢血幹細胞移植を行うことで予後が改善するとの報告がある．

### 3) 高悪性度群リンパ腫

リンパ芽球型リンパ腫は，急性リンパ性白血病とほぼ同じ化学療法が行われる．中枢神経浸潤を来す可能性が高く化学療法剤の髄腔内投与を予防的に行う．バーキットリンパ腫では造血幹細胞移植を選択することもある．

●薬剤一覧表
　付録2参照

### 3-3-2 薬学的介入の視点

**(1) リツキシマブによる infusion reaction**

　リツキシマブの投与開始後30分〜2時間よりあらわれる infusion reaction のうち，アナフィラキシー様症状，肺障害，心障害等の重篤な副作用（低酸素血症，肺浸潤，急性呼吸窮迫症候群，心筋梗塞，心室細動，心原性ショック等）により，死亡に至った例が報告されている．これらの死亡例の多くは初回投与後24時間以内にみられている．また，本剤を再投与した時の初回投与後にも，これらの副作用があらわれるおそれがある．本剤投与中はバイタルサイン（血圧，脈拍，呼吸数等）のモニタリングや自他覚症状の観察を行うとともに，投与後も患者の状態を十分観察する必要がある．重篤な infusion reaction の約80％が初回投与時に発現している（米国添付文書より）ことから，特に初回投与後は患者の状態を十分観察することが重要である．なお，本剤の再投与時にも重篤な infusion reaction があらわれるおそれがあるので，注意しなければならない．

　infusion reaction を回避するために，リツキシマブ投与時に以下の点に注意する．

① リツキシマブは，生理食塩液または5％ブドウ糖液にて10倍に希釈する．
② 抗体が凝集するおそれがあるので，希釈時及び希釈後に泡立つような激しい振動を加えない．
③ 点滴速度の確認．初回投与時：最初の1時間は25 mg/時の速度で点滴静注を開始し，患者の状態を観察しながら，その後100 mg/時にあげて1時間点滴静注し，さらにその後は200 mg/時まで速度をあげることができる．2回目以降：初回投与時に発現した副作用が軽度であった場合，100 mg/時まであげて投与することができる．
④ 血圧降下，気管支攣縮，血管浮腫などの症状が発現した場合は，注入速度を緩めるか中止する．重篤な症状の場合は，直ちに投与を中止し，適切な処置を行う．
⑤ 投与を再開する場合は，症状が完全に消失した後，25 mg/時の注入速度で開始する．

**(2) リツキシマブによるB型肝炎ウイルスの再活性化**

　B型肝炎ウイルスキャリアの患者で，リツキシマブの投与により劇症肝炎又は肝炎が増悪することがあるので，本剤の治療期間中及び治療終了後は継続して肝機能検査値や肝炎ウイルスマーカーのモニタリングを行うなど患者の状態を十分に観察し，異常が認められた場合は投与を中止し，直ちに抗ウイルス剤を投与するなど適切な処置を行う．また投与開始前にHBs抗原陰性の患者においてB型肝炎ウイルスによる劇症肝炎を発症し，死亡に至った症例が報告されている．

　B型肝炎ウイルス感染患者において，免疫抑制・化学療法によりB型肝炎ウイルスが再増殖することをB型肝炎ウイルスの再活性化という．B型肝炎ウイルスの再活性化は，HBs抗原陽性のいわゆるキャリア／慢性肝炎からの再活性化と，一過性感染してB型肝炎ウイルスは排除されたと考えられていた既往感染例（HBs抗原陰性でHBc抗体またはHBs抗体陽性）からの再活性化に分類され，既往感染者からの再活性化は de novo B型肝炎という．B型肝炎ウイルス再活性化のリスクを有する免疫抑制・化学療法を行うすべての患者には，治療前にB型肝炎ウイルス感染をスクリーニングする必要がある．図3-7にしたがってスクリーニングを行い，核酸アナログ製剤を投与する必要がある場合，エンテカビル水和物が推奨されている．

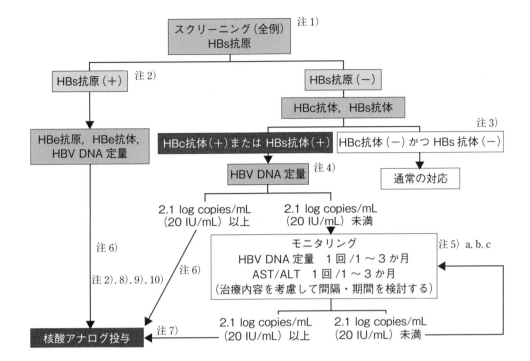

補足：血液悪性疾患に対する強力な化学療法中あるいは終了後に，HBs抗原陽性あるいはHBs抗原陰性例の一部にHBV再活性化によりB型肝炎が発症し，その中には劇症化する症例があり，注意が必要である．また，血液悪性疾患または固形がんに対する通常の化学療法およびリウマチ性疾患・膠原病などの自己免疫疾患に対する免疫抑制療法においてもHBV再活性化のリスクを考慮して対応する必要がある．通常の化学療法および免疫抑制療法においては，HBV再活性化，肝炎の発症，劇症化の頻度は明らかでなく，ガイドラインに関するエビデンスは十分ではない．また，核酸アナログ投与による劇症化予防効果を完全に保証するものではない．

注1）免疫抑制・化学療法前に，HBVキャリアおよび既往感染者をスクリーニングする．まずHBs抗原を測定して，HBVキャリアかどうか確認する．HBs抗原陰性の場合には，HBc抗体およびHBs抗体を測定して，既往感染者かどうか確認する．HBs抗原・HBc抗体およびHBs抗体の測定は，高感度の測定法を用いて検査することが望ましい．また，HBs抗体単独陽性（HBs抗原陰性かつHBc抗体陰性）例においても，HBV再活性化は報告されており，ワクチン接種歴が明らかである場合を除き，ガイドラインに従った対応が望ましい．

注2）HBs抗原陽性例は肝臓専門医にコンサルトすること．全ての症例で核酸アナログ投与にあたっては肝臓専門医にコンサルトするのが望ましい．

注3）初回化学療法開始時にHBc抗体，HBs抗体未測定の再治療例および既に免疫抑制療法が開始されている例では，抗体価が低下している場合があり，HBV DNA定量検査などによる精査が望ましい．

注4）既往感染者の場合は，リアルタイムPCR法によりHBV DNAをスクリーニングする．

注5）
  a. リツキシマブ・ステロイド，フルダラビンを用いる化学療法および造血幹細胞移植例は，既往感染者からのHBV再活性化の高リスクであり，注意が必要である．治療中および治療終了後少なくとも12か月の間，HBV DNAを月1回モニタリングする．造血幹細胞移植例は，移植後長期間のモニタリングが必要である．
  b. 通常の化学療法および免疫作用を有する分子標的薬を併用する場合においても頻度は少ないながら，HBV再活性化のリスクがある．HBV DNA量のモニタリングは1～3か月ごとを目安とし，治療内容を考慮して間隔および期間を検討する．血液悪性疾患においては慎重な対応が望ましい．
  c. 副腎皮質ステロイド，免疫抑制薬，免疫抑制作用あるいは免疫修飾作用を有する分子標的治療薬による免疫抑制療法においても，HBV再活性化のリスクがある．免疫抑制療法では，治療開始後および治療内容の変更後少なくとも6か月間は，月1回のHBV DNA量のモニタリングが望ましい．6か月後以降は，治療内容を考慮して間隔および期間を検討する．

注6）免疫抑制・化学療法を開始する前，できるだけ早期に投与を開始するのが望ましい．ただし，ウイルス量が多いHBs抗原陽性例においては，核酸アナログ予防投与中であっても劇症肝炎による死亡例が報告されており，

免疫抑制・化学療法を開始する前にウイルス量を低下させておくことが望ましい．
注7）免疫抑制・化学療法中あるいは治療終了後に，HBV-DNA が 2.1 log copies/mL（20 IU/mL）以上になった時点で直ちに投与を開始する．免疫抑制・化学療法中の場合，免疫抑制薬や免疫抑制作用のある抗腫瘍薬は直ちに投与を中止せず，対応を肝臓専門医と相談するのが望ましい．
注8）核酸アナログはエンテカビルの使用を推奨する．
注9）下記の条件を満たす場合には核酸アナログ投与の終了を検討してよい．スクリーニング時に HBs 抗原陽性例では B 型慢性肝炎における核酸アナログ投与終了基準を満たす場合．スクリーニング時に HBc 抗体陽性または HBs 抗体陽性例では，(1) 免疫抑制・化学療法終了後，少なくとも 12 か月間は投与を継続すること．(2) この継続期間中に ALT（GPT）が正常化していること．(但し HBV 以外に ALT 異常の原因がある場合は除く)(3) この継続期間中に HBV DNA が持続陰性化していること．
注10）核酸アナログ投与終了後少なくとも 12 か月間は，HBV DNA モニタリングを含めて厳重に経過観察する．経過観察方法は各核酸アナログの使用上の注意に基づく．経過観察中に HBV DNA が 2.1 log copies/mL（20 IU/mL）以上になった時点で直ちに投与を再開する

**図 3-7　免疫抑制・化学療法により発症する B 型肝炎に対する診療ガイドライン**

（日本肝臓学会肝炎診療ガイドライン作成委員会編(2016) B 型肝炎治療ガイドライン（第 2.2 版），p.66, 67
http://www.jsh.or.jp/medical/guidelines/jsh_guidlines/hepatitis_b）

### 3-3-3 薬学的介入

リツキシマブによる infusion reaction は，海外で先行した臨床治験の段階から問題となっていた．その際，一部の症例でリツキシマブの1日投与量 375 mg/m$^2$ を 100 mg/m$^2$ ＋ 275 mg/m$^2$ の2日間に分割投与することで，infusion reaction の発症をコントロールできたとの報告があった．そこで，R-CHOP 療法は本来，外来での日帰り通院治療が可能なレジメンであるが，本症例に対しては入院下でリツキマブの 100 mg/m$^2$ ＋ 275 mg/m$^2$ 2日間分割投与を行うことで infusion reaction が回避できる可能性があると考えられた．

### 3-3-4 薬学的介入後の経過

#### (1) 主治医への提案

2コース目以降，リツキシマブの投与は2日間に分け1日目を 100 mg/m$^2$，2日目を 275 mg/m$^2$ 投与することとし，毎回ヒドロコルチゾンコハク酸エステルナトリウム注射剤 300 mg を併用した．しかし，3コース目の投与で SpO$_2$ が 80％台まで低下したため，サルブタモール硫酸塩をリツキマブの投与前に吸入することを主治医に提案した．その後サルブタモール硫酸塩を吸入することにより，SpO$_2$ の低下は認められず入院下で 100 mg/m$^2$ ＋ 275 mg/m$^2$ 2日間分割投与法により予定通りリツキシマブの継続投与が可能となった．

#### (2) 転帰

その後，本患者は毎回リツキシマブを 100 mg/m$^2$ ＋ 275 mg/m$^2$ 2日間の分割投与とし，ヒドロコルチゾンコハク酸エステルナトリウム注射剤とサルブタモール硫酸塩吸入液を併用することで infusion reaction の症状を認めることなく R-CHOP 療法を6コース全て終了し，外来にて経過観察となった．

#### (3) 介入によるアウトカム

本症例は薬剤師の関与により，リツキシマブの infusion reaction をコントロールし，予定通りリツキシマブを継続して投与することで，患者生命予後の改善に貢献できた事例である．

### 3-3-5 確認問題

**問 3-3-1** 悪性リンパ腫に関する記述のうち，正しいのはどれか．2つ選べ．
1. 通常，リンパ節腫大は見られない．
2. 骨髄造血幹細胞が腫瘍化したものである．
3. B細胞性では，CHOP療法とCD20に対する抗体療法の併用が有効である．
4. 胃に限局した病変では，ヘリコバクター・ピロリ感染の検査が必要である．
5. T細胞に由来するものはない．

(薬剤師国家試験第100回問183)

**問 3-3-2** 56歳男性．頸部のリンパ節腫大を主訴に某総合病院を受診し精査の結果，ろ胞性リンパ腫と診断を受け，以下のレジメンで初回治療を開始することになった．

処方 1
　　ジフェンヒドラミン塩酸塩錠 10 mg　1回5錠（1日5錠）
　　　1日1回　点滴開始30分前　に服用

処方 2
　　リツキシマブ（500 mg/50 mL）　　375 mg/m²
　　生理食塩液にて10倍に希釈調製
　　　初回投与では200 mL/60 分間で点滴静注（第1日目）

処方 3
　　グラニセトロン塩酸塩注射液 3 mg
　　生理食塩液 100 mL
　　　30分間点滴静注（第2日目）

処方 4
　　注射用シクロホスファミド水和物 750 mg/m²
　　生理食塩液 250 mL
　　　90分間点滴静注（第2日目）

処方 5
　　ドキソルビシン塩酸塩 50 mg/m²
　　生理食塩液 20 mL
　　　静注（第2日目）

処方 6
　　ビンクリスチン硫酸塩 1.4 mg/m²
　　生理食塩液 20 mL
　　　静注（第2日目）

処方 7
　　プレドニゾロン 5 mg　1回20錠（1日20錠）1日1回　朝食後
　　　第2日目から5日間服用

この処方に関する記述のうち，誤っているのはどれか．2つ選べ．
1. リツキシマブの点滴速度が早すぎる．
2. シクロホスファミド水和物は，100 mg（力価）あたり1 mLの生理食塩液を加え溶解後，希釈する．
3. ドキソルビシン塩酸塩の総投与量は 1,000 mg/m² 以下とする．
4. ビンクリスチン硫酸塩は，計算上1回量が2 mgを上回った場合，2 mgを最大投与量とする．
5. プレドニゾロンには，骨頭無菌性壊死の副作用があり，関節痛の出現には注意を要する．

**リツキシマブの副作用として添付文書に記載されている進行性多巣性白質脳症とは何ですか？**

　進行性多巣性白質脳症（progressive multifocal leukoencephalopathy：PML）は免疫不全を背景に発症する稀少疾患である．PMLはポリオーマウイルス属二重鎖環状DNAウイルスであるJCウイルス（JC virus：JCV）が脳のオリゴデンドロサイトに感染し，多巣性の脱髄病変を呈する感染性中枢神経脱髄疾患である．日本におけるPMLの発症頻度は，人口1,000万人に約0.9人であるが，その頻度は基礎疾患によって異なる．また近年，生物学的製剤の副作用としてのPML発症が知られている．これまでにPML発症を誘導するリスクが高まると報告されている生物学的製剤は，ナタリズマブ，リツキシマブ，インフリキシマブ，エタネルセプト，バシリキシマブ，ダクリズマブ，エファリズマブ，アレムツズマブ，およびムロモナブ-CD3である．よく見られる初発症状は片麻痺・四肢麻痺・認知機能障害・失語・視覚異常などである（進行性多巣性白質脳症診療ガイドライン2013（研究代表者　山田正仁，厚生労働科学研究費補助金 難治性疾患等克服研究事業，プリオン病及び遅発生ウイルス感染症に関する調査研究班）参照）．

## 3.4 多発性骨髄腫 (Multiple Myeloma)

### 症 例

**1. 患者**

1) 68歳女性．専業主婦で出産歴有り．生来健康で，既往歴に特記事項はない．現在服用中の薬剤や健康食品の摂取もない．近隣に共働きの娘夫婦が住んでおり，帰宅が遅い夫婦に代わり孫の保育園への迎えでしばしば自動車を運転している．

2) 病名
多発性骨髄腫

3) 嗜好
・喫煙歴なし
・アルコールは社会的飲酒のみ

**2. 現病歴**

1) 入院までの経緯

買い物に出かけ歩行中，すれ違いざまに通行人と軽く接触した．その日は何も感じなかったが，翌日から左上腕骨の痛みを自覚したため，近医整形外科を受診したところ病的骨折を指摘された．総合病院で精査の結果，多発性骨髄腫と診断され治療が開始されることになり，化学療法導入目的で入院となった．

2) 治療開始前検査値

白血球数 7,000/$\mu$L，好中球数 5,800/$\mu$L，赤血球数 362万/$\mu$L，Hb 13.1 g/dL，血小板 21.8万/$\mu$L，血清総タンパク 9.2 g/dL，LDH 297 IU/L，AST 24 IU/L，ALT 7 IU/L，総ビリルビン 1.6 mg/dL，$\gamma$-GTP 19 IU/L，ALP 179 IU/L，BUN 10.0 mg/dL，クレアチニン 0.46 mg/dL，Ccr 96.1 mL/min/1.73 m$^2$，尿酸 5.1 mg/dL，Na 140 mEq/L，K 3.8 mEq/L，Ca 12.6 mg/dL，IgG 4,286.5 mg/dL，IgA 49.2 mg/dL，IgM 16.9 mg/dL

**3. 処方せん**

処方1
　アルケラン 9 mg/m$^2$（経口）
　　1日1回　朝食前
　　第1日目〜第4日目

処方2
　プレドニンゾロン 60 mg/m$^2$（経口）
　　1日1回　朝食後
　　第1日目〜第4日目

処方 3
　ボルテゾミブ　1.3 mg/m$^2$
　　皮下注
　　第 1 日目，第 8 日目，第 15 日目，第 22 日目

## 3-4-1　薬学的介入のための基礎知識

### 1　疫学

**(1) 発症頻度**

2012 年の多発性骨髄腫の死亡数は男性，女性共に約 1,900 人で，全死亡の 1% を占めている．推計年齢調整罹患率は 10 万人当たり男性 2.2 人，女性 1.7 人であり，がん全体に占める罹患率は 1% 未満である．発症頻度は年齢と共に上昇し，診断時の年齢中央値は 66 歳である．

**(2) リスク要因**

多発性骨髄腫の病因はほとんど明らかとなっていない．したがって，リスク要因も十分には解明されてはいないが，自己免疫疾患などの関与が指摘されている．

**(3) 予後**

多発性骨髄腫は十分治療可能であるが，治癒はまれである．化学療法が行われる前の時代の生存期間中央値は約 7 か月であった．化学療法の導入後，予後は明らかに改善し，生存期間中央値は 24〜30 か月，10 年生存率は 3% となった．コルチコステロイドのパルス療法，サリドマイド，レナリドミド水和物，ボルテゾミブ，自己および同種幹細胞移植（骨髄非破壊的移植）など，最新の治療法の導入により予後はさらに改善し，最近の生存期間中央値は 45〜60 か月となっている．

### 2　病態・病因

異常な形質細胞（骨髄腫細胞）が骨髄内に蓄積することで，骨組織や軟部組織に腫瘍を形成し発症する．形質細胞は免疫グロブリンを産生する細胞で，その腫瘍増殖性により血液中にモノクローナルな免疫グロブリン（M タンパク）が増加する．形質細胞によって生産された M タンパクは，血液粘度を高めたり，腎障害を生じさせたりする．また，異常な形質細胞は正常造血能を低下させ，貧血，出血，感染が起きやすくなる．特に M タンパクの増加に伴い，正常な免疫グロブリンの産生が抑制されると，液性免疫が低下し，初期では肺炎球菌，インフルエンザ桿菌などの呼吸器感染症が発症しやすくなる（図 3-8）．

### 3　臨床症状

**(1) 骨病変**

初発症状で最も頻度の高いのは骨痛である．診断時の約 70% の症例で，溶血性骨病変 (punched

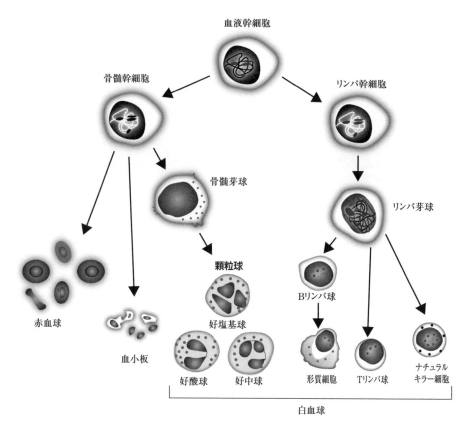

図 3-8　形質細胞の産生系路

out 所見）が認められる．その内の約半数は，胸腰椎の圧迫骨折と骨損傷に伴う疼痛を伴っている．病的骨折では，上下肢の麻痺，感覚障害，膀胱直腸障害を引き起こし，日常生活動作を低下させる．

### (2) 高カルシウム血症

骨吸収の亢進により高カルシウム血症を引き起こし，多尿，多飲，口渇，便秘，悪心嘔吐，意識障害，不整脈が生じることもある．多発性骨髄腫の高カルシウム血症は，腎障害による腎からのカルシウム排泄低下によることが多い．

### (3) 腎障害

腎障害は約 10～20％の症例で認められるが，症状が進行した症例では約 50％に上昇する．腎障害は，尿細管に排泄された免疫グロブリン軽鎖がタム・ホースフォールタンパクと結合して円柱を形成し，ヘンレ係蹄の上行脚や遠位尿細管を閉塞することで生じるとされている．

### (4) アミロイドーシス

不溶性の線維状タンパクであるアミロイドが細胞に沈着し，その組織の機能を障害する疾患である．多発性骨髄腫に伴うアミロイドーシスは，骨髄腫細胞から産生分泌される免疫グロブリン

であるMタンパクに由来するアミロイド繊維タンパクが各種臓器や細胞組織に沈着して，臓器障害を引き起こすものである．Mタンパクがアミロイド変性を起こし，アミロイド線維となって組織に沈着するが，その機序は不明である．

### (5) 過粘稠度症候群

血液粘度の上昇が起こると，血流が遅延し末梢循環障害を生ずる．末梢循環障害が高度になると，出血傾向，神経症状，眼症状などが惹起されるが，血液粘度が上昇しこのような特有の血流障害による症状が生ずる病態を過粘稠度症候群という．多発性骨髄腫では，骨髄腫細胞がM蛋白を大量に産生することによって，倦怠感，脱力，頭痛，めまい，精神神経症状，視力障害，呼吸障害，粘膜や皮下の出血などが生じる．

## 4 診断

多発性骨髄腫の初期症状として，病的骨折，多発溶骨病変が高頻度に認められる．これらの症状を認めた場合，多発性骨髄腫を疑い，血清総タンパク値に加え，血清免疫グロブリン値，血清Mタンパクの有無などを確認する．さらに，腎機能，$\beta_2$-ミクログロブリン，血清カルシウム，尿検査，骨髄検査，全身骨X線，全身単純CTなどを行い，診断する．

## 5 治療

患者の年齢，全身状態（performance status：PS），合併症の有無，患者とその家族の意志等を考慮して，化学療法か自己造血幹細胞移植かを選択する．通常，化学療法には標準療法とされるMP療法（メルファラン，プレドニゾロン）と，抗がん剤を3種類以上併用して全体の治療内容を強化した多剤併用療法がある．MP療法は経口剤のため，外来での治療が可能であるが治癒は期待できない．しかし，治療強度を高めた多剤併用療法を行っても，MP療法に比べて奏功率は有意に高まるが，生存期間の延長には至らない．一方，大量化学療法を行った後に凍結保存しておいた患者自身の造血幹細胞を輸注する自己末梢血幹細胞移植を伴う大量化学療法は，通常の化学療法と比較して，無イベント生存期間の延長することが明らかとなっている．

### (1) 移植適応患者

一般的には，65歳以上または移植条件を満たさない患者は「通常化学療法」を，65歳未満で移植条件を満たす患者は「自己末梢血幹細胞移植を伴う大量化学療法」を選択する．移植条件を満たす場合，以前は寛解導入療法としてVAD療法（ビンクリスチン硫酸塩，ドキソルビシン塩酸塩，デキサメタゾンリン酸エステルナトリウム）が主流であったが，最近はBD療法（ボルテゾミブ，デキサメタゾン）を行うことが主流である．移植適応となる患者に対し，ボルテゾミブを含む初回治療を行うと，奏功率が高くなり全生存期間の延長することが明らかとなっている．

#### 1) 自己末梢血幹細胞移植

造血幹細胞移植には，同種移植と自己移植の2つの選択肢がある．1990年初期には，同種移植は移植関連死が約40％と高く，多発性骨髄腫には不適とされた．現在は主に自己幹細胞移植（特に自己末梢血幹細胞移植）が行われている．自己移植は，1回でよいか2回（タンデム移植）

行ったほうがよいかを検討する前向き臨床試験も進められた．その結果，2回移植した患者は，1回移植した患者に比べて生存期間の延長することが認められ，2回移植が推奨されてきた．しかし，新規薬剤が登場した現在，タンデム自己移植の有用性は低下している．

### 2）同種造血幹細胞移植

1983〜1993年と1994〜1998年の間の同種造血幹細胞移植の成績を比較すると，移植関連死が46％から30％に減少している．骨髄腫の発症年齢中央値が65歳という点を考慮すると，従来の同種造血幹細胞移植の適応となる患者は限定的である．近年移植関連死が少なく，比較的高齢者にも可能な骨髄非破壊的移植（ミニ移植）の臨床試験が進行した．自己末梢血幹細胞移植後にミニ移植を行う方法（Auto/Mini移植）に多くの期待が寄せられたが，現在までの欧米の報告では，初発骨髄腫に対するAuto/Mini移植の成績はタンデム自己移植に比べて必ずしも優れていないとされている．

### (2) 移植非適応患者

65歳以上あるいは臓器障害など医学的理由により自己移植が適応とならない症例では，MP療法が治療の主体であった．しかし，サリドマイド，レナリドミド水和物，ボルテゾミブなどの新規薬剤を加えた併用療法で初回治療を行うと，奏功率が高くなり全生存期間の延長することが明らかとなっている．同時に，新規薬剤を用いた治療で完全奏功が得られると全生存期間が延長することも明らかとなっており，より奏功の深い治療を目指すようになっている．

また，高齢者においてはレナリドミド水和物とデキサメタゾンの継続療法を行うと，無進行生存期間および全生存期間が延長することから，継続療法を選択肢の一つに含めるべきであるとされている．

### (3) 新規薬剤（表3-5）
### 1）サリドマイドとその誘導体

サリドマイドは，1950年代に副作用の少ない鎮静薬として開発された．しかし，1960年代より重症新生児四肢奇形の原因薬剤であることが判明し，大きな社会問題に発展した．一方，1990年代になり，本剤が抗炎症作用，免疫調節作用を有し，らい結節性紅斑をはじめ様々な病気に有効との報告が相次ぐようになり注目を集めた．中でも多発性骨髄腫に対する投与では，サリドマイド単剤では30％，デキサメタゾンとの併用では40〜50％，化学療法との併用では50〜60％の奏功率が報告された．副作用としては，末梢神経障害，便秘などの消化器症状，傾眠などの精神神経症状，深部静脈血栓症，白血球減少等がある．一般に深部静脈血栓症については欧米では合併頻度が高く，日本では白血球減少の副作用報告例が多い．現在ではサリドマイドの他にその誘導体として，レナリドミド水和物，ポマリドミドも使用可能である．

日本では，サリドマイドやレナリドミド水和物を含む併用療法では深部静脈血栓症発症の増加が認められ，低用量アスピリン（81〜100 mg/日）の内服が深部静脈血栓症発症の予防に推奨されている．既存の深部静脈血栓症発症の危険因子を有する患者では，より厳格な管理が必要である．危険因子としては，高齢，先行する凝固異常や深部静脈血栓症の既往，エリスロポエチンの使用，高用量デキサメタゾンの使用，ドキソルビシン塩酸塩を含む併用化学療法，長期臥床，中

心静脈カテーテルの使用，腫瘍量が多いこと，および感染や炎症の存在などが指摘されている．

### 2）ボルテゾミブ

ユビキチン-プロテアソーム系は基質タンパク質の翻訳後修飾をつかさどるユビキチン系と，ポリユビキチン化された基質タンパク質分解をつかさどるプロテアソーム系からなる．プロテアソームは全ての真核細胞に存在し，細胞内で不要になったタンパク質を分解する役割を担っているが，この際に分解すべきタンパク質に目印として付加されるのがユビキチンである．ボルテゾミブは，このプロテアソームを特異的かつ可逆的に阻害する．その結果，細胞アポトーシスの誘導，VEGF（vascular endothelial growth factor：血管内皮細胞増殖因子）の分泌低下による血管新生の抑制などにより，多発性骨髄腫細胞に対し有効性を示すと考えられている．

ボルテゾミブによる副作用では，末梢神経障害に対する注意が必要である．ボルテゾミブ静脈内投与の神経障害は前治療による末梢神経障害の有無に関係なく出現するが，ボルテゾミブの累積投与量と相関し，前治療による末梢神経障害を有する場合は発現頻度が増し重症化しやすい．日常生活が困難になる前に本剤を減量・中止する．末梢神経障害はボルテゾミブの継続投与を困難にしている．多剤併用療法においてボルテゾミブの静脈内投与を週2回から週1回にすることやボルテゾミブを同量皮下投与することは，抗腫瘍効果を低下させずに末梢神経障害を減少させることが示されている．

表 3-5　多発性骨髄腫に投与される新規薬剤とその特徴

|  | サリドマイド | レナリドミド水和物 | ポマリドミド | ボルテゾミブ |
|---|---|---|---|---|
| 作用機序 | 免疫調節薬 | 免疫調節薬 | 免疫調節薬 | プロテアソーム阻害剤 |
| 剤型 | 内服 | 内服 | 内服 | 注射 |
| 骨吸収抑制効果 | あり | あり | あり | あり |
| 骨新生促進効果 | なし | なし | なし | あり |
| 特に注意すべき副作用 | 末梢神経障害 血栓症 催奇形性 | 血栓症 血球減少 催奇形性 | 血栓症 血球減少 催奇形性 | 末梢神経障害 |
| 腎障害時の投与 | 可能 | 減量が必要 | 可能 | 可能 |

### (4) 多発性骨髄腫の骨病変に対する支持療法

#### 1）放射線療法

限局的な骨病変による疼痛に対しては，少量の局所照射（20 Gy 程度）で十分な効果が得られる．比較的早期に効果が現れるので有用性が高い．椎体病変のため下肢の麻痺などが出現している患者には，できるだけ速やかに（48時間以内に）照射を開始すべきである．

#### 2）ビスホスホネート系製剤とデノスマブ

多発性骨髄腫では破骨細胞の機能が高まっており，破骨細胞の機能を抑制するビスホスホネート系製剤やデノスマブは，骨病変や骨痛の強い患者に有効である．ゾレドロン酸水和物は，骨髄

腫細胞に対する抗腫瘍効果も認められるとの報告があり，初回化学療法から併用して投与すると骨関連事象の発現を低下させることに加え，無進行生存期間及び全生存期間の延長が認められている．骨病変を有する骨髄腫患者に対するデノスマブの投与は，ゾレドロン酸水和物と同等の骨関連事象の発現抑制効果を認め推奨される．しかし，生存期間に関してはゾレドロン酸水和物に匹敵する効果が示されておらず，腎障害等によりゾレドロン酸水和物の投与が困難な患者に限定して使用することが推奨される．

ビスホスホネート系製剤とデノスマブにおける副作用のうち，特に顎骨壊死に対しては十分な注意が必要である．初期症状として，局所的には，歯肉腫脹など歯周組織の変化，歯肉感染，口腔粘膜潰瘍，膿瘍または瘻孔形成，義歯性潰瘍，周囲軟組織の炎症を伴った骨露出，歯の動揺，歯肉の修復機能低下，顎骨の知覚異常などが，全身的には，倦怠感，発熱などがある．典型的な症状は，抜歯した部位の疼痛と骨の露出である．ゾレドロン酸水和物＞パミドロン酸二ナトリウムの順で発生しやすく，長期間投与を受けている患者では特に注意が必要である．ビスホスホネート系製剤の投与前には，歯科医による綿密な口腔内の診査を行い，保存不可能な歯の抜歯を含め，侵襲的な歯科治療は全て終わらせておく．また，投与前，投与中，投与後の継続的な口腔ケアが重要である．歯周疾患に対する治療も重要であり，ブラッシング指導などを徹底することが必要である．義歯を装着している場合には，粘膜に外傷（義歯性潰瘍）がないかを注意深く観察し，適切な義歯調整を行う．

●薬剤一覧表
　付録2参照

## 3-4-2　薬学的介入の視点

### (1) 感染症に対する予防と対策

多発性骨髄腫は汎血球減少症に加え，その病態から正常免疫グロブリンの産生が抑制された状態にあるため，感染症に対する注意が必要である．細菌，真菌，ウイルスによる感染症のいずれに対しても対策を立てなければならないが，特に呼吸器感染症と尿路感染症に注意が必要である．多発性骨髄腫の罹患初期には，肺炎球菌，インフルエンザ桿菌，大腸菌による感染症が多く，罹患後期にはグラム陽性球菌や他のグラム陰性桿菌による感染症が多くなる．患者が発熱した場合，症状に応じて抗生剤などの投与を考慮する必要がある．

また，ボルテゾミブ投与中の患者では，帯状疱疹の発症が比較的早期に出現することが指摘されている．特に，デキサメタゾンを併用する場合は注意が必要である．ボルテゾミブ投与により神経障害性疼痛を合併している場合，帯状疱疹の発症は神経障害性疼痛症状を増悪させ，患者の生活の質をさらに低下させる．アシクロビル 200 mg/日の低用量の予防内服により帯状疱疹の発生を減少させることが示されている．

### (2) 腎機能に応じた治療薬の用量設定

一般に多発性骨髄腫では，診断時に約 15〜40％の患者に腎機能障害を認めるとされている．

ビスホスホネート系製剤やデノスマブの投与により，最近では高カルシウム血症による腎不全症例は減少しているが，いずれにしても腎機能障害を合併する多発性骨髄腫の予後は不良であるため，注意が必要である．また，生化学的検査で腎機能障害を認めない症例においても，潜在的に腎毒性を有する薬剤の投与は慎重に行うべきである．

## 3-4-3 薬学的介入

### (1) ボルテゾミブの投与にともなう帯状疱疹の発症予防

ボルテゾミブが投与されることから，帯状疱疹の発症予防策を講じる必要がある．水痘・帯状疱疹ウイルス（VZV：varicella zoster virus）感染では帯状疱疹ばかりでなく，より重篤な播種性水痘帯状疱疹ウイルス感染症を発症することも念頭に，予防的に抗ウイルス剤を投与しなければならない．本症例では，アシクロビル 200 mg/日の低用量の予防内服が行われていないことから追加投与が必要である．

### (2) 腎機能障害への対応

#### 1) メルファラン

メルファランは，腎機能障害のある患者ではクリアランスが低下し，本剤による副作用が増強するおそれがあるため，投与量の調整が必要となる．具体的な投与量設定について日本の添付文書に記載がないことから，以下に海外における投与量設定例を示す．

① 注射薬の場合

BUN が 30 mg/dL 以上の場合，50％減量して投与する．または，クレアチニンが 2.0 mg/dL 以上の場合，50％減量して投与する．

② 内服の場合

クレアチニンクリアランス（mL/min/1.73 $m^2$）が 10〜50 の場合 25％減量，クレアチニンクリアランス（mL/min/1.73 $m^2$）が 10 未満の場合 50％減量して投与する．

#### 2) アシクロビル

アシクロビルは，血中濃度の上昇に伴い，意識障害（昏睡），せん妄，妄想，幻覚，錯乱，痙攣，てんかん発作などの精神神経症状や腎機能障害が発現する危険性が高くなる．（一般に精神神経症状は本剤の投与中止により回復する）．したがって，自動車の運転等，危険を伴う機械の操作に従事する際には注意するよう，患者に十分に説明することが必要となる．特に腎機能が低下している患者では，アシクロビルの投与間隔を調節し，患者の状態を観察しながら慎重に投与するべきである．

添付文書上，アシクロビルの腎機能低下患者に対する投与量はクレアチニンクリアランスを指標として，適応症によってそれぞれ以下のように設定されている．

クレアチニンクリアランス（mL/min/1.73 $m^2$）：＞ 25 の場合
単純疱疹の治療：1 回 200 mg を 1 日 5 回
帯状疱疹の治療：1 回 800 mg を 1 日 5 回

クレアチニンクリアランス（mL/min/1.73 m²）：10～25 の場合
単純疱疹の治療：1 回 200 mg を 1 日 5 回
帯状疱疹の治療：1 回 800 mg を 1 日 3 回
クレアチニンクリアランス（mL/min/1.73 m²）：＜ 10 の場合
単純疱疹の治療：1 回 200 mg を 1 日 2 回
帯状疱疹の治療：1 回 800 mg を 1 日 2 回

また腎機能が低下している患者では，アシクロビルの投与中は適切な水分補給を行う必要がある．

### 3-4-4　薬学的介入後の経過

#### （1）主治医への提案

ボルテゾミブが投与されることから，帯状疱疹の発症予防策としてアシクロビル 200 mg/ 日の処方を追加してもらうよう主治医に提案する．その際，アシクロビルの投与量が本患者の腎機能を勘案し，妥当な量であるかどうかを検討しなければならない．本患者の腎機能はクレアチニンクリアランスが 96.1 mL/min/1.73 m² であることから，アシクロビルの減量を考慮する必要性はない．ただし，生化学的検査で明らかな腎機能障害を認めない症例においても，腎排泄型薬剤の投与は慎重に行うべきであることから，担当薬剤師として引き続き腎機能の指標を継続してモニタリングしていく必要がある．

また，メルファランについても同様の理由から減量を考慮する必要性はなく，処方に従い投与が可能である．そこで主治医に対しては，今後，本治療を複数回実施していく場合，海外での報告を参考にクレアチニンクリアランスに基づく投与量設定の必要がある旨を情報提供しておく．

#### （2）患者への服薬指導

患者はこれまで帰宅が遅い娘夫婦に代わり，孫の保育園への迎えでしばしば自動車を運転していた．そこで，アシクロビルの副作用として特に多発性骨髄腫の患者では精神神経症状が生じやすく，自動車の運転には注意するよう患者に十分に説明した．その結果，患者は自動車の運転を控えることとなった．また，アシクロビルの服用に際しては水分の補給を意識して行うよう指導した．

#### （3）転帰

本患者は処方 1 から処方 3 までの化学療法を 6 コース行ったが，骨盤に新たな腫瘍が出現したため一旦化学療法は中断し，骨盤に放射照射を行うこととなった．しかしこの間，ボルテゾミブ投与に伴う帯状疱疹の発症や，アシクロビルの投与に伴う腎機能障害の悪化はなく治療を行うことができた．

## (4) 介入によるアウトカム

　本症例は薬学的介入により，ボルテゾミブの投与に伴い発症する可能性が高い帯状疱疹を回避し，自動車の運転を患者に自粛させることで，患者生命予後の改善や自動車事故のリスク軽減に貢献できた事例である．

## 3-4-6　確認問題

**問 3-4-1**　多発性骨髄腫に関する記述のうち，誤っているのはどれか．1つ選べ．
1. 頭蓋骨X線写真で，骨抜き打ち像を認める．
2. 血液所見として赤血球の連銭形成がある．
3. 巨核球が腫瘍化した疾患である．
4. ベンス・ジョーンズタンパクが，尿中に排泄される．
5. サリドマイドが有効である．

（薬剤師国家試験第97回問181）

**問 3-4-2**　63歳男性．多発性骨髄腫と診断され，自己末梢血幹細胞移植を行ったが再発し，以下の治療が行われた．

処方1
　　ボルテゾミブ $1.3\ mg/m^2$
　　第1・4・8・11日に皮下投与　10日間休薬

処方2
　　サリドマイドカプセル100 mg　1回1カプセル（1日1カプセル）
　　1日1回　就寝前に服用（第1日から第21日）

処方3
　　デキサメタゾン錠4 mg　1回10錠（1日10錠）
　　1日1回　朝食後に服用　第1・2・4・5・8・9・11・12日に服用　9日間休薬

この処方に関する記述のうち，誤っているのはどれか．2つ選べ．
1. ボルテゾミブの治療中は息切れ・咳など，呼吸器症状の発現に注意する．
2. ボルテゾミブの投与経路は静脈内のみであるため，疑義照会する必要がある．
3. サリドマイドで，傾眠，眠気が起こることがあるので，本剤投与中の患者には自動車の運転等危険を伴う機械の操作に従事させないように注意する．
4. サリドマイドは，深部静脈血栓症及び肺塞栓症を引き起こすおそれがある．
5. 患者は男性であることから，避妊法の実施を徹底させる必要はない．

## Column 多発性骨髄腫の治療はどのタイミングから始めればよいのですか？

　多発性骨髄腫の治療のタイミングは，症状が現れてから行うことが原則である．無症状の骨髄腫患者に対して直ちに化学療法を実施しても，症状が発現するまで化学療法の開始を遅らせる場合と比較して生存期間の延長効果は認められていない．

　多発性骨髄腫の治療が開始されるタイミングは下表のような基準が示されており，くすぶり型については直ちに治療を開始する病態とは考えられていない．

**治療を開始すべき多発性骨髄腫の病態（International Myeloma Working Group）**

**多発性骨髄腫**

骨髄中の単クローン性形質細胞≧10％，または組織学的診断された以下のいずれかの所見を認める

① 骨髄腫に関連する臓器障害
  ・高カルシウム血症
  ・腎機能障害
  ・貧血
  ・骨病変
② 進行するリスクが高いバイオマーカー
  ・骨髄中の単クローン性形質細胞≧60％
  ・血清遊離軽鎖比≧100
  ・MRIで骨・骨髄の局所病変（径5 mm以上）＞1個

**くすぶり型骨髄腫**

血清Mタンパク≧3 g/dLまたは尿中Mタンパク≧500 mg/日，and/or骨髄中の単クローン性形質細胞割合が10－60％の患者
骨髄腫に関連する臓器障害，および進行するリスクが高いバイオマーカーを認めない

（Rajkumar SV. *Lancet Oncol* 5, e538, 2014 より改変）

# 第 4 章
# 臓器別がん

　薬学教育モデル・コアカリキュラムのうち薬物治療に関しては，すべての実習生がどの実習施設でも標準的な疾患について広く学ぶことを目的として，がん，高血圧症，糖尿病，心疾患，脳血管障害，精神神経疾患，免疫・アレルギー疾患，感染症が「代表的な疾患」として提示されている．さらにこの薬学教育モデル・コアカリキュラムの中で，臓器別がんの病態（病態生理，症状等）・薬物治療（医薬品の選択等）を具体体に説明できることが求められているのは，胃がん，食道がん，肝がん，大腸がん，胆嚢・胆管がん，膵がん，肺がん，頸部および感覚器の悪性腫瘍，脳腫瘍，網膜芽細胞腫，喉頭，咽頭，鼻腔・副鼻腔，口腔の悪性腫瘍，前立腺がん，子宮がん，卵巣がん，腎がん，膀胱がん，乳がんである．

　しかし，これらの臓器別がんすべてを実習生が限られた実習期間内に網羅的に学ぶことは難しく，領域をある程度絞り，学んでいく必要がある．そこで本章ではいわゆる 5 大がんといわれている，肺がん，乳がん，胃がん，結腸・直腸がん，肝細胞がんとともに，薬剤師国家試験での出題が目立つ，婦人科がん，前立腺がんを加え解説する．

## 4.1 肺がん（Lung Cancer）

### 症 例

1. **患者**
1) **71 歳女性**．専業主婦で出産歴有り．気管支喘息と高血圧症にて，現在も加療中である．健康食品の摂取に特記事項はない．家族は定年退職した夫，長男夫婦，孫2人と同居している．

2) **病名**
   - 非小細胞肺がん　Stage Ⅳ（高分化腺がん，EGFR 遺伝子変異陽性）
   - 気管支喘息
   - 高血圧症
   - 逆流性食道炎

3) **嗜好**
   - 喫煙歴なし
   - アルコールは社会的飲酒のみ

2. **現病歴**
1) 入院までの経緯

　5年前にかかりつけ医で左下葉の異常陰影を指摘され，総合病院を紹介された．総合病院で左下葉に2cm台の結節を認め，その後約1年間，経過観察されていた．経過観察期間を経て行った PET-CT にて左下葉の結節に集積を認めたため，喀痰細胞診，気管支内視鏡検査が行われ非小細胞肺がん（Stage ⅠB，高分化腺がん，EGFR 遺伝子変異陽性）と診断され，左下葉切除術が施行された．術後病理病期も Stage ⅠB で確定したため，その後の術後補助化学療法としてテガフール・ウラシル製剤を1年間服用していた．しかし，消化器症状の副作用が強くなり，服用を中止．以後は外来にて経過観察されていた．テガフール・ウラシル製剤を中止してから2年後のCTにて左上葉に1cm台の結節を認め再発と判断され，ゲフィチニブ導入目的で入院となった．

　なお患者は，既往歴として気管支喘息，高血圧症，逆流性食道炎があり，処方2から処方6までをかかりつけ医より処方され服用している．今回新たに，処方1が追加された．

2) 治療開始前検査値

　白血球数 4,200/$\mu$L，好中球数 3,710/$\mu$L，赤血球数 372万/$\mu$L，Hb 10.8 g/dL，血小板数 41.4万/$\mu$L，血清総タンパク 6.3 g/dL，LDH 255 IU/L，AST 38 IU/L，ALT 43 IU/L，総ビリルビン 0.2 mg/dL，$\gamma$-GTP 44 IU/L，ALP 400 IU/L，BUN 16.3 mg/dL，クレアチニン 0.46 mg/dL，AMY 59 IU/L，CK 39 IU/L，e-GFR 94.7 mL/min/1.73 $m^2$，尿酸 3.6 mg/dL，Na 135 mEq/L，K 3.9 mEq/L，Cl 96 mEq/L，Ca 9.2 mg/dL，PT-INR 0.96，CAE 9.8 ng/mL，SLX 78 U/mL，BS-随時 135 mg/dL，ヘモグロビン $A_1C$ 6.9％，血圧 131/90 mmHg

3. 処方せん

処方1
　ゲフィチニブ錠　250 mg　1回1錠（1日1錠）
　　1日1回　朝食後

処方2
　モンテルカストナトリウムチュアブル錠　5 mg　1回1錠（1日1錠）
　　1日1回　就寝前

処方3
　ブデソニド/ホルモテロールフマル酸塩水和物吸入剤　1回1吸入（1日2吸入）
　（シムビコートタービュヘイラー®60吸入）
　　1日2回　朝夕

処方4
　アムロジピンベシル酸塩口腔内崩壊錠　5 mg　1回1錠（1日1錠）
　　1日1回　朝食後

処方5
　ビソプロロールフマル酸塩錠　2.5 mg　1回1錠（1日1錠）
　　1日1回　朝食後

処方6
　ラベプラゾールナトリウム錠　10 mg　1回1錠（1日1錠）
　　1日1回　朝食後

## 4-1-1　薬学的介入のための基礎知識

### 1　疫学

#### (1) 発症頻度

日本の2014年の肺がん死亡数は男性52,505人，女性20,891人で，それぞれがん死亡全体の24％，14％を占める．2011年の肺がん罹患数（全国推計値）は，男性75,433人，女性36,425人で，それぞれがん罹患全体の15％，10％を占める．

#### (2) リスク要因

欧米では，喫煙者の肺がんリスクは，非喫煙者の20倍以上になる．一方，日本人を対象とした研究（2008年）では，喫煙者の肺がんリスクは男性で4.8倍，女性で3.9倍とされている．また環境要因としては，飲料水中のヒ素，アスベスト，シリカ，クロム，コールタール，放射線，ディーゼル排ガス，石炭ストーブの燃焼，不純物の混ざった植物油の高温調理による煙（中国の一部地域），ラドン，$\beta$-カロテン（1日20～30 mg摂取するとリスクが20～30％程度上昇）などが知られている．

### (3) 予後
#### 1) 小細胞肺がん

　小細胞肺がんは進行が速く，適切な治療が行われない場合，予後は不良である．有効な治療が実施されない場合の生存期間中央値は，2〜4か月である．臨床病期Ⅰ期の小細胞肺がんの場合，約70％の5年生存割合が報告されている．限局型小細胞肺がんでは，化学放射線療法により生存期間中央値は24か月前後で，5年生存割合は20〜25％である．一方，進展型小細胞肺がんでは，生存期間中央値は15〜17か月と最近では延長している．

#### 2) 非小細胞肺がん

　非小細胞肺がんの予後は，他のがんと比較した場合，良好ではない．切除不能Ⅲ期局所進行例における5年生存率は約20％であり，今後さらなる治療成績の改善が望まれる．一方，分子標的薬の登場により，EGFR変異陽性例やALK融合遺伝子陽性例では，20か月を超える予後の延長が報告されるようになっている．

## ② 病態・病因
### (1) 肺がんの分類（組織型）
#### 1) 小細胞肺がん

　肺がんの約15〜20％を占めている．増殖が速く，脳・リンパ節・肝臓・副腎・骨などに転移しやすい．一方で，化学療法や放射線療法の効果が得られやすいという特徴がある．肺がんの中でも，特に喫煙との関連が高い．肺門部が好発部位であり，腫瘍の増殖速度が早く，早期からリンパ節転移や遠隔転移を認める．化学療法，放射線療法に対する感受性が高い一方で，再発もしやすい．

　小細胞肺がんでは臨床上一般に，限局型と進展型に分類して治療方針が決定される．肺がん取扱い規約では，小細胞肺がんについて限局型と進展型の分類には意見の一致が得られておらず，定義が確立していないのが現状である．したがって，従来のTNM分類による記載は重要である．しかし，小細胞肺がんの治療選択の面からは，限局型と進展型の区分は臨床上有用であると考えられる．限局型とは，病変が同側胸郭内に加え，対側縦隔，対側鎖骨上窩リンパ節までに限られており悪性胸水，心囊水を有さないものと定義される．また，進展型とは限局型の範囲を超え腫瘍が進展している症例と定義される．

#### 2) 非小細胞肺がん

　肺がんの約80〜85％を占めている．発症頻度別には腺がんが最も多く，扁平上皮がん，大細胞がんの順となる．多くの異なる組織型があるが，化学療法を選択する上では，扁平上皮がんと非扁平上皮がんの鑑別が重要となる．化学療法や放射線療法で効果が得られにくく，手術が中心である．

## ③ 臨床症状

　一般に肺がんは無症状のまま進行することが多い．肺がん全体で認められる臨床症状としては，肺門部に病変が及ぶと，咳そう，血痰，喘鳴，呼吸困難などの症状が出現する．閉塞性肺炎や腫瘍内壊死病変を伴うと，発熱や膿性痰を認めることもある．縦隔に病変が及ぶと胸痛，嗄声，気

管支狭窄症，嚥下困難，上大動脈症候群などが生じる．転移はあらゆる臓器に及ぶが，骨，脳，肝，副腎への転移が多い．以上の症状は，肺がん全般に共通している．

　小細胞肺がんでは，約80％の症例で初診時に何らかの症状を有しており，抗利尿ホルモン不適合分泌症候群（SIADH），クッシング症候群，ランバート・イートン症候群を伴うことがある．

### 4 診断

　胸部X線検査は，簡便に実施できる肺がんの検査方法である．肺がんが疑われた場合には，CTによる精密検査を行う．CTは肺がんの早期発見や，病期診断に大きな役割を果たしている．リンパ節転移や遠隔転移の診断には，CT，MRI，PET，骨シンチグラフィーなどを用い，総合的に判断する．肺がんの確定診断は，組織もしくは細胞診により行われる．検体の採取方法は，経気管支生検，経皮的針生検，胸腔鏡下生検，開胸生検などがある．喀痰細胞診のみでは確定診断には至らない．

#### (1) 小細胞肺がん

　小細胞肺がんは増殖速度が速いため，迅速な診断が求められる．小細胞肺がんの腫瘍マーカーとして，ProGRP（progastrin releasing peptide，ガストリン放出ペプチド前駆体）は有用である．小細胞肺がんの60〜70％で陽性となり，比較的早期の症例でも陽性率が高い．腎機能障害を有する患者では上昇するため注意が必要である．また，NSE（neuron specific enolase，神経特異エノラーゼ）も小細胞肺がんの60〜80％で陽性となる．ProGRPと比較すると小細胞肺がん早期症例では陽性率が低く，進行病期で高値となる特徴がある．

#### (2) 非小細胞肺がん

　EGFR（epidermal growth factor receptor：上皮成長因子受容体）遺伝子変異検査とALK（anaplastic lymphoma kinase：未分化リンパ腫キナーゼ）融合遺伝子検査を行うことで，以下に述べる化学療法による治療方針を決定することができる．EGFRは膜貫通型受容体チロシンキナーゼであり，このチロシンキナーゼ領域の活性化すなわちリン酸化ががんの増殖，進展に関わるシグナル伝達に重要であると認識されている．また，ALK融合遺伝子は，未分化型リンパ腫で発見された遺伝子異常である．受容体型チロシンキナーゼであるALKはリガンド結合によって2量体化し活性化する．この遺伝子に転座がおこるとリガンド結合なしに恒常的に2量体化し活性化することでがん化キナーゼとなり，高頻度に肺がんを引き起こす．

### 5 治療

#### (1) 小細胞肺がんの初回治療

##### 1) 臨床病期I期

　外科的切除術の有効性が認められている．術後補助化学療法としてシスプラチンとエトポシドの併用療法が行われる．

##### 2) 限局型小細胞肺がん

　化学療法と放射線療法が，主体である．シスプラチンとエトポシドの併用療法が行われる．一

次治療でCRが得られた場合，予防的全脳照射を行う．

### 3）進展型小細胞肺がん

PSが0〜2，70歳以下ではシスプラチンとイリノテカン塩酸塩水和物の併用療法，PSが0〜2，71歳〜74歳ではシスプラチンとエトポシドの併用療法，PS 3または75歳以上ではカルボプラチンとエトポシドの併用療法がそれぞれ行われる．

## (2) 小細胞肺がんの再発治療

小細胞がんは初回化学療法に反応しやすいが，大部分が再発する．再発のパターンによって，以下の治療方法を選択する．

### 1) Sensitive relapse

初回治療終了後，90日以上経過して再発した症例をsensitive relapseという．初回治療で腫瘍が縮小しており，二次治療の有効性が期待できる．ノギテカン塩酸塩が再発小細胞肺がんに対する標準治療とみなされている．日本ではアムルビシン塩酸塩についても，再評価されている．

### 2) Refractory relapse

初回治療終了後，90日以前に再発した症例（sensitive relapseでない症例）をrefractory relapseという．二次治療の有効に乏しく，予後不良である．

## (3) 非小細胞肺がんの初回治療（図4-1）

### 1）Ⅰ期

手術または手術と術後化学療法が原則である．医学的理由や患者の希望で手術が非適応となる症例では，放射線療法を行う．

### 2）Ⅱ期

手術または手術と術後化学療法が原則である．手術後の病理病期がⅠB〜ⅢAの症例では術後化学療法を行う．Ⅰ期と同様に，医学的理由や患者の希望で手術が非適応となる症例では，放射線療法を行う．

### 3）ⅢA期

手術（完全切除可能症例），放射線療法，化学療法を組み合わせた集学的治療を行う．術前化学療法や放射線療法，術後の放射線療法の有効性は未確立であり行わない．

### 4）ⅢB期

放射線療法と化学療法を組み合わせた治療が第一選択となる．奏功率の面からは放射線同時併用化学療法が勧められる．化学療法を先行し放射線療法を追加，放射線療法のみ，化学療法のみの選択肢も考慮する．

### 5）Ⅳ期

緩和療法と化学療法が治療の中心となる．手術や胸部への根治的放射線療法を行うことはほとんどない．疼痛緩和も必要となる．また，呼吸困難に対しては酸素投与が中心となり，自宅で酸素吸入のできる在宅酸素療法（HOT：home oxygen therapy）の適応がある．

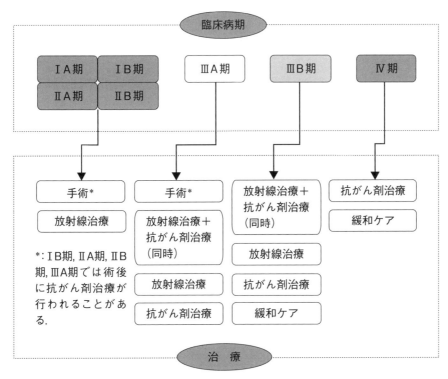

図 4-1 非小細胞肺がんの治療戦略

(がん情報サービス，国立がん研究センターがん対策情報センター，http://ganjoho.jp/public/cancer/lung/print.html)

### (4) 非小細胞肺がんの初回化学療法
### 1) 進行非小細胞肺がん（図 4-2）
#### ① EGFR, ALK 共に陰性の場合

プラチナ製剤を含む併用療法が勧められる．プラチナ製剤併用レジメンの投与期間は 6 コース以下とすることが勧められる．第 3 世代抗がん剤とプラチナ製剤との併用レジメンは，いずれのレジメンも効果は同等である．非扁平上皮がんでは，ベバシズマブの適応があればプラチナ製剤併用レジメンとの併用を行う．扁平上皮がんではペメトレキセドナトリウム水和物とベバシズマブは投与しない．シスプラチン＋ペメトレキセドナトリウム水和物 4 コースで悪化が認めらない患者では，ペメトレキセドナトリウム水和物の維持療法を行う．

第 1 選択として使用できるプラチナ製剤併用レジメンを以下に示す．

●シスプラチン＋ペメトレキセドナトリウム水和物

【治療】

シスプラチン　80 mg/m$^2$　第 1 日目

ペメトレキセドナトリウム水和物　500 mg/m$^2$　第 1 日目　3 週ごとに 6 コース以内（維持療法を行う場合は 4 コースで終了し，ペメトレキセドナトリウム水和物単剤のみを投与）

【主な副作用】

Grade 3 以上の血液毒性は以下の通り．

白血球減少：約5％，好中球減少：約15％，貧血：約6％，血小板減少：約4％
Grade 3 以上の悪心／嘔吐：6〜7％

【特徴】
　非扁平上皮がんに対するレジメンとして推奨される．葉酸を本剤初回投与の7日以上前から1日1回0.5 mg 連日経口投与する．なお，本剤の投与を中止又は終了する場合には，本剤最終投与日から22日目まで可能な限り葉酸を投与する．またビタミン$B_{12}$を本剤初回投与の少なくとも7日前に，ビタミン$B_{12}$として1回1 mgを筋肉内投与する．その後，本剤投与期間中及び投与中止後22日目まで9週ごと（3コースごと）に1回投与する．

●シスプラチン＋ゲムシタビン塩酸塩

【治療】
シスプラチン　80 mg/m$^2$　第1日目
ゲムシタビン塩酸塩　100 mg/m$^2$　第1日目，第8日目　3週ごとに4〜6コース

【主な副作用】
Grade 3 以上の血液毒性は以下の通り．
白血球減少：約30〜35％，好中球減少：約60％，貧血：約20〜30％，血小板減少：30〜40％程度
Grade 3 以上の悪心／嘔吐：約50％

【特徴】
　他のレジメンよりも白血球減少，好中球減少，末梢神経障害，脱毛の頻度が低い．一方で血小板減少の頻度は高い．dose intensity（単位時間当たりの抗がん剤の投与量）を高めるため，第15日目はゲムシタビンを投与しない3週毎の本レジメンがよく用いられている．

●カルボプラチン＋パクリタキセル

【治療】
カルボプラチン　AUC 6　第1日目
パクリタキセル　210 mg/m$^2$　第1日目　3〜4週ごとに4〜6コース

【主な副作用】
Grade 3 以上の血液毒性は以下の通り．白血球減少のnadir（血球数が一番少ない数になった状態）は第14日目頃．
白血球減少：約50％，好中球減少：約80〜90％，貧血：約15％，血小板減少：10％未満
Grade 2 以上の悪心／嘔吐：25％程度

【特徴】
　投与2〜3日後から関節痛，筋肉痛が出現することもある．末梢神経障害が用量規定因子であり，回数を重ねるとしびれは増強する．治療後1年経過しても，指先や足底のしびれは残存していることが多い．脱毛が最も高頻度に生じるレジメンであり，第15日目頃より抜け始め，ほとんど髪の毛はなくなる．アレルギー予防のためにデキサメタゾン，ヒスタミン$H_1$・$H_2$受容体拮抗薬による前投薬が必要である．

●シスプラチン＋ドセタキセル水和物

【治療】

シスプラチン　80 mg/m² 　第1日目

ドセタキセル水和物　60 mg/m² 　第1日目　3〜4週ごとに4〜6コース

【主な副作用】

Grade 3以上の血液毒性は以下の通り．白血球減少のnadirは第10日目〜第12日目頃．

白血球減少：約50％，好中球減少：約70〜80％，貧血：約10％，血小板減少：1〜5％程度

Grade 3以上の悪心/嘔吐：約10％

【特徴】

　脱毛は第15日目〜第16日目頃より始まり，ほとんど髪の毛はなくなる．特異的な副作用として全身倦怠感や体液貯留・浮腫が認められ，これらの副作用に対してはステロイドで対処する．

●カルボプラチン＋ゲムシタビン塩酸塩

【治療】

カルボプラチン　AUC 4〜5　第1日目

ゲムシタビン塩酸塩 100 mg/m² 　第1日目，第8日目　3〜4週ごとに4〜6コース

【主な副作用】

Grade 3以上の血液毒性は以下の通り．白血球減少のnadirは第14日目頃．

好中球減少：約40％，貧血：約30％，血小板減少：約50％

Grade 2以上の悪心，嘔吐：15％程度

【特徴】

　他のプラチナ併用レジメンと比較して腎毒性や消化管毒性などが軽く，大量の補液も必要とせず，しびれや脱毛も少ない．外来化学療法に適したレジメンである．カルボプラチン＋パクリタキセルとほぼ同等の有効性があることが示されている．

●シスプラチン＋イリノテカン塩酸塩水和物

【治療】

シスプラチン 80 mg/m² 　第1日目

イリノテカン塩酸塩水和物 60 mg/m² 　第1日目，第8日目，第15日目　4週ごとに4〜6コース

【主な副作用】

Grade 3以上の血液毒性は以下の通り．

白血球減少：約50％，好中球減少：約80％，貧血：約30％，血小板減少：5〜10％

Grade 3以上の悪心/嘔吐：約50〜60％

【特徴】

　下痢と白血球減少が用量規定因子であるが，Grade 2以上の下痢が他のレジメンと比べると多く，第15日目頃の遅発性下痢と好中球減少が重なると，ときに致死的な経過をたどることがあるため注意が必要である．

●シスプラチン＋ビノレルビン酒石酸塩

【治療】

シスプラチン 80 mg/m² 　第1日目

ビノレルビン酒石酸塩　25 mg/m² 第1日，第8日目　3週ごとに4〜6コース
放射線療法と併用する際には，ビノレルビン酒石酸塩は20 mg/m²で4週ごとに投与する
【主な副作用】
Grade 3以上の血液毒性は以下の通り．
白血球減少：60〜70％，好中球減少：約90％，貧血：約30％，血小板減少：1〜5％
Grade 3以上の悪心，嘔吐：約30〜40％
【特徴】
　白血球減少と好中球減少が用量規定因子である．投与初日はビノレルビン酒石酸塩による血管炎・静脈炎に注意する．数日経ってから血管炎・静脈炎が出現することもあるため，経過観察が必要である．
便秘にも注意が必要である．

●カルボプラチン＋テガフール・ギメラシル・オテラシルカリウム配合剤
【治療】
カルボプラチン　AUC 5　第1日目
テガフール・ギメラシル・オテラシルカリウム配合剤　80 mg/m²/day
14日間投与し7日間休薬　3週ごとに4〜6コース
体表面積1.5 m²以上では60 mg/回，体表面積1.25〜1.5 m²では50 mg/回，体表面積1.25 m²未満では40 mg/回
【主な副作用】
全Gradeの血液毒性は以下の通り．
白血球減少：約5％，好中球減少：約20％，貧血：約20％，血小板減少32.6％
全Gradeの非血液毒性は以下の通り．
悪心，嘔吐：約6％，下痢：約30％
【特徴】
　骨髄抑制は比較的軽度であり，外来化学療法に適したレジメンである．カルボプラチン＋パクリタキセルに対して，全生存期間において非劣性が証明されている．下痢など消化器関連の有害事象発現頻度が比較的高い．

② **EGFR陽性，ALK陽性の場合**
　EGFR遺伝子変異陽性患者では1次治療にEGFRチロシンキナーゼ阻害剤を単剤で投与する．ゲフィチニブやエルロチニブ塩酸塩と比較してアファチニブマレイン酸塩は皮疹や下痢の頻度が高い．一方，ゲフィチニブは肝障害の頻度が高い．エルロチニブ塩酸塩は脳転移症例に特に有効である．EML4-ALK転座陽性患者では1次治療にクリゾチニブを単剤で投与する．クリゾチニブよりアレクチニブ塩酸塩の方が副作用は軽度である．しかし，どの薬剤から使うべきか，必ずしも明確ではない．

2) **Ⅰ・Ⅱ・ⅢA期非小細胞肺がんの初回化学療法**
　術前補助化学療法の有効性は確立していない．術後病理病期Ⅰ期完全切除例の一部では，テガフール・ウラシル配合剤療法を行う．術後補助化学療法として，EGFR-チロシンキナーゼ阻害剤やベバシズマブの投与は行わない．Ⅱ・ⅢA期ではシスプラチン併用化学療法を行うべきで

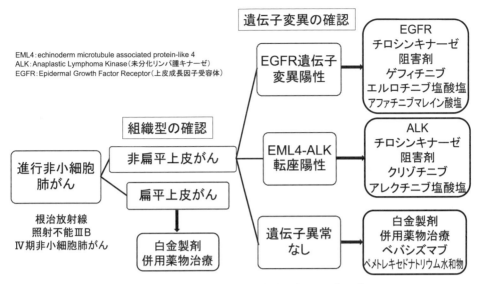

図4-2 進行非小細胞肺がんの薬剤選択アルゴリズム

ある．病理病期IからIIIAまでの非小細胞肺がん術後補助化学療法のレジメンとしては，IA期・IB期であればテガフール・ウラシル配合剤250 mg/m²/dayを2年から3年間内服することが推奨される．また，IIA期・IIB期・IIIA期であればシスプラチン併用化学療法が推奨される．通常，非扁平上皮がんであればシスプラチン80 mg/m² 第1日目とビノレルビン酒石酸塩25 mg/m² 第1.8日目を3週ごとに4サイクル行う．その他許容可能なプラチンベースのレジメンとしてはシスプラチンまたはカルボプラチンにゲムシタビン塩酸塩，ドセタキセル水和物，テガフール・ギメラシル・オテラシルカリウム配合剤，ペメトレキセドナトリウム水和物（非扁平上皮の場合のみ）を組み合わせた2剤併用療法が選択可能である（図4-3）．

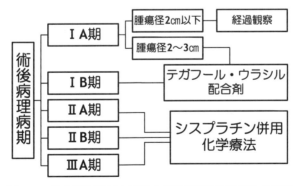

図4-3 非小細胞肺がんに対する術後補助化学療法の原則

●薬剤一覧表（➡巻末付録2参照）

## 4-1-2 薬学的介入の視点

### (1) 皮膚障害

ゲフィチニブなどの分子標的治療薬による皮膚障害（発疹，手足症候群など）に対する中心的治療薬はステロイド外用剤である．また，皮膚乾燥や掻痒症を合併していることが多く，そのために保湿剤，抗アレルギー剤などを適切に組み入れることが，分子標的治療薬の皮膚症状マネジメントにつながる．皮膚障害の多くは投薬開始から2～4週間後に症状が発現するとされており，予防対策を視野に入れた早期からの対応が重要である．

#### 1) 挫創様皮疹

EGFR阻害剤による挫創様皮疹は，初期段階よりステロイド外用剤を用いた治療が中心となる．顔面であっても比較的強いステロイドを使うことが推奨されているが，症状の改善をみながら弱いステロイドに変更していく必要がある．ミノサイクリン塩酸塩には，好中球遊走抑制作用，*Pseudomonas aeruginosa* の増殖抑制作用，活性酸素の抑制作用などによる抗炎症作用が期待できるため，掻痒や挫創様皮疹の症状悪化時には1～2週間程度ミノサイクリン塩酸塩（100 mg/day）を服用する．

#### 2) 乾皮症

保湿剤の外用に加え，湿疹化の程度に応じて適切な強さのステロイド外用剤を併用する．第二世代の抗ヒスタミン薬も有効性が期待できる．

#### 3) 爪囲炎

軽症であれば洗浄による清潔保持，ガーゼ保護，冷却，テーピング指導で改善する．炎症が強い場合はステロイド外用剤，肉芽形成に対しては凍結療法，感染症合併例には抗菌薬の投与を行う．

#### 4) ゲフィチニブの薬物相互作用

薬物代謝酵素シトクロム P450（CYP）3A4 活性を阻害する薬剤との併用では薬物代謝が阻害されるため，血中濃度が上昇する可能性がある．一方，CYP3A4 を誘導する薬剤との併用では薬物代謝が促進され，血中濃度が低下する可能性がある．また，制酸薬の併用により約6～7時間にわたり胃内 pH を5以上で維持したところ，血中濃度曲線下面積（area under the curve；AUC）が約50％減少したと報告されているため，プロトンポンプ阻害薬，ヒスタミン $H_2$ 受容体拮抗薬との併用は極力避けるべきである．このようにゲフィチニブを投与する際には，十分な薬効を確保するために併用薬を確認する必要がある．

## 4-1-3 薬学的介入

本患者はかかりつけ医より，アムロジピンベシル酸塩口腔内崩壊錠，ラベプラゾールナトリウム錠を処方され定期服用している．今回，肺がんの治療目的で追加されたゲフィチニブは，薬物相互作用が知られており注意が必要である．まず，高血圧症で処方されているアムロジピンベシル酸塩口腔内崩壊錠の代謝には，主として薬物代謝酵素 CYP3A4 が関与していると考えられている．添付文書も含め，文献的にはゲフィチニブとアムロジピンベシル酸塩との相互作用に関す

る報告は見られない．しかし，ゲフィチニブとアムロジピンベシル酸塩は共にCYP3A4がその代謝に関与していることから，競合的阻害により相互作用が生じる可能性も否定できない．また，ゲフィチニブとラベプラゾールナトリウムとの併用により，ゲフィチニブのAUCが低下し十分な臨床効果が得られない可能性がある．本症例では，肺がん治療が最優先であることから，アムロジピンベシル酸塩についてはCYP3A4がその代謝に関与しないアンジオテンシンⅡ受容体拮抗薬（ARB）への変更を考慮する．また，ラベプラゾールナトリウムについては胃酸分泌に影響を与えにくいレバミピドやテプレノンへの変更を考慮する．

## 4-1-4 薬学的介入後の経過

### (1) 主治医への提案

現行処方のまま，ゲフィチニブをアムロジピンベシル酸塩やラベプラゾールナトリウムと併用した場合，ゲフィチニブの血中濃度が変動し，作用の減弱や副作用が発現する可能性がある．そこで，アムロジピンベシル酸塩についてはCYP3A4がその代謝に関与しないアンジオテンシンⅡ受容体拮抗薬（ARB）への変更を，ラベプラゾールナトリウムについては胃酸分泌に影響を与えにくいレバミピドやテプレノンへの変更をそれぞれ主治医に提案した．

### (2) 転帰

主治医は薬剤師からの提案に沿って，アムロジピンベシル酸塩はロサルタンカリウムへ，ラベプラゾールナトリウムはレバミピドにそれぞれ変更し，ゲフィチニブの投与が開始された．ゲフィチニブの投与開始後は急性肺障害，間質性肺炎を疑わせる所見を認めることもなく投与継続が可能であった．ゲフィチニブ投与前には高値であったSLXも低下に転じ，ゲフィチニブは有効との判断から外来にて継続投与とし経過観察することになった．

### (3) 介入によるアウトカム

本症例は薬剤師の関与により，相互作用によるゲフィチニブの血中濃度変動のリスクを回避し，ゲフィチニブの安全投与に寄与することで，患者生命予後の改善に貢献できた事例である．

## 4-1-5 確認問題

**問4-1-1** ALK融合遺伝子陽性の非小細胞肺がんに用いる薬物として最も適切なのはどれか．1つ選べ．

1. ゲフィチニブ
2. クリゾチニブ
3. パゾパニブ塩酸塩
4. ソラフェニブトシル酸塩
5. ダサチニブ水和物

（薬剤師国家試験第101回問65）

問 4-1-2　62歳女性．再発非小細胞肺がんの化学療法の目的で，以下の治療が行われた．
処方 1
　　デキサメタゾンリン酸エステルナトリウム注射液 4.95 mg
　　グラニセトロン塩酸塩注射液 1 mg
　　生理食塩液 50 mL
　　　15 分点滴静注（第 1 日目）
処方 2
　　ペメトレキセドナトリウム水和物 500 mg/m$^2$
　　生理食塩液 100 mL
　　　10 分点滴静注（第 1 日目）
処方 3
　　カルボプラチン AUC 6
　　生理食塩液 250 mL
　　　60 分点滴静注（第 1 日目）

本患者に関する記述のうち，誤っているのはどれか．2 つ選べ．
1. 本患者が上皮成長因子受容体（EGFR）遺伝子変異陽性であれば，まず 1 次治療としてゲフィチニブの投与が推奨される．
2. リスクがなければ，本治療にベバシズマブを加えることが推奨される．
3. ペメトレキセドナトリウム水和物による，末梢神経障害が高頻度で発症する．
4. 葉酸を併用する必要がある．
5. ビタミン B$_6$ を併用する必要がある．


問 4-1-3　63歳男性．がん化学療法未治療で，進行再発の非小細胞非扁平上皮肺がんの患者．
　本患者の処方に関する記述のうち，誤っているのはどれか．2 つ選べ．
処方 1
　　　エルロチニブ塩酸塩錠 150 mg　1 回 1 錠（1 日 10 錠）
　　　　1 日 1 回　食事の 1 時間前に服用

1. この患者は，EGFR（上皮成長因子受容体：epidermal growth factor receptor）の変異が陽性である．
2. 重度の皮膚障害を起こしやすい．
3. 間質性肺炎の発現に注意する．
4. 肺がんの術後補助化学療法にも適応がある．
5. 副作用のため継続が困難な場合，イマチニブメシル酸塩に変更できる．

## Column アスベストと中皮腫との関係を教えてください．

　中皮細胞から発生するがんを中皮腫という．その発生する場所によって，胸膜中皮腫，心膜中皮腫，腹膜中皮腫などがあり，以前は，中皮腫には悪性と良性があると説明されてきた．しかし現在は，中皮腫といえば悪性腫瘍用を意味している．中皮腫は，そのほとんどがアスベスト（石綿）を吸入したことにより発生する．また，アスベストを吸入した労働者だけでなく，労働者の家族やアスベスト関連工場周辺の住民にも発生している．アスベストの曝露が多いほど，またその期間が長いほど発症のリスクが高くなる．発症は女性より男性に多いものの，女性患者の中にはアスベストとの関連が明確でない症例も散見される．アスベストの吸入から中皮腫が発症するまでの期間は25年から50年程度（平均で40年）とされている．（がん情報サービス　中皮腫：http://ganjoho.jp/public/cancer/mesothelioma/ 参照）

**参考文献**
1) 日本肺がん学会，EBM の手法による肺がん診療ガイドライン 2015 年

## 4.2 乳がん（Breast Cancer）

### 症　例

**1. 患者**

1) 66歳女性．専業主婦で出産歴はない．現在服用中の薬剤や健康食品の摂取に特記事項はない．糖尿病，高血圧症，不眠症にて近医の糖尿病クリニックで加療中である．家族は元会社員で72歳の夫と2人暮らしである．

2) 病名
 ・左乳がん Stage ⅡB
 ・糖尿病
 ・高血圧症
 ・不眠症

3) 嗜好
 ・喫煙歴なし．
 ・アルコールは体質的に飲むことができない．

**2. 現病歴**

1) 入院までの経緯

　20XX年8月，左乳房の腫瘤を自覚し精査の結果乳がんと診断され，同年11月に手術が行われた．PR（−），ER（−），HER2（3＋），Ki-67（75％），pT2N1M0 Stage ⅡBであった．同年12月14日より，術後補助化学としてAC療法の1コース目が行われた（処方1から処方6）．同年12月22日の再診時には特に問題はなく，次回のAC療法2コース目を翌年1月4日に行うこととし，外来治療の予約を入れた．しかし，同年12月30日になり38度を超える発熱と腰痛を主訴に救急外来を受診した．この際，腰椎圧迫骨折を認めており，本人の話によると自宅で何回も転倒して頭部を打撲したとのことであった（画像診断で頭部に異常は認められなかった）．

　患者は既往歴として糖尿病，高血圧症，不眠症があり，処方7から処方10までをかかりつけ医より処方され服用している．

2) 入院時検査値

　白血球数 5,300/$\mu$L，赤血球数 366万/$\mu$L，Hb 10.9 g/dL，血小板数 48.0万/$\mu$L，CRP 6.69 mg/dL，血清総タンパク 6.7 g/dL，LDH 326 IU/L，AST 17 IU/L，ALT 18 IU/L，総ビリルビン 1.0 mg/dL，ALP 151 IU/L，BUN 5.5 mg/dL，クレアチニン 0.38 mg/dL，AMY 42 IU/L，CK 32 IU/L，e-GFR 123.6 mL/min/1.73 m$^2$，Na 140 mEq/L，K 4.7 mEq/L，Cl 103 mEq/L，BS-随時 227 mg/dL，血圧 126/80 mmHg，体温 38.5度，来院時の意識状態は良好

3. 処方せん

処方1
アプレピタントカプセル 125 mg　1回1カプセル（1日1カプセル）
処方3投与開始60〜90分前

処方2
パロノセトロン塩酸塩　0.75 mg
デキサメタゾンリン酸エステルナトリウム　9.9 mg
生理食塩液　50 mL
15分間点滴静注　第1日目

処方3
ドキソルビシン塩酸塩　60 mg/m$^2$
生理食塩液　50 mL
15分間点滴静注　第1日目

処方4
シクロホスファミド水和物　600 mg/m$^2$
生理食塩液　250 mL
1時間点滴静注　第1日目

処方5
アプレピタントカプセル 80 mg　1回1カプセル（1日1カプセル）
1日1回　朝食後　第2日目，第3日目

処方6
プロクロルペラジンマレイン酸塩錠　5 mg　1回1錠（1日3錠）
1日3回　毎後　第1日目〜第7日目

処方7
グリメピリド　1 mg　1回1錠（1日1錠）
1日1回　朝食前

処方8
インスリングラルギン（ランタス XR 注ソロスター®）16単位注射
1日1回　朝食前　皮下注射

処方9
オルメサルタンメドキソミル錠　20 mg　1回1錠（1日1錠）
1日1回　朝食後

処方10
ゾルピデム酒石酸塩錠　10 mg　1回1錠（1日1錠）
ニトラゼパム錠　5 mg 1×就寝　1回1錠（1日1錠）
1日1回　就寝前

## 4-2-1 薬学的介入のための基礎知識

### 1 疫学
#### (1) 発症頻度
日本の 2014 年の乳がん死亡数は女性 13,240 人で，がん死亡全体の 8.8％を占める．2011 年の乳がん罹患数（全国推計値）は，女性 72,472 人で，罹患全体の 20.4％を占める．罹患率は 30 歳代から高くなり，50 歳前後でピークとなる．その後は，高齢になるにつれて低くなる．

#### (2) リスク要因
乳がんはその発生や増殖にエストロゲンが強く関わっている．内因性のエストロゲンレベルが高いと乳がんのリスクとなる．また，経口避妊薬の投与により，外因性ホルモンの影響を受ける．その他に，初経年齢が低い，閉経年齢が高い，出産暦を有しない，初産年齢が高い，授乳暦を有さないことなどが乳がん発症のリスク因子となる．一方，肥満は閉経後乳がんの危険因子であることが確立されていたが，最近の欧米の研究で閉経前の場合では，肥満が逆に乳がんリスクを低下させるとの指摘もある．食事については乳がんとの様々な関連性が指摘されているが，アルコール摂取以外は確立されたリスク因子はない．

#### (3) 予後
1997 年から 2000 年までの診断例をもとにした 5 年相対生存率はⅠ期で 98％，Ⅱ期で 92％，Ⅲ期で 68％，Ⅳ期で 32％，全体で 87％となっている．

### 2 病態・病因
#### (1) 乳がんの組織型
乳がんは非浸潤がんと浸潤がんに大分類される．
1) 非浸潤がん
がん細胞が乳管内あるいは小葉内に限局し，間質への浸潤が見られないもので，乳がん全体の 15％未満を占める．非浸潤がんはさらに，非浸潤性乳管がんと非浸潤性小葉がんに分かれ，その大部分が非浸潤性乳管がんである（図 4-4）．非浸潤性乳がんは，TNM 分類では 0 期に分類される．リンパ節や遠隔転移を起こさないため外科療法や放射線療法などの局所療法が主体となり，術後放射線療法を併用した乳房温存療法が推奨される．ER 陽性の患者に対してタモキシフェンクエン酸塩の 5 年間投与が考慮される．
2) 浸潤がん
乳がん全体の 85％が浸潤がんで，浸潤性乳管がんが大半を占める．その他に特殊型，パジェット病がある．特殊型の頻度は乳がん全体の 10％程度である．

#### (2) 浸潤・転移様式
乳がんは血行性，リンパ行性に遠隔転移をきたす．遠隔転移の好発部位は，頻度の高い順位に骨，肺，皮膚，リンパ節，肝，胸膜，中枢神経の順となる．

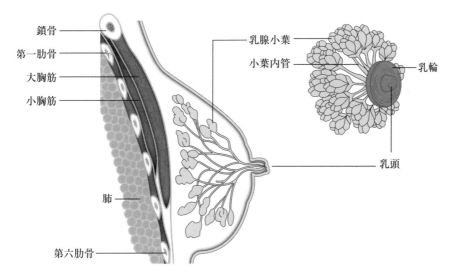

図4-4 乳房の腺と腺管

### 3 臨床症状

乳がんは痛みを伴わない乳房腫瘤として，患者自身が自ら受診する場合も多い．典型的な浸潤がんでは不整形，弾性硬で，皮膚のえくぼ状所見を伴うこともある．また，腫瘤は形成せず，乳腺の硬結，血性乳頭分泌，乳頭陥没，乳房の非対称などを認めることもある．症状が進行すると局所で腫瘤が増大し，皮膚潰瘍や結節を形成し胸壁への浸潤を認めるようになる．

### 4 診断

#### (1) 乳房の画像診断

#### 1) マンモグラフィ検査

乳房のX線撮影のことである．がんの早期発見を目的とした自治体の乳がん検診では従来，乳房の視触診が行われていたが早期発見が難しいため，日本では現在はマンモグラフィ検査と視触診を組み合わせた検診が実施されている．対象年齢は40歳以上で，2年に1回受診することが推奨されている．マンモグラフィ検査では，腫瘍の有無，大きさや形，石灰化の有無が明らかとなる．乳房にはさまざまな石灰化が見られることがあり，石灰化の約7割は良性である．乳がんの約半数は石灰化が認められるため，マンモグラフィ検査を受けることで，触診では発見できない5mm程度のがんも発見が可能である．

#### 2) 乳腺超音波検査

腫瘤性病変の良性・悪性の鑑別に有用である．マンモグラフィ検査で偽陰性になりやすい若年者の乳がんスクリーニングを補完する検査法である．また，超音波を使用しているためマンモグラフィ検査のような被爆がない．したがって，妊娠中でも検査を受けることができる．

#### 3) 乳腺MRI・CT検査

乳がんはガドリニウム造影MRIにて造影されるため，乳房内における腫瘍の進展度の診断に用いられる．ただし，良性腫瘍も造影されるため特異度に問題がある．

## (2) 病理組織学的診断法

### 1) 穿刺吸引細胞診

針をつけた注射器を超音波ガイド下で腫瘤に刺し，細胞を吸引して細胞を直接検査する方法である．最も簡便で侵襲の少ない検査方法であるが，検体の状態により偽陰性となりやすかったり，検査者の技量により結果が左右されたりすることがある．

### 2) 針生検

細胞診に用いる針より太めの針を超音波ガイド下で腫瘤に刺入し，組織片を切離・採取して顕微鏡下で病理診断する方法であり，全世界的に行われている．穿刺吸引細胞診と比較して情報量が多く，病理診断が容易となる．組織診以外に，エストロゲン受容体，プロゲステロン受容体やHER2の検査にも利用される．最近では，これらの方法に加えて，1回の採取で複数の大きな組織片を採取できるステレオマンモグラフィガイド下の陰圧吸引式針生検（マンモトーム）装置が開発され，診断が困難な微細石灰化巣や微小病変の生検をより確実に行えるようになった．

### 3) 切除生検

上記検査でも病理学的な診断を確定することが困難な場合，外科的切除による生検を行う．

## (3) 予後因子

### 1) 非浸潤がんの予後因子

非浸潤がんは乳房切除により良好な予後が得られる．非浸潤性小葉がんは，他の病変の生検時に偶発的に発見されることが多く，将来浸潤がんが発生する危険因子であると考えられている．一方，非浸潤性乳管がんは，マンモグラフィの異常所見で発見される．

### 2) 手術可能な浸潤がんの予後因子

浸潤がんの予後因子は，術後補助化学療法の適応を決定する上で重要となる．

① 年齢

35歳未満の若年者は予後不良である．若年者では，組織異型が高度で，脈管侵襲が強く，ホルモン受容体が陰性であることが多い．

② 腋窩リンパ節転移

腋窩リンパ節への転移の有無とその個数は重要な予後因子である．腋窩リンパ節への転移が陰性の患者群では予後が比較的良好であることが知られている．

③ 腫瘍浸潤径

腫瘍浸潤径は，腋窩リンパ節転移の有無に次いで重要な予後因子である．特に，腋窩リンパ節への転移が陽性の患者群で，その意義が大きいとされている．

④ 組織型

乳がんでは前述したように，浸潤がんのうち，浸潤性乳管がんが大半を占めている．特殊型の中で，管状がんと粘液がんは予後良好であり，長期再発のリスクは10％未満である．

⑤ 異型度

浸潤性乳管がんを形態学的に亜分類する方法として，異型度が用いられる．本亜分類法は，独立した予後因子となる．

⑥ 脈管侵襲

腫瘍周囲のリンパ管内に腫瘍閉塞を有する乳がんは，リンパ管侵襲を伴わない乳がんに比べ，予後が不良であるとされている．一方，腋窩リンパ節への転移が陽性の患者群におけるリンパ管侵襲の意義は不明である．

⑦　ホルモン受容体・HER2 受容体

エストロゲン受容体（ER），プロゲステロン受容体（PR），HER2 受容体がいずれも陰性の乳がん（triple negative）に対しては，レセプターを標的とした特異的な治療法が存在しないため予後不良であるとされている．

⑧　サブタイプ分類

分子マーカーを組み入れたサブタイプ分類が予後予測因子として広く用いられている．さらに，そのサブタイプ毎に使用すべき術後補助化学療法が選択されている．現在，ER，PR，HER2 受容体の発現状況と細胞増殖因子である Ki67 を組み合わせ，推奨される術後補助化学療法が呈示されている．Ki67 は細胞が分裂するときに出現するタンパク質であり，核内に局在している．細胞の増殖能の指標である Ki67 は，その抗体で免疫染色を行い，標識率 14％を境にタイプが評価される．

### 3）転移性乳がんにおける予後因子

転移性乳がんは治療困難な病態であり，一概に予後を予測することはできない．

## 5 治療

### (1) 外科療法

外科療法は主に乳房の切除と，リンパ節に対する検査や切除の 2 つに分けられる．乳房の切除には乳房切除術と乳房温存術の二種類があり，腫瘍の大きさや浸潤の程度によって術式が変わる．乳房温存術の禁忌としては，

①　多発がんが異なる乳腺腺葉細胞領域に認められる
②　広範囲にわたる乳がんの進展が見られる
③　温存乳房への放射線療法が行なえない
④　腫瘍径と乳房の大きさのバランスから整容的に不良な温存乳房の形態が想定される
⑤　患者が乳房温存療法を希望しない

などの場合がある．

### 1）Stage Ⅰから Stage ⅢA（T3N1M0 のみ）の浸潤性乳がん

乳房温存療法を希望する場合，術前化学療法を行う．術前化学療法の目的は腫瘍を縮小させ乳房温存率を向上させることである．術前の化学療法が奏功しない場合，乳がんサブタイプによっては分子標的薬であるトラスツズマブの投与も考慮する．

### 2）Stage ⅢA（T3N1M0 以外）から Stage ⅢC の浸潤性乳がん

原則として外科療法を行うことができない．術前化学療法が奏功した場合，乳房温存術や乳房切除術を行う．乳房温存術は腫瘍径が 3 cm 以下のものを標準療法としている．

### 3）Stage Ⅳの浸潤性乳がん，再発乳がん

外科療法や放射線療法などの局所療法ならびに必要に応じた全身的薬物療法を行う．転移や遠隔再発の場合，症状緩和，症状発現予防，延命を目的とした全身治療を行う．

**(2) 術前薬物療法**

**1) 術前化学療法**

　術前化学療法は，腫瘍の縮小により乳房温存術が行える，乳房温存率の上昇により患者の精神的苦痛が軽減できる，抗がん剤の感受性をチェックできる，などの利点がある．術前化学療法のみで病理学的完全奏功が見られた場合，5 年生存率が有意に上昇する．一方，術後化学療法は既に全身に飛んでいる潜在的な微少転移を制御することを目的としており，再発や転移の予防のために行うものである（予後を決めるのは原発巣ではなく転移巣）．日本では術前化学療法が好まれる傾向にあり，手術先行でも術後に化学療法を行うことが確実な場合には，術前化学療法を考慮する．

　ただし，アントラサイクリンを含む化学療法は，術前治療と術後治療を比較しても無病生存率や全生存率には有意差が認められていない．またアントラサイクリンにタキサンを加えることで病理学的には完全奏効率が高まるものの，無病生存率や全生存率に対するタキサンのメリットは証明されていない．

**2) 術前ホルモン療法**

　主に閉経後ホルモン受容体陽性患者に対して，腫瘍の縮小効果を期待してタモキシフェンクエン酸塩が術前に 3～6 か月程度投与されるが，実臨床で推奨されるまでには至っていない．

**(3) 術後薬物療法**

　表 4-1 に示すように，乳がんの術後薬物療法は分子サブタイプ分類により異なった治療戦略が立てられている．サブタイプにより術後に行うべき薬物治療の方針が示されており，内分泌療法，化学療法，抗 HER2 を単独あるいは組み合わせた治療が行われる．

**1) 乳がんの分子サブタイプ分類による治療戦略**

　Luminal タイプは，正常乳腺の上皮細胞に高発現している遺伝子と類似した遺伝子が高発現しているものである．ER と PR のいずれか，もしくは両方が発現している場合が Luminal タイプとなる．Luminal A は HER2 と Ki67 の発現が低いタイプで最も予後が良いとされる．Luminal A は ER や PR が陽性であるため，化学療法による治療ではなく，内分泌療法による効果が高いことが知られている．Luminal B は HER2 の発現により 2 つのタイプに分かれ，Ki67 も低値から高値を示す．予後は A より劣っている．HER2-enriched タイプは臨床で HER2 が過剰発現している乳がんの約半数が該当し，予後不良であったが分子標的薬により予後が改善されている．一方 ER，PR，HER2 全ての発現が陰性の場合を Triple negative といい，予後は最も不良である．

**2) 術後ホルモン療法**（図 4-5）

　サブタイプ分類からも明らかなように，乳がんにはエストロゲン依存性に増殖するタイプのものがある．エストロゲンは閉経前と閉経後では異なった経路で生成される．閉経前乳がん患者では，タモキシフェンクエン酸塩の 5 年もしくは 10 年間の服用が推奨されている．タモキシフェンクエン酸塩 5 年服用後に閉経を迎えていたら，アロマターゼ阻害剤を 5 年追加する．また，タモキシフェンクエン酸塩に LH-RH アゴニストを併用することは選択肢となり得る．一方，閉経後乳がん患者では，タモキシフェンクエン酸塩とアロマターゼ阻害剤が使用されている．アロマターゼ阻害剤を 5 年間服用する Upfront use，タモキシフェンクエン酸塩を 2～3 年を服用後，ア

表4-1 乳がんの分子サブタイプ分類による治療戦略

| サブタイプとその治療方針 | エストロゲンレセプター（ER）プロゲステロンレセプター（PR） | HER2 | Ki67 |
|---|---|---|---|
| Luminal A<br>内分泌療法 | ER and/or PR 陽性 | 陰性 | 14％以下 |
| Luminal B（HER2陰性）<br>内分泌療法±化学療法 | ER and/or PR 陽性 | 陰性 | 高値 |
| Luminal B（HER2陽性）<br>化学療法±抗HER2療法±内分泌療法 | ER and/or PR 陽性 | 陽性 | 低値〜高値 |
| HER2陽性（Enriched）<br>（全症例の10〜15％）<br>化学療法±抗HER2療法 | 陰性 | 陽性 | |
| Triple negative<br>（全症例の15〜20％）<br>化学療法 | 陰性 | 陰性 | |

Luminalタイプは全乳がんの65〜70％

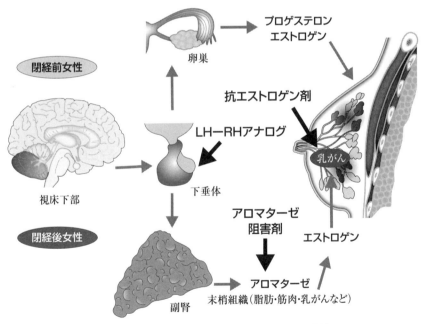

図4-5 エストロゲン産生と抗ホルモン療法

ロマターゼ阻害剤を2〜3年間服用するSwitching use, タモキシフェンクエン酸塩を5年間服用後, アロマターゼ阻害剤を更に内服するExtended useがある.

### 3）術後化学療法

化学療法では, シクロホスファミド水和物, フルオロウラシル, メトトレキサート, ドキソル

表 4-2 主要な術後化学療法レジメン

| 第一世代薬物療法 | |
|---|---|
| CMF | C：100 mg/m², 2週内服・2週休薬, M：40 mg/m², F：600 mg/m², 1週間隔2週連続投与, 2週休薬, 6サイクル |
| AC | A：60 mg/m², C：600 mg/m², 3週1回, 点滴静注, 4サイクル |
| CAF | C：500 mg/m², A：50 mg/m², F：500 mg/m², 3週1回, 点滴静注, 6サイクル |
| 第二世代薬物療法 | |
| FEC | C：500 mg/m², E：100 mg/m², F：500 mg/m², 3週1回, 点滴静注, 6サイクル |
| AC followed by PTX | A：60 mg/m², C：600 mg/m², 3週1回, 点滴静注, 4サイクルに引き続き, PTX：175 mg/m², 3週1回, 4サイクル |
| TC | T：75 mg/m², C：600 mg/m², 3週1回, 点滴静注, 4サイクル |
| 第三世代薬物療法 | |
| TAC | C：500 mg/m², A：50 mg/m², T：75 mg/m², 3週1回, 点滴静注, 6サイクル |
| FEC followed by DTX | C：500 mg/m², E：100 mg/m², F：500 mg/m², 3週1回, 点滴静注, 3サイクルに引き続き, DTX*：100 mg/m², 3週1回, 3サイクル |
| AC followed by PTX or DTX | A：60 mg/m², C：600 mg/m², 3週1回, 点滴静注, 4サイクルに引き続き, PTX：80 mg/m², 週1回, 12サイクル, or DTX*：100 mg/m², 3週1回, 4サイクル |

*国内での承認用量は 75 mg/m²
C：シクロホスファミド水和物, M：メトトレキサート, F：フルオロウラシル, A：ドキソルビシン塩酸塩
E：エピルビシン塩酸塩, PTX：パクリタキセル, TまたはDTX：ドセタキセル水和物

（澤木正孝・佐治重衡, 日本臨床腫瘍学会編（2015）新臨床腫瘍学改訂4版, p.368, 表5, 南江堂より許諾を得て転載）

ビシン塩酸塩, パクリタキセル・ドセタキセル水和物が使用される. この中から2種類もしくは3種類を組み合わせた併用化学療法が行われる. 表4-2に主な化学療法レジメンを示す.

### 4) 術後トラスツズマブ療法

腫瘍径が1 cm 以上の HER2 陽性乳がん患者に対しては, トラスツズマブの1年間投与が有効であることが示されている.

## (4) 転移・再発乳がんの治療

全身治療として薬物療法が原則的に必要である. ホルモン感受性があり, 軟部組織や骨転移・内臓転移があっても生命の危険がない場合は, 内分泌療法から治療が開始される. ホルモン感受性がない場合や生命の危険がある場合は, 化学療法を一次療法から行う. 一次化学療法ではアントラサイクリン系またはタキサン系の薬剤を含むレジメンが推奨される. 二次化学療法では, 薬剤耐性のため一次化学療法で使用されなかった薬剤を使用する. 三次以降化学療法ではカペシタビン, ゲムシタビン塩酸塩, ビノレルビン酒石酸塩, イリノテカン塩酸塩水和物, エリブリンメシル酸塩などの単剤治療が選択肢となり得る.

### 1) ホルモン療法

閉経前乳がん患者では, 一次治療として抗エストロゲン剤と LH-RH アゴニストとの併用療法

に関する有用性が明らかとされている．二次治療ではアロマターゼ阻害剤とLH-RHアゴニストとの併用療法が行われることもあるが，保険適応はない．また，プロゲステロン製剤が二次治療として選択されることもある．閉経後乳がん患者では，アロマターゼ阻害剤のうち，非ステロイド系のアナストロゾール，レトロゾール，ステロイド系のエキセメスタンが一次治療として投与される．二次治療では，抗エストロゲン剤であるフルベストラントが選択される．フルベストラントは主にERの分解を促進することにより，エストロゲンのERへの結合を阻害するステロイド性抗エストロゲン剤である．また二次治療として，プロゲステロン製剤も選択可能である．

### 2）化学療法

アントラサイクリンまたはタキサンを中心とした化学療法が選択される．アントラサイクリンの単剤またはAC，FEC，CAF，パクリタキセル毎週投与（±ベバシズマブ）が選択されるが，ベバシズマブの投与に伴う延命効果は示されていない（日本では転移・再発乳がんに対してパクリタキセルとの併用に限ってベバシズマブの投与が認められているが，米国ではベバシズマブの有用性は認められないとしてその後承認が取り消されている）．その他に，ドセタキセル水和物単剤の3週間毎投与や，アルブミン結合型パクリタキセル単剤の3週間毎投与も選択可能である．

### 3）分子標的薬

HER2陽性の転移・再発乳がんに対する望ましい一次治療としては，ペルツズマブ＋トラスツズマブ＋ドセタキセル水和物，ペルツズマブ＋トラスツズマブ＋パクリタキセルなどがある．トラスツズマブ治療歴のあるHER2陽性の転移・再発乳がんに対する望ましい薬剤としては，トラスツズマブ・エムタンシン（T-DM1）がある．その他の薬剤を選択する場合でも原則，HER2陽性の転移・再発乳がんに対しては治療歴があってもトラスツズマブは使い続けた方がよいとされている．選択可能なレジメンとしては，ラパチニブトシル酸塩水和物＋カペシタビン，トラスツズマブ＋カペシタビン，トラスツズマブ＋ラパチニブトシル酸塩水和物などがある．

●薬剤一覧表（➡巻末付録2参照）

## 4-2-2 薬学的介入の視点

### (1) 発熱の原因

来院時の体温が38.5度，CRP 6.69 mg/dLであることから，まず感染症が疑われる．患者はAC療法を施行されていることから，血球減少に伴う感染症や発熱性好中球減少症が考えられる．しかし，白血球数5,300/$\mu$L，赤血球数366万/$\mu$L，Hb 10.9 g/dL，血小板数48.0万/$\mu$Lと著しい血球異常は認められず，化学療法に直接起因した発熱ではないことが伺える．救急外来を受診した段階で発熱の原因は何らかの感染症によるものと考えられことから，まずは抗生剤の点滴を行うべきである．

### (2) 転倒の原因

主訴の腰痛は，腰椎圧迫骨折が原因と判明したが，患者の話によると自宅で何回も転倒して頭部も打撲したとのことであり，何らかの意識障害や運動機能障害が生じていた可能性がある．画

像診断では頭部に異常は認められなかったことより，薬学的には薬剤性の意識障害や運動機能障害を疑う必要がある．

### 1) アプレピタント

本剤は CYP3A4 の基質であり，軽度から中程度の CYP3A4 阻害（用量依存的）及び誘導作用を有し，CYP2C9 の誘導作用も有する．したがって，アプレピタントを投与する場合，相互作用の発現に注意する必要がある．薬物相互作用に伴う意識障害や運動機能障害の可能性はないか確認する．

### 2) シクロホスファミド水和物

本剤の副作用に，抗利尿ホルモン不適合分泌症候群による低ナトリウム血症の副作用がある．重症例では痙攣や意識障害等を伴うことがあり注意が必要である．

### 3) プロクロルペラジンマレイン酸塩

本剤の副作用に，錐体外路症状によるパーキンソン症候群やジスキネジア（口周部，四肢等の不随意運動等）がある．本症例でも，錐体外路症状により転倒が誘発された可能性がある．

### 4) 糖尿病薬

低血糖症状の出現により，意識障害や運動機能障害が生じる可能性もあり注意を要する．念のため，患者に糖尿病薬のアドヒアランスを確認しておくべきである．

### 5) オルメサルタンメドキソミル

本剤の服用により，何らかの原因で過度な降圧作用が出現し，血圧の低下に伴って意識障害や運動機能障害が生じる可能性がある．

### 6) 睡眠剤

睡眠剤は一般に意識障害や運動機能障害の副作用を生じる可能性があるが，ニトラゼパムは服用後約 2 時間で最高血中濃度に達し，作用時間も 12 時間以上持続する中長時間作用型の睡眠剤である．したがって，本剤の服用タイミングや半減期に影響を及ぼす薬剤との相互作用により，意識障害や運動機能障害が生じる可能性がある．

## 4-2-3 薬学的介入

上述したように，薬剤が原因で意識障害や運動機能障害が生じる可能性が複数存在しているが，症状の出現時期や検査値から因果関係がないと考えられる薬剤もある．

### (1) 症状の出現時期

1 回目の AC 療法が終了してから入院するまでに約 2 週間が経過していることから，AC 療法で用いられた薬剤が影響を及ぼしたとは考えにくい．

### (2) アプレピタントによる相互作用

デキサメタゾンとの併用では，デキサメタゾンの血中濃度が約 2 倍になることが知られている．しかし，デキサメタゾンの血中濃度が上昇した場合，高血糖になることは考えられるが，低血糖になることは考えにくい．また，ニトラゼパムは臨床的に CYP3A4 が代謝に影響を及ぼすこと

はないとされていることから，アプレピタントの相互作用によりニトラゼパムの作用が増強したとは考えにくい．いずれにしても，AC療法の悪心嘔吐対策に投与されたアプレピタントンによる相互作用の影響が，2週間後まで継続している可能性は低い．

### (3) 抗利尿ホルモン不適合分泌症候群

検査値より電解質異常を認めないことから，シクロホスファミド水和物の副作用である抗利尿ホルモン不適合分泌症候群による意識障害や運動機能障害の可能性は考えにくい．

### (4) 錐体外路症状

救急外来を受診した時点で服用は既に終了していたが，制吐剤として用いられたプロクロルペラジンマレイン酸塩の錐体外路症状による意識障害や運動機能障害が原因で，転倒を繰り返していた可能性は否定できない．2コース目以降のAC療法でも引き続きプロクロルペラジンマレイン酸塩の投与を行うべきか検討が必要である．

### (5) 低血糖と血圧低下

入院時の所見や検査結果から，低血糖や血圧低下により意識障害や運動機能障害生じていたとする根拠は乏しい．しかし，患者に糖尿病薬とオルメサルタンメドキソミルの自宅での使用状況（アドヒアランス）を確認する必要はある．

### (6) 睡眠剤

中長時間作用型の睡眠剤であるニトラゼパムにより，意識障害や運動機能障害が生じ，転倒を繰り返していた可能性は否定できない．今後も漫然とニトラゼパムを投与すべきか検討が必要である．

## 4-2-4 薬学的介入後の経過

### (1) 主治医への提案

AC療法開始以降に投与された薬剤の中で，意識障害や運動機能障害が生じ転倒にまで至った原因として考えられるのは，プロクロルペラジンマレイン酸塩またはニトラゼパムである旨を主治医に伝え，今後も継続投与すべきか判断を仰いだ．その結果，制吐剤として用いられたプロクロルペラジンマレイン酸塩は，次回のAC療法より別の薬剤に変更することになった．また，ニトラゼパムについては休薬し，しばらく経過観察する方針となった．

### (2) 患者への服薬指導

自宅での糖尿病薬の使用状況について，糖尿病療養指導士の資格を有する薬剤師が確認したところ，特にアドヒアランスに問題のないことが明らかとなった．念のため同薬剤師が今後も，AC療法の開始時期に合わせ定期的に指導を行うことになった．

### (3) 転帰

発熱とCRPの上昇を認めたが，発熱性好中球減少症は否定されたことから，タゾバクタム・ピペラシリン1回4.5g（力価）を1日3回点滴静注した．投与開始3日目にはCRPの低下を認め，解熱した．この時点で意識障害や運動機能障害は，発熱により誘発された可能性も否定はできなかった．その後容態は安定し，緊急入院して1週間後に患者は退院となった．

### (4) 介入によるアウトカム

本症例は薬学的介入により，意識障害や運動機能障害が生じ転倒と骨折にまで至った患者に行われた薬物治療を振り返り，原因薬剤を推定することで更なるイベントの発生リスク軽減に貢献できた事例である．

## 4-2-5 確認問題

**問 4-2-1** 遺伝性乳がんの発症に関わる遺伝子はどれか．1つ選べ．
1. APC　　2. BRCA1　　3. NF1　　4. p53　　5. RB　　6. VHL

（薬剤師国家試験第101回問234）

**問 4-2-2** 48歳女性．乳がんの術前化学療法として，以下の薬剤が外来化学療法室で投与されることになった．

処方1
　　エピルビシン塩酸塩 100 mg/m$^2$
　　生理食塩液 50 mL
　　　15分点滴静注

処方2
　　シクロホスファミド水和物 500 mg/m$^2$
　　生理食塩液 100 mL
　　　30分点滴静注

処方3
　　フルオロウラシル 500 mg/m$^2$
　　　1回注入（ワンショット）

患者は処方1が投与されている間，入眠しており，看護師が点滴終了間際に観察すると点滴が血管外に漏れていることが判明した．そこで直ちに点滴を中止し必要な処置をした後，デクスラゾキサンが投与された．

本患者に関する記述のうち，正しいのはどれか．2つ選べ．
1. エピルビシン塩酸塩は，炎症性の抗がん剤に分類される．
2. デクスラゾキサンは，アントラサイクリン系抗悪性腫瘍剤以外の血管外漏出に対しても有

効である．
3. デクスラゾキサンは，血管外漏出後6時間以内に可能な限り速やかに投与を開始する．
4. デクスラゾキサンは，必ず筋肉内投与する．
5. 患部を冷却している場合，デクスラゾキサンの投与15分以上前に冷却を終了する．

**問 4-2-3** 52歳女性．HER2陽性の術後再発乳がんに対して，以下の化学療法が行われた．
HER2：human epidermal growth factor receptor type 2（ヒト上皮増殖因子受容体2型）
処方1
　　デキサメタゾンリン酸エステルナトリウム注射液 6.6 mg
　　パロノセトロン塩酸塩 0.75 mg
　　生理食塩液 50 mL
　　　10分点滴静注
処方2
　　ペルツズマブ 840 mg/body
　　生理食塩液 250 mL
　　　60分点滴静注
処方3
　　トラスツズマブ 8 mg/kg
　　生理食塩液 250 mL
　　　90分点滴静注
処方4
　　デキサメタゾンリン酸エステルナトリウム注射液 3.3 mg
　　生理食塩液 50 mL
　　　10分点滴静注
処方5
　　ドセタキセル水和物 75 mg/m$^2$
　　5％ブドウ糖液 250 mL
　　　60分点滴静注

本処方に関する記述のうち，正しいのはどれか．2つ選べ．
1. パロノセトロン塩酸塩は，レセプターへの親和性が強く，制吐作用が持続する特徴がある．
2. ペルツズマブは，血管内皮増殖因子を阻止することにより，腫瘍組織での血管新生を抑制し腫瘍の増殖を阻害する．
3. ペルツズマブは，トラスツズマブと併用するのが原則である．
4. ドセタキセル水和物は，アルコールを含む専用の溶解液のみでしか溶解できない．
5. 処方4は，主としてドセタキセル水和物の制吐目的で投与されている．

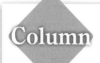

## 乳がんで話題となる BRCA1, BRCA2 遺伝子とは何ですか？

　2013年5月，米国女優アンジェリーナ・ジョリーが BRCA1 の変異を持ち，予防的乳房切除を受けたことを公表した．BRCA1/2（breast cancer susceptibility gene 1/2）は乳がん感受性遺伝子の略語で，腫瘍サプレッサーとして知られている遺伝子の1つである．遺伝性のがんの一般的な診断方法である家族歴の聴取のみで，遺伝性乳がん・卵巣がん症候群（hereditary breast and ovarian cancer：HBOC）を確定することは難しい．そこで HBOC の80％を検出するとされているリスクファクターの BRCA1/2 遺伝子検査を行うことで，早期発見につなげることが可能となる．BRCA1 遺伝子や BRCA2 遺伝子に変異がある場合，がんを発症する生涯リスクは，乳がん 40〜80％，卵巣がん 11〜40％，男性乳がん 1〜10％，前立腺がん 39％，膵がん 1〜7％といわれている．

　HBOC 診療先進国の米国では，遺伝カウンセラーがカウンセリングを行い，医師が診断・治療を行なうといった役割分担がある．しかし日本では，臨床遺伝専門医・認定遺伝カウンセラーが存在するが，その数が十分ではないこともあり体制は未だ整っていない．したがって，BRCA1/2 遺伝子検査を行うべきか，検査結果が陽性となった場合どうするのかなど，日本では解決しなければならない問題点が多い．

## 4.3 胃がん（Gastric Cancer）

### 症例

**1. 患者**

1) 74歳女性．専業主婦で出産歴有り．心房細動にて，ワルファリン等を服用中である．健康食品の摂取に特記事項はない．家族は76歳の夫との2人暮らし．長男は独立している．

2) 病名
　・胃がん（HER2陽性　Stage Ⅳ）
　・肝転移・骨転移
　・心房細動

3) 嗜好
　・喫煙歴なし
　・アルコールは社会的飲酒のみ

**2. 現病歴**

1) 入院までの経緯

　健康診断にて，肝臓の占拠性病変（space occupying lesion：SOL）を指摘され，精密検査を勧められた．総合病院にて胃内視鏡検査を行ったところ，Stage Ⅲの進行胃がんと診断された．胃摘出術と胆嚢摘出術が施行されたが，その後肝転移と骨転移が明らかとなった．そこで，HER2陽性切除不能進行・再発胃がんに対する初回治療として，カペシタビン，シスプラチンとトラスツズマブの3剤併用療法を行う目的で入院した．化学療法を開始する前に，お薬手帳を確認したところ，患者は心房細動の治療目的に，以前から近医よりアムロジピンベシル酸塩錠，ワルファリンカリウム，フロセミドを内服していることが判明した．お薬手帳を参考に持参薬を確認したところ，現在，処方8を服用中であることが明らかとなった．

2) 入院時検査値

　白血球数 7,000/$\mu$L，好中球数 5,800/$\mu$L，赤血球数 362万/$\mu$L，Hb 13.1 g/dL，血小板 21.8万/$\mu$L，LDH 246 IU/L，AST 42 IU/L，ALT 23 IU/L，総ビリルビン 1.6 mg/dL，$\gamma$-GTP 215 IU/L，ALP 1155 IU/L，BUN 31.6 mg/dL，クレアチニン 0.7 mg/dL，e-GFR 61.6 mL/min/1.73 m$^2$，尿酸 5.2 mg/dL，Na 143 mEq/L，K 4.5 mEq/L，PT-INR 1.2，CEA 120.9 ng/mL，CA-19-9 28.4 U/mL

**3. 処方せん**

　処方1
　　　輸液　1日総量 3000 mL を24時間で点滴静注　第1日目
　処方2
　　　アプレピタントカプセル　125 mg

処方 4 投与 60〜90 分前に服用
処方 3
グラニセトロン塩酸塩注射液　1 mg
デキサメタゾンリン酸エステルナトリウム注射液　9.9 mg/m$^2$
生理食塩液　50mL
15 分間点滴静注　第 1 日目
処方 4
シスプラチン　80 mg/m$^2$
生理食塩液　500 mL
2 時間点滴静注　第 1 日目
処方 5
トラスツズマブ　初回 8 mg/kg　2 回目以降 6 mg/kg
生理食塩液　250 mL
30 分点滴静注　第 8 日目
処方 6
輸液　3000 mL 24 時間で点滴静注　第 2 日目と第 3 日目
処方 7
カペシタビン錠　300 mg　1 回 4 錠（1 日 8 錠）
1 日 2 回　朝夕食後　第 1 日目から第 14 日目
処方 8
アムロジピンベシル酸塩錠　5 mg　1 回 1 錠（1 日 1 錠）
ワルファリンカリウム錠　1 mg　1 回 2 錠（1 日 2 錠）
フロセミド錠　10 mg　1 回 1 錠（1 日 1 錠）
1 日 1 回　朝食後

## 4-3-1　薬学的介入のための基礎知識

### 1 疫学

**(1) 発症頻度**

　日本の 2014 年の胃がん死亡数は男性 31,483 人，女性 16,420 人で，それぞれがん死亡全体の 14.1％，10.9％を占める．2011 年の胃がん罹患数（全国推計値）は，男性 90,083 人，女性 41,950 人で，それぞれがん罹患全体の 18.2％，11.8％を占める．近年，わが国のがん罹患数では大腸，肺，前立腺がんが，がん死亡数では大腸がんが順位を上げているのに対して，胃がんは罹患数，死亡数ともに順位を下げている．大腸がん，肺がんの増加原因は高齢化であるとされているが，高齢化の影響を除くと大腸がんは横ばい，肺がんは男性で減少している．また，前立腺がんの増加には PSA 検診の普及も寄与しているとされている．一方，胃がんは高齢化の影響で罹患数・死亡数は増加または横ばいで，高齢化の影響を除くと減少傾向にある．すなわち，胃がん

の罹患数，死亡数がともに順位を下げているのは，他のがん種の増加が胃がんを上回るためと考えられる．また近年，罹患数が増加したのはがん患者の登録精度が向上したことも一因と考えられている．

胃がんの罹患率，死亡率を，年齢別にみた場合，ともに40歳代後半から増加し，男女比では男性のほうが女性より高い．罹患率の国際比較では，東アジア（中国，日本，韓国など）や南米で高く，欧米など白人では低い．アメリカでは，日系，韓国系，中国系移民の罹患率が白人より高く，日本国内では，東北地方の日本海側で高く，南九州，沖縄では低い．

### (2) リスク要因
#### 1) 食事の影響
塩分の多い食品の摂取，野菜，果物の摂取不足がリスク因子とされている．また，喫煙が胃がんのリスクを高めることが多くのコホート研究で明らかとなっている．一方で，飲酒についてはリスクがあるとする根拠は乏しい．

#### 2) ヘリコバクター・ピロリ菌感染
感染者すべてが胃がんになるわけではないが，現在，除菌療法が胃がんの罹患リスクを低下させるという研究結果が集積されつつある．感染が判明した場合，除菌療法が推奨され，定期的な胃検診を受けることが勧められる．

### (3) 予後
胃がんの5年生存率は他のがん種と比べると高めである．生存率を公表している医療機関の中にはStage Ⅰの生存率が100％近いところもある．しかし，Stage Ⅲの後半になると著しく5年生存率が低下する．胃がんの予後に影響を与える因子としては，年齢，深達度，リンパ節転移，遠隔転移，肝・腹膜転移などが報告されている．

## ② 病態・病因
### (1) 病態
胃がんの組織型分類は胃がん取り扱い規約14版を用いることが多いが，国際的にはWHO分類やLauremの分類などがある．日本では分化がんに相当する乳頭腺がん，管状腺がんと，未分化がんに相当する低分化腺がん，印環細胞がん，粘液がんを一般型といい，その他に特殊型と呼ばれる組織型がある．

### (2) 病因
発症原因の多くは不明である．

## ③ 臨床症状
胃がんそのものによる症状と，胃がんに付随して起こる症状とがある．一般的に早期胃がんに症状はなく，がんの進行によって症状が出現する．胃がんの症状は，合併する胃潰瘍や慢性胃炎の症状のことが多いといわれている．

**(1) 胸焼け，食思不振，悪心・嘔吐**

胃がんによって消化管の内腔が狭くなり，食物の通過が悪化し胃部不快感，食欲低下，嘔吐などが生じることある．噴門部や幽門部に原発巣があると，食物の通過障害が起こりやすい．また合併している胃炎や潰瘍のために悪心・嘔吐が起こることもある（図4-6）．

**(2) るいそう，全身倦怠**

食思不振や悪心・嘔吐によって痩せたり，倦怠感が出たりする．

**(3) 吐血・下血**

合併あるいは併存する胃潰瘍などでも起こることがある．少量でも持続的に出血していると貧血を生じる．

**(4) 腹痛・腹部不快感**

がんに特有な症状ではないが，多くの患者に認められる症状の1つである．

### 4 診断

**(1) 胃X線検査**

バリウムと発泡剤を服用し，胃粘膜を観察する検査で，検査の感度は70～80％である．有害事象としては，検査後の便秘やバリウムの誤嚥等がある．上部消化管造影検査では，通常のレントゲン写真と異なり，X線を連続して照射しながら行う．バリウムは，X線を透過しないので，バリウムが口腔から食道，胃，十二指腸へと流れていく様子を，動画で見ることができる．また，胃の粘膜についても，体を回転させてみることで，胃粘膜の状態を確認することがきる．しかし，バリウム検査では早期の胃がんや食道がんを見つけることが難しいといわれている．特に食道は口からストレートに胃につながる臓器であり，バリウムが一瞬で胃内に落ちてしまうため，バリウムが貯留せず，早期の食道がんをとらえることが構造的にも非常に難しい．胃バリウム検査で

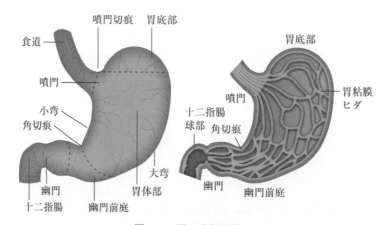

**図4-6 胃の各部名称**

（馬場広子編著（2016）グラフィカル機能形態学，p.113，図5-8，京都廣川書店）

発見された胃がん，食道がんは進行した状態で見つかることが多く，かなりの確率で外科的手術や抗がん剤での治療適応となる．

#### (2) 内視鏡検査

一般的に「胃カメラ」と呼ばれているもので，内視鏡には，従来から使われているファイバースコープと，近年開発された電子内視鏡がある．ファイバースコープは細くて柔らかいグラスファイバーを3万本ほど束にしたもので，医師が内部を直接覗き込んで使用する．一方，電子内視鏡は細い内視鏡の先端に超小型テレビカメラ（CCD）を取り付けたもので，現在はこちらが主流となっている．テレビモニターに映像が映し出されるため，複数の医師が同時に病変を見て，診断・治療を行なうことができるというメリットがある．

内視鏡検査では，注射や麻酔によるショック，出血や穿孔がまれに生じる．がんが疑われるときには，内視鏡先端部の装置を使って疑わしい組織部を採取し，生検（組織細胞診）を行なえば確実に診断することができる．5 mm 以下の早期のがんもこの内視鏡検査で発見が可能である．最近細径内視鏡を用いた経鼻内視鏡検査も普及しており，検査中の嘔吐反射が少ないという利点があるが，経口内視鏡に比べ画像が劣るなどの欠点もある．

#### (3) ペプシノゲン検査

血液検査によって，胃粘膜の萎縮度をみる．

#### (4) ヘリコバクター・ピロリ抗体検査

血液検査などによって，ヘリコバクター・ピロリ菌に感染しているかどうかを調べる．本検査では胃がんの直接診断はできないので，基本的には胃X線検査や内視鏡検査を受けることが必要である．

### 5 治療

#### (1) 内視鏡治療（ポリペクトミー）

内視鏡を用いてポリープやがんを切除する方法で，主に食道や胃に生じた早期がんに対して用いられる．切除後も胃が温存されるため，食生活に対する影響がほとんどなく，QOL を保ちながら，がんの治療を行える．ただし，病変部の大きさ，深さ，がんの種類によって適応が厳密に規定されている．また切除後は病変部に人工潰瘍が発生し，まれに出血や穿孔を伴うことがある．内視鏡的粘膜切除術（endoscopic mucosal resection：EMR）と内視鏡的粘膜下層剥離術（endoscopic submucosal dissection：ESD）に大別される．近年は，治療の適応の拡大や技術的な進歩により，ESD が普及している．

##### 1) 内視鏡的粘膜切除術（EMR）

胃の粘膜病変を挙上して鋼線のスネアをかけ，高周波により焼灼切除する方法である（図4-7）．

##### 2) 内視鏡的粘膜下層剥離術（ESO）

高周波ナイフを用いて病巣周囲の粘膜を切開し，さらに粘膜下層を剥離して切除する方法で，治療の適応は深達度が粘膜にとどまっており，リンパ節に転移している可能性がない場合とされ

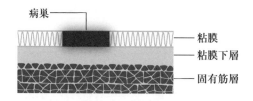

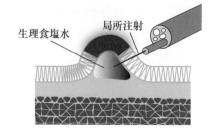
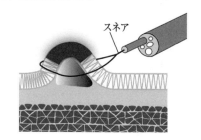

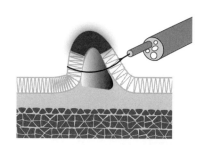
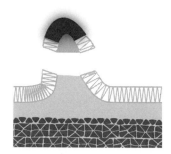

図 4-7　内視鏡的粘膜切除術（EMR）の手技

ている（図 4-8）．

**(2) 手術療法**

　日本では D2 リンパ節郭清を伴う胃手術が確立，普及している．患者の手術リスク（年齢，併存症，肥満度など）も欧米に比べて格段に低く，早期胃がんの発見頻度が高いため，手術療法が治療の中心となっている．一方，欧米では高度の進行胃がんが多く，手術合併症率や死亡率も高く，リンパ節郭清もほとんど行われていない．欧米では術後の再発形式も局所再発が高率であるという特徴がある．

**1) 治癒手術**

　主として治癒を目的とし標準的に施行されてきた胃切除術法を定型手術という．胃の 2/3 以上切除と D2 リンパ節郭清を行う．一方，切除範囲やリンパ節郭清程度が定型手術に満たないものを非定型手術（縮小手術）という．

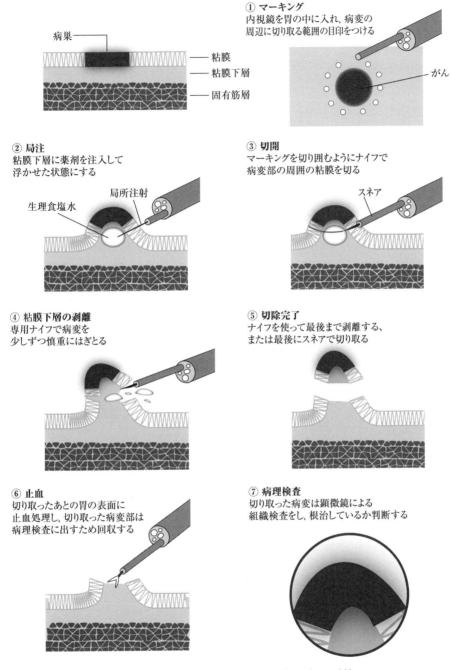

図 4-8　内視鏡的粘膜下層剥離術（ESD）の手技

## 2）非治癒手術

　治癒が望めない症例に対して行う手術のことをいう．緩和手術（姑息手術：palliative surgery）は，治癒切除不能症例における出血や狭窄などの切迫症状を改善するために行う手術で，Stage Ⅳ症例に対する選択肢の1つである．一方，減量手術（reduction surgery）は腫瘍量を減らし症状の出現や死亡までの時間を延長するのが目的で行われる手術であるが，明らかなエビデ

ンスはない．

### (3) 化学療法・放射線療法
#### 1) 術後補助化学療法

　日本では，治癒切除後の微小遺残病変に対して2006年，テガフール・ギメラシル・オテラシルカリウム配合剤による効果が初めて大規模臨床試験で示された．アメリカではD0/D1郭清という不十分な局所制御のあとに化学放射線療法を加えることの有用性が臨床試験で示された．一方，ヨーロッパではアメリカほど照射に前向きではなく，術前化学療法の臨床試験が行われている．

　日本における術後補助化学療法の標準治療は，手術からの回復を待って術後6週間以内にテガフール・ギメラシル・オテラシルカリウム配合剤投与を開始するものである．標準量は80 mg/m$^2$の4週間投与2週間休薬を1コースとし，術後1年間継続する．非手術例に比べ術後投与では血液毒性・非血液毒性とも出現しやすいので，臨床・血液所見に応じて薬剤投与レベルを下げるか，投与スケジュールを2週間投与1週間休薬に変更するなどの対応を適宜行う．テガフール・ギメラシル・オテラシルカリウム配合剤は，ギメラシルでフルオロウラシル濃度を上昇させ，オテラシルで消化管障害を防ぐことでテガフールの臨床的効果を高めた薬剤である．他のフッ化ピリミジン系薬とは7日間以上の休薬期間が必要なため注意する

#### 2) 切除不能進行・再発胃がんに対する一次化学療法（図4-9）

　世界共通の標準治療は確立されていない．フッ化ピリミジン製剤＋白金製剤が基本となる．日本における標準治療はテガフール・ギメラシル・オテラシルカリウム配合剤とシスプラチンの併用が推奨レジメンである．経口不可あるいは中等量の腹水貯留や腸管狭窄を呈している症例では，テガフール・ギメラシル・オテラシルカリウム配合剤とシスプラチンの併用が必ずしも適応とならない．高齢者についてもテガフール・ギメラシル・オテラシルカリウム配合剤とシスプラチンの安全性，有用性は十分検証されたとはいえない．このような症例へのテガフール・ギメラシル・オテラシルカリウム配合剤とシスプラチンの併用については慎重に判断する．適応がないと判断された場合には，経口可能であればテガフール・ギメラシル・オテラシルカリウム配合剤の単独，経口不可であればフルオロウラシルの単独などの選択を考慮する．その他に選択可能なレジメンとして，カペシタビンとシスプラチン，テガフール・ギメラシル・オテラシルカリウム配合剤とオキサリプラチン，カペシタビンとオキサリプラチンの併用療法がある．

#### 3) 腹膜播種症例

　メトトレキサートとフルオロウラシルの2剤併用，フルオロウラシル単独，タキサン単独が有効との報告もある．ただし，メトトレキサートとフルオロウラシルの併用は，フルオロウラシル単独に対し優越性が証明されなかったことから，積極的には推奨されていない．テガフール・ギメラシル・オテラシルカリウム配合剤とオキサリプラチンの併用療法は，テガフール・ギメラシル・オテラシルカリウム配合剤とシスプラチンの併用療法とほぼ同等の有効性を示し，概してテガフール・ギメラシル・オテラシルカリウム配合剤とシスプラチンの併用療法よりも重篤な毒性が少なく，輸液を要さないなどテガフール・ギメラシル・オテラシルカリウム配合剤とシスプラチンの併用療法よりも簡便な治療法である．

### 4) HER2陽性切除不能進行・再発胃がんに対するトラスツズマブの有用性（図4-9）

初回治療として，トラスツズマブを含む化学療法が新たな標準治療として位置づけられている．HER2陽性胃がんに対しては，カペシタビン（またはフルオロウラシル），シスプラチン，トラスツズマブの3剤併用療法が現時点の推奨レジメンである．また，日本の進行胃がんに対する標準治療であるテガフール・ギメラシル・オテラシルカリウム配合剤とシスプラチンにトラスツズマブを併用するレジメンも選択が可能であるとされている．

### 5) 切除不能進行・再発胃がんに対する二次化学療法（図4-9）

イリノテカン塩酸塩水和物，ドセタキセル水和物，週1回パクリタキセルの有用性が認められている．二次治療における世界共通の標準治療法は確立されていない．韓国からは二次・三次治療を対象に，BSC（best supportive care）とイリノテカン塩酸塩水和物（150 mg/m$^2$，2週毎）またはドセタキセル水和物（60 mg/m$^2$，3週毎）との比較において化学療法の優越性が示されている．一方，日本では二次治療を対象に，イリノテカン塩酸塩水和物のパクリタキセル（80 mg/m$^2$，第1日目，第8日目，第15日目，4週毎）に対する優越性を示す臨床試験が行われたが，両者に差は認められなかった．これらの結果を受け，日本では一次治療で使用されなかったイリノテカン塩酸塩水和物，ドセタキセル水和物，週1回パクリタキセルのいずれかが，二次治療として臨床で用いられている．

また最近では，二次治療に対する分子標的薬の有用性も明らかとなっている．現在，有用性が認められているのは，VEGFR-2（vascular endothelial growth factor receptor-2：血管内皮細胞増殖因子受容体-2）に対する抗体製剤であるラムシルマブのみである．日本ではパクリタキセルに対するラムシルマブの上乗せ効果が認められている．

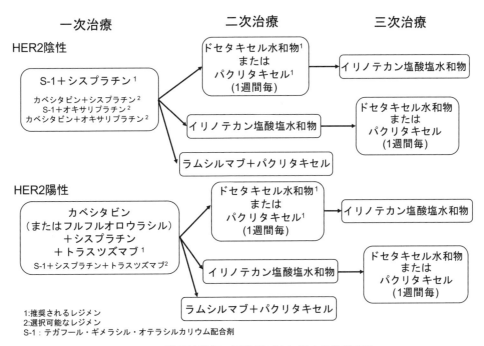

図4-9 切除不能進行・再発胃がんに対する化学療法

（日本胃癌学会編，胃癌治療ガイドライン医師用2014年5月改訂第4版，金原出版より改変）

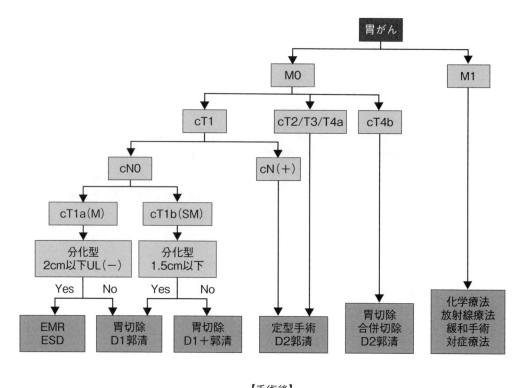

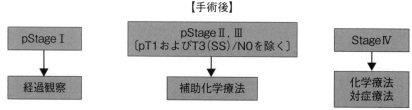

**図4-10 日常診療で推奨される胃がん治療法選択のアルゴリズム**
（日本胃癌学会編，胃癌治療ガイドライン第4版，金原出版）

図4-10に胃がん治療法選択のアルゴリズムを示す．

●薬剤一覧表（➡巻末付録2参照）

### 4-3-2　薬学的介入の視点

**(1) ワルファリンカリウムとカペシタビンとの薬物相互作用**

　本患者は，心房細動のためワルファリンカリウムを服用している．一般に，ワルファリンカリウムとカペシタビンとの併用では，併用開始数日後から本剤投与中止後1か月以内の期間に血液凝固能検査値異常，出血の発現が報告されている．そこで，定期的に血液凝固能検査を行い，必要に応じて適切な処置を行うことが必要となる．相互作用の発現機序としては，カペシタビンが肝シトクロムP450（CYP2C9）の酵素タンパク合成系に影響し，酵素活性が低下している可能性

が考えられている.

そこで，本症例についてもワルファリンカリウムとカペシタビンが併用されていることから，相互作用によりワルファリンカリウムの作用が増強し，出血傾向が助長される可能性があり注意が必要となる.

### (2) カペシタビンによる手足症候群

カペシタビンを服用すると，多くの患者で手足症候群（hand-foot syndrome）の出現する可能性がある．手足症候群は，フッ化ピリミジン系薬剤の副作用として従来から知られていたが，色素沈着など比較的軽度のものがほとんどであったこともあり，重篤な有害事象になるという認識が少なかった．しかし，近年新たに承認された，カペシタビンやキナーゼ阻害薬では，手足症候群の発現頻度が高いばかりでなく，時として日常生活に障害を来すほどの重篤な臨床像を呈することが明らかになっている．手足症候群は休薬などの処置によりすみやかに軽快することから，重篤化を防ぐには早期診断と適切な初期対処が重要である．しかし，キナーゼ阻害薬による手足症候群では従来広く知られていたフッ化ピリミジン系薬剤による手足症候群とは皮膚症状が異なるため，見逃さないよう注意が必要である.

手足症候群の好発部位は，手や足で反復した物理的刺激が起こる場所である．早期発見のポイントは，手足の感覚の異常，発赤の有無を頻繁に確認し初期症状を見過ごさないことである．進行すると，疼痛を伴う浮腫や過角化による皮膚の肥厚，水疱，亀裂，潰瘍，落屑などが出現し休薬を余儀なくされる．疼痛は，「熱傷のような痛み」と表現されることが多く，日常生活に支障を来すようになる．フッ化ピリミジン系薬剤による手足症候群の症状発症早期には，しびれ，チクチクまたはピリピリするような感覚の異常が認められる．この時期に視診では手足の皮膚に視覚的な変化を伴わない可能性がある．最初にみられる皮膚の変化は比較的びまん性の発赤（紅斑）である．少し進行すると皮膚表面に光沢が生じ，指紋が消失する傾向がみられるようになると次第に疼痛を訴えるようになる.

フルオロウラシル系抗がん剤による手足症候群は女性・高齢者に多いことが報告されている．中でもカペシタビンについては，高齢者，貧血，腎機能障害のある患者にグレード2以上の手足症候群が起こりやすい.

### (3) トラスツズマブによる心不全等の重篤な心障害

一般にトラスツズマブによる心機能障害は，治療開始後数週間から数ヵ月以内に発現し，可逆性であるとされている．ドキソルビシン塩酸塩などのアントラサイクリン系薬剤による不可逆性の心筋障害とは異なり，トラスツズマブは心筋機能不全タイプの障害を来す特徴がある．すなわち，アントラサイクリン系薬剤では心筋壊死を来たすが，トラスツズマブでは心筋壊死を来たすことはない．また，アントラサイクリン系薬剤の心筋障害は用量依存性であるが，トラスツズマブの心筋機能不全は用量とは無関係である．ただし，トラスツズマブによる心筋機能不全の約20％は不可逆性であることを念頭に置くべである.

化学療法とトラスツズマブの併用治療を行う際には，左室駆出率（LVEF）を測定しながら経過を観察する必要がある．トラスツズマブによる心不全症例では，ACE阻害薬やβ遮断薬を使

用する頻度が高く，重症心不全の場合は利尿薬が選択される．ただしその場合，血中カリウム濃度が低下しQT隔延長や不整脈の生じることもある．

### 4-3-3 薬学的介入

**(1) ワルファリンカリウムとカペシタビンとの薬物相互作用**

　ピリミジン拮抗剤であるフルオロウラシル系製剤のフルオロウラシル，カペシタビン，テガフール，フルオロウラシル系配合剤のテガフール・ウラシル，テガフール・ギメラシル・オテラシルカリウムの添付文書にはそれぞれ，ワルファリンカリウムとの併用に注意する旨が記載されている．相互作用により出血症状を呈したとする症例報告があり，併用開始時および併用中止時は，血液凝固能検査値の変動に十分に注意し，必要に応じて本剤の用量調節を行う必要がある．特にテガフール・ギメラシル・オテラシルカリウムでは，併用中止後も本剤の作用増強が遷延し，出血やPT-INR上昇に至った症例報告がある．これら相互作用を生じた症例は，いずれにおいても，併用を開始してから相互作用が生じるまでの期間に開きがある．カペシタビンにおいても，数日以内に出血やPT-INR上昇に至った症例もあれば，数週間を要した症例もある．したがって，外来治療を行っている患者では，どのタイミングでPT-INR測定を行い，ワルファリンカリウムの投与量を減量させるべきなのかは判断が難しい．

**(2) カペシタビンによる手足症候群**

　カペシタビンを服用すると，多くの患者で手足症候群の出現する可能性がある．手掌及び足底に湿性落屑，皮膚潰瘍，水疱，疼痛，知覚不全，有痛性紅斑，腫脹等があらわれたり，患者のQOLを低下させるばかりではなく，重症例では手足症候群により，治療の継続を断念せざるを得ない症例も存在する．そこで，観察を十分に行い，異常が認められた場合には，適切な処置を行うことが求められる．したがって，患者がカペシタビンの服用を開始してからは定期的に，手や足の皮膚の赤み，むくみ，色素沈着，角化，ひびわれなどが生じていないか確認する必要がある．

　局所治療として保湿クリーム，ステロイド外用剤などを塗布する．内服薬では，プレガバリン，芍薬甘草湯，セレコキシブなどで対応する例が増えている．COX-2阻害薬のセレコキシブを痛みのコントロールのために使用していた症例で，カペシタビンによる手足症候群の頻度が少なかったという海外での報告がある．しかし，前向きの試験ではなくこの療法を積極的に勧められるほどのエビデンスは得られていない．また血液内科領域では，ビタミン$B_6$の投与が予防効果や症状軽減に有効との報告があるため，シタラビンの大量療法を行うときにはビタミン$B_6$の併用を行うことが一般的である．早期の臨床試験以来，ピリドキシン塩酸塩（承認適応外）が手足症候群の症状を軽快させることが報告されてきた．一方，海外における消化器がんを対象とした二重盲検試験の結果では，ピリドキシン塩酸塩（200 mg）連日投与によりカペシタビンによる手足症候群の重症化の予防および改善に関しては対照群との間に有意差が確認できなかったと報告され，エビデンスは確立していない．

### (3) トラスツズマブによる心不全等の重篤な心障害

心不全等の重篤な心障害があらわれ，死亡に至った例も報告されているので，必ず本剤投与開始前には，患者の心機能を確認する．また，本剤投与中は適宜心機能検査（心エコー等）を行い患者の状態（左室駆出率（LVEF）の変動を含む）を十分に観察する．特に以下の患者については，心機能検査（心エコー等）を頻回に行う必要がある．

1) アントラサイクリン系薬剤を投与中の患者またはその前治療歴のある患者
2) 胸部へ放射線を照射中の患者
3) 心不全症状のある患者
4) 冠動脈疾患（心筋梗塞，狭心症等）の患者またはその既往歴のある患者
5) 高血圧症の患者またはその既往歴のある患者

## 4-3-4　薬学的介入後の経過

### (1) 主治医への提案

カペシタビン開始前のPT-INRは1.2であり，やや低値ではあるがコントロールは良好である．そこで主治医には，カペシタビンとワルファリンカリウムとの併用で，カペシタビンがワルファリンカリウムの代謝酵素を阻害しワルファリンカリウムの血中濃度が上昇する可能性が高いことを説明した．PT-INRに変化が生じるまでには1週間程度の期間を要すると考えられるため，ワルファリンカリウムの投与量は変更せず，1週間後の血液検査の結果を見てから投与量変更を行うべきか判断することもできる旨を情報提供した．

### (2) 患者への服薬指導

主治医からは，次回の再診を1週間後とすることで経過観察する方針が伝えられたため，患者には薬剤師から，歯肉出血や鼻血など，出血傾向が認められた場合，直ちに連絡するよう指導が行われた．

### (3) 転帰

経過観察で悪化は認められず，退院となった．1週間後の採血ではPT-INRの延長は認められなかったが，さらに2週間後の採血でPT-INRが4.6まで延長していたためワルファリンカリウムの投与量を1 mgに減量した．なおこの間，血液凝固能低下に伴う出血性のイベントは幸いにして認められなかった．

### (4) 介入によるアウトカム

本症例は薬剤師の関与により，ワルファリンカリウムとカペシタビンとの相互作用で出血傾向が助長される可能性を主治医に情報提供することで，定期的に血液凝固能検査を行い，患者の化学療法をより安全に遂行することに貢献できた事例である．

## 4-3-5 確認問題

**問 4-3-1** 胃がんに関する記載について，誤っているのはどれか．2つ選べ．
1. ヘリコバクター・ピロリ菌感染は，リスクファクターである．
2. 胃切除後に起こる後期ダンピング症候群は，インスリンが分泌されないことにより生じる．
3. 日本では，D2リンパ節郭清を伴う胃がん手術が確立，普及している．
4. 日本では，術後補助化学療法は行われていない．
5. 再発胃がんに対する二次治療に，イリノテカン塩酸塩水和物単独治療の延命効果が報告されている．

**問 4-3-2** 68歳男性．HER2陽性進行再発胃癌に対する初回治療として，処方1から処方3の化学療法が行われた．
HER2：human epidermal growth factor receptor Type 2（ヒト上皮増殖因子受容体2型）
処方1
  トラスツズマブ 8 mg/kg　点滴静注　第1日目
処方2
  シスプラチン 80 mg/m$^2$　点滴静注　第1日目
処方3
  カペシタビン 1000 mg/m$^2$ 経口　第1日目から第14日目

本患者に関する記述のうち，正しいのはどれか．2つ選べ．
1. 日本人の進行再発胃がん患者におけるHER2陽性率は約25%である．
2. 処方1は，ブドウ糖溶液と混合する．
3. 処方1は，心不全症状のある患者又はその既往歴のある患者には慎重に投与する．
4. 処方2は，重篤な肝障害のある患者には禁忌である．
5. 処方3とワルファリンカリウムとの併用により，ワルファリンカリウムの作用が減弱する．

## Column: 胃がんとピロリ菌との関連性を詳しく教えてください.

　ピロリ菌が胃の粘膜に感染すると，表層に胃炎を起こし胃粘膜は萎縮する．炎症が長い期間持続することにより，胃がんが発症すると考えられている．現在では胃がんのほとんどがピロリ菌の感染によって生じるということが証明されており，ピロリ菌を除菌することが胃がんの発症率低下にどの程度貢献するかというデータが集積されている．慢性胃炎の患者で除菌をしたグループとしないグループを約10年間追跡すると，除菌をしたグループは胃の萎縮が進まないということが明らかになっている．

　また，胃潰瘍患者の場合，除菌したグループと除菌しないグループを約8年間継続して観察したところ，除菌をした方が約30％発がんを抑制できたという結果が得られている．さらに，早期胃がんの内視鏡的治療後に除菌をしたグループとしないグループを比較すると，除菌をしたグループは胃がんの再発を有意に抑制することができたというデータもある．ピロリ菌による胃粘膜の萎縮は感染期間が長いほど進行するため，出来るだけ早い時期に除菌をすることが胃がん予防に効果的である．

# 4.4 結腸・直腸がん（Colorectal Cancer）

## 症例

### 1. 患者
1) 66歳女性．専業主婦で出産歴有り．生来健康で，既往歴に特記事項はない．現在服用中の薬剤や健康食品の摂取はない．家族は会社員の夫との2人暮らし．長男夫婦と同居している．
2) 病名
   S状結腸がん Stage Ⅳ
3) 嗜好
   ・喫煙歴なし
   ・アルコールは社会的飲酒のみ

### 2. 現病歴
急性腹症の精査を契機に，S状結腸がんと診断された．術後補助化学療法としてレボホリナートカルシウムとフルオロウラシルの併用療法を3コース施行したが，副作用が強く中止となった．その後CTにて骨盤内腫瘤のあることが判明し，再発が確認された．UGT1A1（UDP-glucuronosyltransferase 1A1）は*28のホモ型で，KRASは遺伝子変異型であったため使用できる薬剤に制限があった（UGT1A1の遺伝子多型については節末のColumnを参照）．そこで，CapeOX療法（処方1から処方3）を通常より減量して施行したところ病勢がコントロール可能となったため，本治療を継続する方針となった．しかし，この間，オキサリプラチンによると思われる激しい疼痛を伴う血管炎が生じ，治療の継続が困難となった．

### 3. 処方せん
処方1
　パロノセトロン塩酸塩　0.75 mg
　デキサメタゾンリン酸エステルナトリウム　9.9 mg
　生理食塩液　50 mL
　　15分間点滴静注　第1日目

処方2
　オキサリプラチン 85 mg/m$^2$（減量段階2）
　5％ブドウ糖　　250 mL
　　2時間点滴静注　第1日目

処方3
　カペシタビン錠　300 mg　1回4錠（1日8錠）（減量段階1）
　　1日2回　朝夕食後　第1日目から第14日目

## 4-4-1 薬学的介入のための基礎知識

### 1 疫学

#### (1) 発症頻度

　日本の2014年の結腸・直腸がん死亡数は男性26,177人，女性22,308人で，それぞれがん死亡全体の12％，15％を占める．2011年の結腸・直腸がん罹患数（全国推計値）は，男性72,101人，女性52,820人で，それぞれがん罹患全体の14.5％，14.9％を占める．罹患率は死亡数の2～3倍で，生存率は比較的高い．罹患率は50歳前後から高くなる．年齢調整死亡率は戦後から90年代までは増加し，近年は減少傾向に転じている．大腸がんの増加は，主として結腸がんの増加が寄与している．日本における最近の罹患率は，食生活の変化などが影響し，米国日系移民や欧米白人と同等まで上昇している．

#### (2) リスク要因

　大腸がん家族歴は危険因子である．食事では牛，豚，羊などの赤肉，ベーコン，ハム，ソーセージなどの加工肉，飲酒，体脂肪，肥満，高身長などが危険因子として明らかとなっている．一方，喫煙の関与は明らかとされてはいない．予防因子は，身体活動が高い，食物繊維，ニンニク，牛乳，カルシウム，ビタミンD，葉酸を含む食品などとされている．

#### (3) 予後

　Stage Ⅰ～Ⅱでは手術により，良好な予後が期待できる．Stage Ⅲにおいても術後補助化学療法を適切に行うことで，再発率を抑えることができるようになっている．Stage Ⅳの切除可能例では肝転移切除後の5年生存率が約40％，肺転移切除例では約47％と報告されている．また，切除不能のStage Ⅳでは，薬物療法を実施しない場合の生存期間中央値が約8か月なのに対し，薬物療法を実施すると生存期間中央値は約24～30か月に延長する．

### 2 病態・病因

#### (1) 病理分類

　大腸は結腸と直腸に区分され，虫垂と肛門は大腸に含めず，直腸S状部は直腸に含まれる（図4-11）．大腸がんは，病理組織学的には90％以上が腺がんである．腺がんには，乳頭腺がん，管状腺がん，低分化腺がん，粘液がん，印環細胞がん，髄様がんが含まれる．このうち，日本では管状腺がんが最も多い．大腸がんの病期分類を図4-12に示した．

#### (2) 浸潤・転移様式

　大腸がんにおいて，最も多い転移部位は肝臓である．腹膜，肺がこれに続く．手術後の初発再発部位でも，肝臓と肺が多いことに変わりはないが，結腸がんでは肝転移と肺転移が同時に認められることも多い．一方直腸がんでは，肝転移がなくても肺転移が起こりやすい．また，直腸がんでは，膀胱，尿管，尿道などの尿路系や，子宮，腟，前立腺，精嚢などの生殖器系への浸潤を認めることもある．

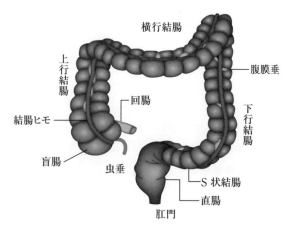

**図 4-11 大腸の位置と外観**

(馬場広子編著(2016) グラフィカル機能形態学, p.128, 図 5-12, 京都廣川書店)

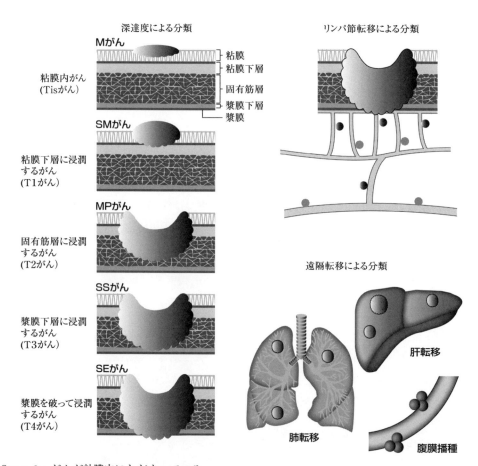

Stage 0：がんが粘膜内にとどまっている
Stage Ⅰ：がんが大腸壁固有筋層にとどまっている
Stage Ⅱ：がんが大腸壁固有筋層の外まで浸潤している
Stage Ⅲ：リンパ節転移がある
Stage Ⅳ：血行性転移または腹膜播種がある

**図 4-12 大腸がんの病期分類**

### ③ 臨床症状

早期大腸がんでは自覚症状に乏しい．結腸や直腸のがんでは進行すると，血便，便が細くなる，残便感が残るなどの症状を自覚することもある．さらに腫瘍が増大すると腸管狭窄により，腹痛，便秘，下痢などの症状を伴うようになり，腸閉塞が契機で発見されることもある．また，肝転移をきたすと，右季肋部痛や肝酵素上昇などを認めるようになる．

### ④ 診断

診断には，注腸X線検査と内視鏡検査が有用である．内視鏡検査は，生検を同時に行えるというメリットもある．壁への腫瘍の深達度を診断するためには，注腸X線検査，内視鏡検査の他に，超音波内視鏡検査，CT検査，MRI検査が用いられる．

大腸がんの腫瘍マーカーでは，CEA（carcinoembryonic antigen：がん胎児性抗原）が有用である．大腸がんが再発すると8割以上の人で血液中のCEA値が上昇する．CEAが高くなると，再発を疑ってCTなどの検査を行う．ただし，喫煙者，糖尿病，肝臓病の患者では，がんの再発がなくてもCEAが上昇することがあり，注意が必要である．また，大腸がんではCEAのほかにCA19-9，NCC-ST-439という腫瘍マーカーを測ることもある．

### ⑤ 治療

Stage Ⅰ～Ⅲでは外科手術が適応となる．深達度に応じて，リンパ節郭清と原発巣の切除が行われる．がんの残存がない手術が行われたStage Ⅲの症例では，手術に加え，術後補助化学療法を追加する．Stage Ⅳの症例では，遠位転移巣，原発巣の切除が可能であれば根治切除術を施行する．切除不能な場合は，全身薬物療法の適応となる．なお，日本では大腸がんに対する術前化学療法は一般に行われていない．

#### (1) 内視鏡治療

最大径2 cm未満で，リンパ節転移を伴う割合の低い粘膜がん，低浸潤がんは内視鏡的治療の適応である．切除後は病理検査を実施する．

#### (2) 手術治療

大腸がんの標準手術は，リンパ節郭清を伴う腸切除である．術前または術中の深達度やリンパ節転移の有無によって郭清の程度は分けられる．深達度により，リンパ節はD3まで郭清される．

#### (3) 補助化学療法（図4-13．図4-14．図4-15）

日本における術前化学療法は一般に行われていない．また，Stage Ⅱの大腸がんに対する術後補助化学療法の有用性は確立していない．Stage Ⅲの結腸がん，Stage Ⅱの結腸がんで再発の可能性が高いがんに対しては，術後補助化学療法の適応がある．その際，日本における標準レジメンはFOLFOX療法またはCapeOX療法である．推奨される投与期間は6ヶ月間とされている．FOLFIRI療法，ベバシズマブ，セツキシマブについては有用性が確認されていない．

また，欧米では周術期補助化学療法が汎用されているが，日本では切除可能な肝転移症例に対

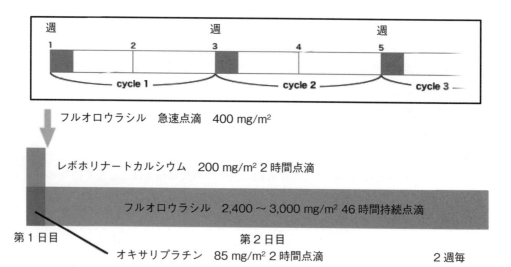

FOLFOXレジメンは2日間のフルオロウラシル持続点滴にレボホリナートカルシウムとオキサリプラチンを併用するレジメン

図4-13　FOLFOXレジメン

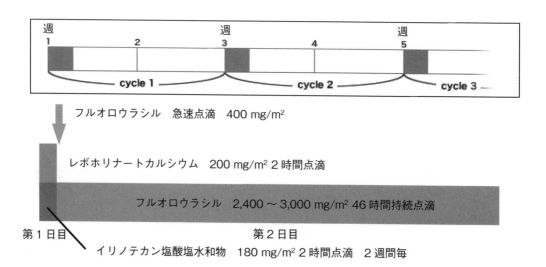

FOLFOXレジメンは2日間のフルオロウラシル持続点滴にレボホリナートカルシウムとイリノテカン塩酸塩水和物を併用するレジメン

図4-14　FOLFIRIレジメン

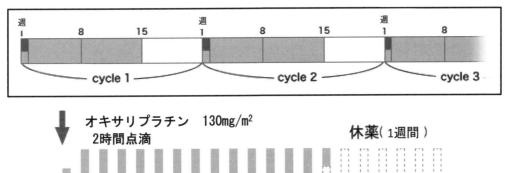

CapeOXレジメンはオキサリプラチンとカペシタビンの内服14日間を併用するレジメン

図4-15 CapeOXレジメン

する術前・術後の化学療法の有用性は確立されていない．

### (4) 切除不能進行再発大腸がんの薬物療法（図4-16）
#### 1) 1次治療
　臨床試験において有用性が示されており，かつ保険診療として国内で使用可能な1次治療としてのレジメンは以下の通りである．なお，セツキシマブ，パニツムマブはKRAS野生型で有用性が示されている．また，CapeOX療法に対するセツキシマブ，パニツムマブの上乗せ効果は認められていないことから，現時点での併用は推奨されていない．

FOLFOX療法±ベバシズマブ
CapeOX療法±ベバシズマブ
FOLFIRI療法±ベバシズマブ
FOLFOX療法±セツキシマブ／パニツムマブ
FOLFIRI療法±セツキシマブ／パニツムマブ
フルオロウラシル＋レボホリナートカルシウム療法±ベバシズマブまたはテガフール・ウラシル配合剤＋ホリナートカルシウム療法

#### 2) 2次治療
　一次治療にベバシズマブが投与されていない場合，ベバシズマブの適正使用に準拠した投与を行うことが望ましい．また，すでに1次治療でベバシズマブ併用療法を行い，治療抵抗性となった場合でも，2次治療にはベバシズマブを継続して使用することで全生存期間の延長が認められている．オキサリプラチンを含むレジメンに抵抗性となった場合は，FOLFIRI療法±ベバシズマブやFOLFIRI療法（またはイリノテカン塩酸塩水和物単独）±セツキシマブ/パニツムマブを選択する．一方，イリノテカン塩酸塩水和物を含むレジメンに抵抗性となった場合は，FOLFOX療法±ベバシズマブやCapeOX療法注±ベバシズマブを選択する．フルオロウラシル，

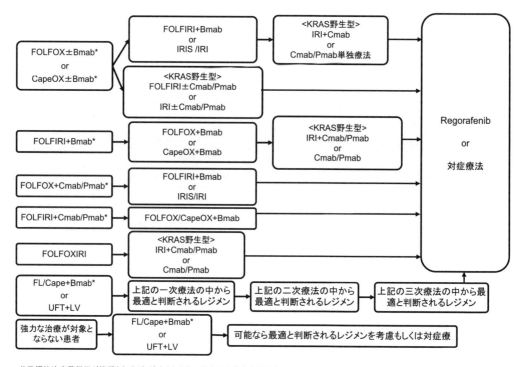

**図 4-16　切除不能進行再発大腸がんに対する化学療法**

（大腸癌治療ガイドライン，医師用 2014 年版，金原出版より改変）

オキサリプラチン，イリノテカン塩酸塩水和物を含むレジメンに抵抗性となった場合は，イリノテカン塩酸塩水和物＋セツキシマブやセツキシマブまたはパニツムマブ単独療法を選択する．

**3）3 次治療以降**

　レゴラフェニブ，トリフルリジン・チピラシル塩酸塩配合剤については，1 次治療や 2 次治療で投与された標準治療に抵抗性を示す症例で効果が認められている．

## (5) 大腸がんに対する分子標的薬

### 1）ベバシズマブ

　本剤は抗 VEGF（vascular endothelial growth factor：血管内皮増殖因子）ヒト化モノクローナル抗体である．重篤な副作用として，消化管穿孔があらわれ死亡に至る例，創傷治癒遅延による合併症，脳腫瘍（脳転移を含む）を有する患者に本剤を投与した場合の脳出血，肺出血（喀血）があらわれ死亡に至る例，高血圧性脳症又は高血圧性クリーゼなどがある．

### 2）セツキシマブ

　EGFR（epidermal growth factor receptor：上皮成長因子受容体）は，HER1，erbB1 とも呼ばれるチロシンキナーゼである．大腸がんの約 80％に，EGFR の高発現が認められる．EGFR は細胞外から上皮成長因子と結合すると，細胞内チロシンキナーゼドメインの自己リン酸化を介して活性化され，下流へのシグナル伝達が起こる．下流のシグナル経路は正常組織では細胞分化，増

殖，維持に重要な役割を果たす．大腸がん組織では機能亢進により，がんの増殖，浸潤，転移，生存，血管新生などに関与している．

抗EGFR抗体薬であるセツキシマブは，EGFRに対するマウス/ヒトキメラ型IgG1サブタイプモノクローナル抗体薬である．細胞膜上のEGFRの抗原エピトープに結合し，リガンドとの結合を阻害することで細胞増殖抑制を生じる．

3）パニツムマブ

EGFRに対する完全ヒト型IgG2サブタイプモノクローナル抗体薬である．重大な副作用としては，重度の皮膚障害（ざ瘡様皮膚炎など），間質性肺疾患（間質性肺炎，肺線維症，肺臓炎，肺浸潤），重度のinfusion reaction，重度の下痢が認められている．重度（グレード3以上）の皮膚障害発現時には用量調節が，また重度（グレード3以上）のinfusion reaction発現時には投与中止が必要となる．

●薬剤一覧表（➡巻末付録2参照）

## 4-4-2 薬学的介入の視点

　CapeOX療法はFOLFOX療法のフルオロウラシル静脈内点滴を内服薬のカペシタビンに変更した治療法であり，標準療法の一つであるFOLFOX療法と同等の効果があることが検証され，国内においても承認された．FOLFOX療法は2週間に1回の通院で中心静脈ポートを挿入してフルオロウラシルが入った携帯型の注入ポンプを46時間自宅に持ち帰って治療するが，CapeOX療法では3週間に1回の通院でポートやポンプが不要であり，外来での管理がより簡便である．CapeOX療法は，進行・転移性結腸・直腸がんに対する海外第Ⅲ相臨床試験において，オキサリプラチンとフルオロウラシルおよびレボホリナートカルシウムの静脈内持続投与法との併用療法（FOLFOX4療法）と比較して無再発生存期間で非劣性が示され，承認されたレジメンである．CapeOX療法が承認される以前，オキサリプラチンが使用されるレジメンはFOLFOX療法のみであり，FOLFOX療法はフルオロウラシルの持続点滴を伴い中心静脈ポートを用いて化学療法が行われるため，オキサリプラチンによる血管痛症状は大きな問題とはならなかった．一方，CapeOX療法はフルオロウラシルの持続点滴を伴わないために末梢静脈からの投与が可能であるが，オキサリプラチン投与時の血管痛様症状の出現が問題となっている．一般に抗がん剤が血管痛を引き起こす要因として，溶解時のpH，注入時の温度，浸透圧，抗がん剤自体の組織傷害性などが推察され，対処法として温罨法，溶解液の変更や希釈容量を増やす，投与速度を下げることなどが有効と考えられている．オキサリプラチンの血管痛様症状が発現する要因については明確にされていないが，一般に低いpHと高い浸透圧が血管痛の要因になることが推察されており，オキサリプラチンの製剤的理由に起因した血管痛様症状発現の可能性が示唆されている．

## 4-4-3 薬学的介入

　様々な薬剤の点滴時に生じる血管痛対策の1つとして，抗炎症作用を期待してステロイドの注

射剤を投与することがある．上述したように，オキサリプラチンの血管痛はその低いpHに一因があるとされている．ステロイド剤の中でも，デキサメタゾンリン酸エステルナトリウムはpHが7.0～8.5であることから，特にオキサリプラチンによる血管痛に対して有効な可能性がある．そこで，オキサリプラチンの点滴輸液にデキサメタゾンリン酸エステルナトリウム3.3 mgを混和し，点滴することを主治医に提案した．しかし，本法によっても疼痛は改善しないため，さらに次コースではデキサメタゾンリン酸エステルナトリウムに加え，点滴3日前からのプレガバリン150 mgの服用と，点滴部位の温庵を併用するよう提案した．しかし，本法によっても顕著な疼痛改善には至らなかった．

## 4-4-4　薬学的介入後の経過

### (1) 主治医への提案

　デキサメタゾンリン酸エステルナトリウム，プレガバリン，点滴部位の温庵によっても十分な疼痛緩和得られなかったことから，さらに次コースでは補液量を250 mLから500 mLに増量し点滴時間をこれまでの2時間から6時間に延長するとともに，補液全体を恒温槽で40度弱に加温して保温しながら投与することを提案した．その結果，痛みの訴えは減少し以降の治療継続が可能となった．

### (2) 転帰

　様々な方法を組み合わせオキサリプラチンによる血管痛対策を行った結果，疼痛は緩和され，その後もCapeOX療法を継続することができた．

### (3) 介入によるアウトカム

　本症例はUGT1A1ホモ型のためイリノテカン塩酸塩水和物の使用が難しく，KRAS遺伝子変異型のためセツキシマブやパニツムマブが投与できない患者である．したがって，投与できる薬剤に制限がある中で，臨床的に有効性を示したCapeOX療法を継続することの意義は大きい．本症例は薬剤師の関与により，オキサリプラチンによる血管痛対策を多角的に実施することで点滴に伴う疼痛を緩和し，CapeOX療法を継続することで患者の生命予後改善に貢献できた事例である．

## 4-4-5　確認問題

**問4-4-1**　55歳男性．進行下行結腸がん手術施行後，テガフール・ウラシル配合剤を内服していた．その後，脾転移，腹膜播種が認められ，FOLFOX＋ベバシズマブ療法が開始された．12コース施行後，効果が不十分なため，FOLFIRI＋パニツムマブ療法へ変更となった．このがん化学療法施行前に行う遺伝子検査はどれか．2つ選べ．
1. EGFR
2. KRAS

    3. UGT1A1
    4. B-Raf
    5. Bcr-Abl

(薬剤師国家試験第101回問190)

**問 4-4-2** 68歳男性．大腸内視鏡にて病変を指摘され，精査の結果S状結腸がんであると診断された．結腸切除術が行われ自宅療養していたが，その後再発し，多発性の肝転移に対し以下の化学療法が行われた．

処方1
　　デキサメタゾンリン酸エステルナトリウム注射液 6.6 mg
　　パロノセトロン塩酸塩 0.75 mg
　　5％ブドウ糖液 50 mL
　　　10分点滴静注（第1日目）

処方2
　　ベバシズマブ 7.5 mg/kg
　　生理食塩液 100 mL
　　　90分点滴静注（第1日目）

処方3
　　オキサリプラチン 130 mg/m$^2$
　　5％ブドウ糖 500 mL
　　デキサメタゾンリン酸エステルナトリウム注射液 1.65 mg（力価）
　　　120分滴静注（第1日目）

処方4
　　テガフール・ギメラシル・オテラシルカリウム配合剤　120 mg/body
　　　14日間服用し7日間休薬（第1日目から第14日目）

この患者に関する記述のうち，誤っているのはどれか．2つ選べ．
1. 腫瘍マーカーは，AFP（α-fetoprotein）で特異度が高い．
2. 処方2は，創傷治癒遅延を起こすことがある．
3. 処方3のオキサリプラチンは，治癒切除不能な進行・再発の胃がんにも適応がある．
4. 処方3の5％ブドウ糖は，生理食塩液に変更しても差し支えない．
5. 処方4のオテラシルカリウムは，消化管組織に分布してテガフールの消化器毒性を軽減する．

**問 4-4-3** 72歳女性．健康診断で実施した便潜血検査で陽性となり，大腸内視鏡にて病変を指摘された．精査の結果，直腸がんであると診断され手術が行われた．しかしその後再発し，以下の化学療法が行われた．

処方1
　　イリノテカン塩酸塩水和物点滴静注液　180 mg/m$^2$
　　　120分間点滴静注（第1日目）

処方2
　　レボホリナートカルシウム注射剤　200 mg/m$^2$
　　120分間点滴静注（第1日目）
　　　処方1は主管から，処方2は側管から同時に投与する

処方3
　　フルオロウラシル注射液　400 mg/m$^2$
　　　急速点滴静注（第1日目）

処方4
　　フルオロウラシル注射液　2400 mg/m$^2$
　　　持続点滴静注（第1日目から46時間）

この処方に関する記述のうち，正しいのはどれか．2つ選べ．
1. 大腸がんが再発すると，8割以上の人で血液中のCEA（がん胎児性抗原）値が上昇する．
2. 本治療は，大腸がん術後補助化学療法の標準レジメンとしても使用される．
3. イリノテカン塩酸塩水和物をオキサリプラチンに置き換えても，治療効果に大差はない．
4. レボホリナートカルシウムは，フルオロウラシルの口内炎予防として併用されている．
5. 本治療にボルテゾミブを加えて，治療成績の向上をはかることがある．

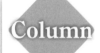

## UGT1A1遺伝子多型とイリノテカン塩酸塩水和物の副作用発現との関連性について教えてください．

　イリノテカン塩酸塩水和物は，カルボキシエステラーゼにより活性代謝物であるSN-38に変換される．このSN-38の主な代謝酵素であるUDP-グルクロン酸転移酵素（UDP-glucuronosyltransferase, UGT）の2つの遺伝子多型（UGT1A1＊6, UGT1A1＊28）について，ホモ接合体（UGT1A1＊6/＊6, UGT1A1＊28/＊28）またはヘテロ接合体（UGT1A1＊6/＊28）を有する患者では，UGT1A1のグルクロン酸抱合能が低下しSN-38の代謝が遅延することにより，重篤な副作用（特に好中球減少）の発現する可能性が高くなることが知られている（下図：RellingMV.et al.Nat Rev Cancer 2001.1.99-108 より改変）．
　米国のイリノテカン塩酸塩水和物の添付文書では，UGT1A1＊28のホモ接合体患者の初回投与量は1レベル下げることを推奨している．また，国内においてイリノテカン塩酸塩水和物を100 mg/m$^2$　1週間間隔または150 mg/m$^2$　2週間間隔で投与した55例の各種がん患者について，UGT1A1遺伝子多型と副作用との関連性を検討した結果，グレード3以上

の好中球減少及び下痢の発現率は表のとおりであった（トポテシン®添付文書より抜粋）．

しかし，日本人におけるこれら遺伝子多型患者の本剤初回投与量ならびに減量に関するエビデンスはまだ不足しており，投与量に関する明確な減量基準はない．

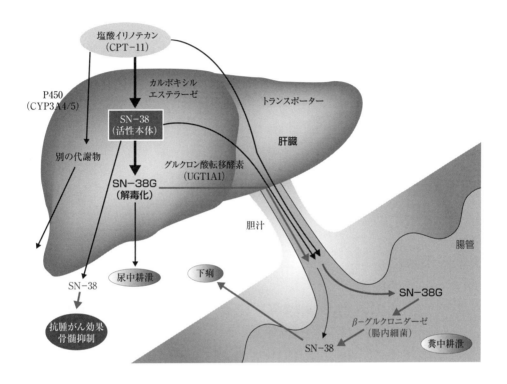

| 遺伝子多型 | グレード3以上の好中球減少発現率〔例数〕 | グレード3の下痢発現率〔例数〕 |
|---|---|---|
| UGT1A1*6とUGT1A1*28をともにもたない | 14.3%〔3/21〕 | 14.3%〔3/21〕 |
| UGT1A1*6又はUGT1A1*28ヘテロ接合体としてもつ | 24.1%〔7/29〕 | 6.9%〔2/29〕 |
| UGT1A1*6又はUGT1A1*28をホモ接合体としてもつ，もしくはUGT1A1*6とUGT1A1*28をヘテロ接合体としてもつ | 80.0%〔4/5〕 | 20.0%〔1/5〕 |

## 4.5 肝細胞がん（Hepatocellular Cancer）

### 症例

**1. 患者**
1) 70歳男性．定年退職後は，自宅で72歳の妻と2人暮らしをしている．子供はいない．
2) 病名
   ・肝細胞がん Stage IV B
   ・糖尿病
3) 嗜好
   ・喫煙歴なし
   ・アルコールは社会的飲酒のみだが，C型慢性肝炎に罹患してからは，なるべく飲酒を控えている．

**2. 現病歴**
1) 入院までの経緯

　2001年よりC型慢性肝炎にてインターフェロンアルファ-2bの単独療法を行っていた．その後，2002年よりリバビリンが使用できるようになり，インターフェロンアルファ-2bとリバビリンの併用療法を行った．さらに2005年よりペグインターフェロンアルファ-2bが使用できるようになり，ペグインターフェロンアルファ-2bとリバビリンの併用療法に切り替えた．しかし同年，肝生検により肝細胞がんと診断された．2006年に肝部分切除術が施行されたが，2007年に再発した．その後は，ラジオ波焼灼療法（RFA），肝動脈化学塞栓療法（TACE）を複数回施行した．さらにその後，腰椎に転移を認め放射線照射も行われた．治療後も肝細胞がんの再発を認めることから，ソラフェニブトシル酸塩導入目的で入院となった．
　また患者は既往歴として糖尿病があり，処方2と処方3をかかりつけ医より処方されている．

2) 治療開始前検査値

　白血球数 4,500/$\mu$L，好中球数 2,650/$\mu$L，赤血球数 436万/$\mu$L，Hb 13.5 g/dL，血小板数 15.1万/$\mu$L，血清総タンパク 7.5 g/dL，LDH 198 IU/L，AST 24 IU/L，ALT 23 IU/L，総ビリルビン 0.7 mg/dL，$\gamma$-GTP 27 IU/L，ALP 374 IU/L，アンモニア 40 $\mu$g/mL，BUN 15.8 mg/dL，クレアチニン 0.8 mg/dL，AMY 59 IU/L，CK 115 IU/L，e-GFR 72.0 mL/min/1.73 m$^2$，尿酸 5.8 mg/dL，Na 142 mEq/L，K 4.2 mEq/L，Cl 106 mEq/L，Ca 9.4 mg/dL，PT-INR 1.04，AFP 2.6 ng/mL，PIVKA-2 17 mAU/mL，BS-随時 131 mg/dL，ヘモグロビン $A_1$C 6.7%，血圧 129/86 mmHg

**3. 処方せん**
　処方1

ソラフェニブトシル酸塩錠　200 mg　1回2錠（1日4錠）
　　　　1日2回　朝夕食後
　　処方2
　　　ミチグリニドカルシウム水和物錠　10 mg　1回1錠（1日3錠）
　　　　1日3回　毎食直前
　　処方3
　　　ランタスXR注ソロスター®（インスリングラルギン）4単位注射
　　　　1日1回　朝食前　皮下注射

## 4-5-1　薬学的介入のための基礎知識

### 1　疫学

**(1) 発症頻度**

　日本の2014年の肝がん死亡数は男性19,208人，女性10,335人で，それぞれがん死亡全体の8.8％，6.9％を占める．2011年の肝がん罹患数（全国推計値）は，男性29,192人，女性14,648人で，それぞれがん罹患全体の5.9％，4.1％を占める．罹患数と死亡数に大きな差はなく，肝がん患者の生存率は低い．罹患率は男性で45歳前後から高くなり70歳代まで増加するのに対し，女性は55歳前後から高くなる．肝がんの死亡率と罹患率は，年次推移を出生年代別にみると，男女ともに1935年前後の出生者で高い．この年代は，肝がんの主要因であるC型肝炎ウイルスの抗体陽性割合が高い世代と一致している．地域別の肝がん年齢調整死亡率によると，死亡率は西日本に多く東日本では少ない傾向にある．これは，C型肝炎ウイルスの感染分布を反映しているものと考えられている．日本では原発性肝臓がんの約95％は肝細胞がんで，肝内胆管がんの割合は低い．

**(2) リスク要因**

　日本の原発性肝がん患者は，大部分がB型肝炎やC型肝炎などのウイルス性肝疾患を有しており，非B非C患者の多いアメリカとは背景が異なる．肝炎ウイルス陽性者に対する肝がんのスクリーニングがわが国では普及しており，発見される肝がんの進行度もアメリカとは異なっている．世界的に見ると，原発性肝がんの約75％はB型肝炎ウイルスまたはC型肝炎ウイルスの持続感染により発症している．日本では肝細胞がんの15％がB型肝炎ウイルス，80％がC型肝炎ウイルスの持続感染により発症している．したがって，日本における肝がん予防策の中心は，C型肝炎ウイルスの感染予防と持続感染者に対する肝がん発症予防である．

　その他のリスク因子としては，多量飲酒，喫煙，食事性のアフラトキシン，肥満，糖尿病などがある．一方，コーヒーの多飲はリスクの低下することが多くの研究から指摘されている．

**(3) 予後**

　原発性肝がん取扱い規約を表4-3に示す．治療選択や予後の推定にあたっては，肝予備能の評

価が必要となる．肝予備能の評価基準は，Child-Pugh 分類（表 4-4）や肝障害度（表 4-5）が広く用いられている．進行度別の原発性肝がんの進行別 5 年生存割合は Stage Ⅰ で約 74％，Stage Ⅱ で約 62％，Stage Ⅲ で約 44％，Stage Ⅳ A で約 26％，Stage Ⅳ B で約 19％と報告されている．

表 4-3　原発性肝がん取扱い規約による進行度分類（肝細胞がん）

|  | T 因子 | N 因子 | M 因子 |
| --- | --- | --- | --- |
| Stage Ⅰ | T1 | N0 | M0 |
| Stage Ⅱ | T2 | N0 | M0 |
| Stage Ⅲ | T3 | N0 | M0 |
| Stage Ⅳ A | T4 | N0 | M0 |
|  | T1,T2,T3,T4 | N1 | M0 |
| Stage Ⅳ B | T1,T2,T3,T4 | N0,N1 | M1 |

T 因子：①腫瘍個数，単発，　②腫瘍径 2 cm 以下，　③脈管（門脈，肝静脈，胆管）侵襲なし
　　　T1：①,②,③すべて合致
　　　T2：2 項目合致
　　　T3：1 項目合致
　　　T4：すべて合致せず
N 因子
　　　N0：リンパ節転移を認めない
　　　N0：リンパ節転移を認める
M 因子
　　　M0：遠隔転移を認めない
　　　M1：遠隔転移を認める

（日本臨床腫瘍学会編（2015）新臨床腫瘍学改訂 4 版，p.407，表 7，南江堂より許諾を得て転載）

表 4-4　Child-Pugh 分類

| ポイント | 1 点 | 2 点 | 3 点 |
| --- | --- | --- | --- |
| 脳症 | なし | 軽度 | ときどき昏睡 |
| 腹水 | なし | 少量 | 中等量 |
| 血清ビリルビン値（mg/dL） | 2.0 ＞ | 2.0〜3.0 | 3.0 ＜ |
| 血清アルブミン値（g/dL） | 3.5 ＜ | 2.8〜3.5 | 2.8 ＞ |
| プロトロンビン活性値（％） | 70 ＜ | 40〜70 | 40 ＞ |

Child-Pugh 分類　A：5〜6 点，　B：7〜9 点，　C：10〜15 点

（日本臨床腫瘍学会編（2015）新臨床腫瘍学改訂 4 版，p.407，表 8，南江堂より許諾を得て転載）

表 4-5　肝障害度分類

| 肝障害度 |  | A | B | C |
| --- | --- | --- | --- | --- |
| 項目 | 腹水 | ない | 治療効果あり | 治療効果少ない |
|  | 血清ビリルビン値（mg/dL） | 2.0 未満 | 2.0〜3.0 | 3.0 超 |
|  | 血清アルブミン値（g/dL） | 3.5 超 | 3.0〜3.5 | 3.0 未満 |
|  | lCGR15（％） | 15 未満 | 15〜40 | 40 超 |
|  | プロトロンビン活性値（％） | 80 超 | 50〜80 | 50 未満 |

ICGR15：indocyanine greenretention 15

（がん情報サービス，国立がん研究センターがん対策情報センター，http://ganjoho.jp/public/cancer/lung/print.html）

## ② 病態・病因

日本では肝臓がんの約 95% は肝細胞がんで，肝内胆管がん（胆管細胞がん）の割合は約 4% と低く，残り 1% がその他の肝臓がんに分類される．

### (1) 肝細胞がん

肝細胞がんは肝細胞に類似しており，多血性に富むのが顕著な特徴である．慢性肝炎や肝硬変を背景として発症することが多い．肝臓の主要栄養血管である門脈に腫瘍塞栓を形成し進行する．血行性に肝内転移する場合と，慢性肝炎や肝硬変を背景として全く異なる部位に発生する場合とがある．

### (2) 肝内胆管がん（胆管細胞がん）

一般的ながんと類似しており，組織型は腺がんが多く，転移性肝がんとの鑑別が重要となる．肝細胞がんと比較すると乏血性で，正常肝から発生することが多い．転移形式は多様であり，肝内転移，血行性転移，リンパ節転移がある．胆道がんに準じた化学療法が行われるため，胆道がんに分類されることもある．

## ③ 臨床症状

肝細胞がんは，多くの場合無症状で推移し，臨床検査異常を契機に発見されることが多い．症状の出現は，病勢が進行しないと現れにくい．一方，慢性肝炎からの移行例では，倦怠感，浮腫，腹水などの症状を伴っていることが多い．しかし，これらの症状が慢性肝炎由来のものか，腫瘍由来のものか区別することは困難であり，いずれの場合も病勢が進行すれば肝不全に至り，黄疸や肝性脳症を認めるようになる．また，肝硬変に伴う門脈圧亢進による腹水，下痢，食道静脈瘤破裂が問題となることもある．

## ④ 診断

肝細胞がんは多くの場合無症状であるため，肝細胞がん発がんの危険因子を有する患者ではスクリーニングが重要となる．B 型肝炎ウイルスや C 型肝炎ウイルスによる肝硬変患者では，3〜6 か月に 1 度の超音波検査と腫瘍マーカー検査を主体とした定期的スクリーニングが行われる．リスクが高い患者では造影 CT や MRI を併用することで早期発見の可能性が高まる．一方，肝細胞がんの腫瘍マーカーとして，日本では α フェトプロテイン，PIVKA-Ⅱ，α フェトプロテイン-L3 分画のうち，2 種類以上を組み合わせて測定することが強く推奨されている．画像所見が肝細胞がんの典型像を示し，腫瘍マーカーが明らかに上昇している症例では，肝細胞がんの確定診断が可能である．画像が非典型的な症例では，肝生検を行う．

## ⑤ 治療

### (1) 治療法選択の指標

肝細胞がんは，多血性腫瘍でかつ他臓器転移が比較的少ないという特徴があることから，血管を通じて治療を行うことが可能である．したがって，切除不能例であっても局所療法が適応とな

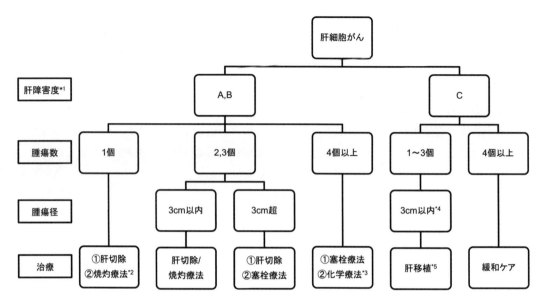

**図 4-17 肝細胞がん治療アルゴリズム 2013 年（概略）**
（日本肝臓学会，科学的根拠に基づく肝癌診療ガイドライン 2013 年版，p.15）

る．また，慢性肝炎，肝硬変を背景とする症例が多いことから，肝予備能により治療選択肢が異なる．さらに，汎血球減少症を伴うため，全身化学療法の対象となることが難しく，多発，再発を繰り返す特徴がある．実際の診療方針を立てるにあたっては，肝細胞がん治療アルゴリズムを参考にする（図 4-17）．

### (2) 局所療法

#### 1) 肝切除術

他の治療法と比べ，根治性が最も高い．肝予備能を評価した上で，可能であれば系統的切除を行う．ラジオ波焼灼療法との比較試験が進行中である．

#### 2) 穿刺局所療法（経皮的アブレーション）

体外から穿刺し，局所治療を行う療法である．副作用が少なく，短期間で社会復帰できる．超音波検査や造影超音波検査などにより，腫瘍の状態を観察しながら施行する．経皮的エタノール注入療法（PEIT：percutaneous ethanol injection therapy），経皮的マイクロ波凝固療法（PMCT：percutaneous microwave coagulation therapy），ラジオ波焼灼療法（RFA：radio frequent ablation）がある．現在では，局所再発率や生存率において，ラジオ波焼灼療法が最も優れているとされて

いる．
　ラジオ波焼灼療法は，体外から電極を病巣に直接刺し，通電し患部を焼いて死滅させる治療法である．焼灼時間は 10〜20 分程度である．発熱，腹痛，出血，腸管損傷，肝機能障害などの合併症がある．しかし，エタノール注入療法に比べて，少ない治療回数で優れた治療効果が得られる．

### 3）肝動脈化学塞栓療法
① 肝動脈塞栓術（TAE：transcatheter arterial embolization）
　血管造影に用いたカテーテルの先端を肝動脈まで進め，塞栓物質（多孔性ゼラチン粒，PVA：polyvinyl alcohol）を注入し，肝動脈を閉塞させる治療である．その後，塞栓物質は自然に溶けて，血流は回復する．
② 肝動注化学療法（HAIC：hepatic arterial infusion chemotherapy）
　抗がん剤と肝がんに取り込まれやすい造影剤を混ぜてカテーテルを通じて投与する治療である．治療効果を高めるため TAE と同時に行われることが多い．この場合特に，肝動脈化学塞栓療法（TACE：transcatheter arterial chemoembolization）と呼ばれる．TAE は，がんの病巣数に関係なく治療でき，ほかの治療と併用して行われることもある

### (3) 薬物療法
#### 1) 肝動注化学療法
　肝細胞がんは，化学療法に抵抗性を示すことや患者が化学療法に対して肝予備能がなく忍容性が低いことが問題点となる．そこで，日本ではこのような問題点を解決する目的で，肝動注化学療法が広く行われてきた．肝動注化学療法は，高濃度の薬剤が直接肝内に到達することにより，化学療法抵抗性を克服し高い抗腫瘍効果が期待できることに加え，全身投与に比べ必要な薬剤濃度を低くできることで化学療法に対する忍容性の低さも克服できる可能性がある．しかし標準的なレジメンは定まっておらず，延命効果も証明されるまでには至っていない．

#### 2) 全身化学療法
　チロシンキナーゼ阻害薬であるソラフェニブトシル酸塩が標準治療法である．高脂肪食の食後に血漿中濃度が低下するため，高脂肪食摂取時には食事の 1 時間前から食後 2 時間までの間を避けて服用する．副作用としては，手足症候群の頻度が高い．また，血圧の上昇が認められることがあるので，本剤投与中は定期的に血圧測定を行う必要がある．その他の重篤な副作用として，間質性肺炎があらわれることがある．
　なおソラフェニブトシル酸塩は，腎がんにも適応がある．

●薬剤一覧表（➡巻末付録 2 参照）

## 4-5-2　薬学的介入の視点

　肝細胞がんにおける薬物療法は，全身化学療法として投与されるソラフェニブトシル酸塩が主体となる．そこで，ソラフェニブトシル酸塩が投与される患者への薬学的介入が重要である．チ

ロシンキナーゼ阻害薬であるソラフェニブトシル酸塩は，細胞内でチロシンキナーゼのATP結合部位に結合し，ATPの結合を阻害することによりシグナル伝達の活性化を阻害する．チロシンキナーゼ阻害薬の多くは多標的阻害薬と呼ばれ，多くがVEGFR（血管内皮増殖因子受容体：vascular endothelial growth factor receptor）ファミリーを標的としている．ソラフェニブトシル酸塩の副作用には，手足症候群，高血圧症，下痢，出血，肝機能障害・黄疸，心筋虚血・心筋梗塞，うっ血性心不全などがある．特に高血圧症に関しては，ソラフェニブトシル酸塩投与中は定期的に血圧測定を行うことが望ましく，高血圧症を認めた場合には，降圧剤の投与など適切な処置を行う必要がある．さらに重症，持続性あるいは通常の降圧治療でコントロールできない高血圧症があらわれた場合には，ソラフェニブトシル酸塩投与の中止も考慮しなくてはならない．

### (1) 手足症候群

詳細は，4-5-3参照．

### (2) 高血圧症

ソラフェニブトシル酸塩の作用部位であるVEGFRのシグナル伝達経路と，高血圧症との関連性について述べる．VEGFは，血管内皮細胞の細胞膜上に存在するVEGFRに結合すると，受容体のチロシンキナーゼを活性化し，血管内皮細胞で一酸化窒素（NO）を合成する．合成されたNOは血管平滑筋へ移行し，グアニル酸シクラーゼを活性化し，サイクリックGMP（cGMP）を産生する．その結果，血管拡張が引き起こされる．ソラフェニブトシル酸塩は，このVEGFRの活性化を阻害するため，血管内皮細胞におけるNOの産生が抑制され，血管拡張が阻害される．その結果として血圧が上昇するものと考えられる．

### (3) 薬物相互作用

ソラフェニブトシル酸塩は，薬物代謝酵素シトクロムP450 3A4（CYP3A4）による酸化的代謝とグルクロン酸転移酵素（UGT1A9）によるグルクロン酸抱合により代謝されることが示されているので，本酵素の活性に影響を及ぼす薬剤と併用する場合には注意が必要となる．また，本剤はUGT1A1，UGT1A9，CYP2B6，CYP2C9及びCYP2C8に対する阻害活性が示されており，これらの酵素により代謝される他の薬剤の血中濃度を上昇させる可能性がある．

### (4) 食事の影響

ソラフェニブトシル酸塩の添付文書によると，高脂肪食（約900～1000 kcal，脂肪含量50～60％）の摂取直後，中脂肪食（約700 kcal，脂肪含量30％）の摂取直後，及び空腹時に本剤400 mgを単回経口投与した場合，中脂肪食後に投与した際のAUCは空腹時と比較し14％増加し，高脂肪食後に投与した際は29％低下したとの記載がある．

## 4-5-3 薬学的介入

### (1) 手足症候群

ソラフェニブトシル酸塩による手足症候群の副作用発現頻度は高く，患者アドヒアランスに大きな影響を与えることがある．したがって，服用開始早期から手足症候群に対する対策を講じておく必要がある（詳細は別項の肺がん領域を参照）．手足症候群の対策として，外用薬や内服薬の処方を主治医に依頼する．

### (2) 高血圧症

本患者のソラフェニブトシル酸塩服用前の血圧は，129/86 mmHg である．本患者は糖尿病の既往歴があることから，糖尿病を合併していない患者より高血圧症を発症するリスクが高くなると考えられる．

### (3) 薬物相互作用

高血圧症に対しては一般に，ジヒドロピリジン系のカルシウム拮抗剤やアンジオテンシンⅡ受容体拮抗薬（ARB）が選択されることが多い．しかし，別項の肺がん領域でも述べたように，ジヒドロピリジン系のカルシウム拮抗剤の代謝には，主として薬物代謝酵素 CYP3A4 が関与していると考えられている．そこで，ソラフェニブトシル酸塩による高血圧症に対してはジヒドロピリジン系のカルシウム拮抗剤は選択せず，CYP3A4 がその代謝に関与しないアンジオテンシンⅡ受容体拮抗薬（ARB）を選択し，経過観察すべきである．

### (4) 食事の影響

本患者は糖尿病の既往歴があることから，食事摂取に関する知識や制限については理解できているものと推察される．そこで高脂肪食について，具体的な事例や調理方法の工夫について詳しく説明しておくべきである．高脂肪食の具体例としては，脂肪分が多く高エネルギーな食事（約 900～1,000 kcal（脂肪含有量 50～60％））である．フライドチキン，とんかつなどの揚げ物，バターやマヨネーズなどを含む料理などがある．脂肪分を減らす調理法としては，肉は茹でる，蒸すなどしてあらかじめ脂肪分を落とした後に調理するなどの方法がある．また，高脂肪食はソラフェニブトシル酸塩を服用しない昼食で楽しむ分には影響を及ぼさないことを伝えるべきである．やむを得ず高脂肪食を摂取した場合は，食後 2 時間程度経過してからソラフェニブトシル酸塩を服用するよう指導する．

## 4-5-4 薬学的介入後の経過

### (1) 主治医への提案

#### 1) 手足症候群

別項の肺がん領域でも述べたように，主治医に対しては必要に応じてステロイドの外用剤，ミノサイクリン塩酸塩や抗ヒスタミン薬の投与を提案する．

2) 高血圧症

ソラフェニブトシル酸塩との相互作用の可能性を排除するため，アンジオテンシンⅡ受容体拮抗薬（ARB）を選択し経過観察するよう提案する．

(2) 患者への服薬指導

本患者は70歳男性で，72歳の妻と2人暮らしである．子供はいないため，妻がキーパーソンとなるが，妻も高齢であり夫の治療にどの程度まで協力できるのか不明である．ソラフェニブトシル酸塩の服用に際しては食事内容が重要となるため，妻も交え糖尿病指導療養士の資格を持つ薬剤師とがん専門薬剤師がチームとなり，手足症候群，高血圧症，食事摂取に関する情報提供を行う．

(3) 転帰

ソラフェニブトシル酸塩の服用により肝細胞がんの病勢はコントロールされ，画像診断上は腫瘍の増大が認めらないことから，本剤の服用を継続させ外来にて経過観察中である．

(4) 介入によるアウトカム

本症例は，糖尿病指導療養士の資格を持つ薬剤師とがん専門薬剤師がチームとなり関与することで，相互作用による血中濃度変動のリスクを回避し，ソラフェニブトシル酸塩の適正使用に寄与することで，患者生命予後の改善に貢献できた事例である．

## 4-5-5 確認問題

**問 4-5-1** 肝細胞がんの腫瘍マーカーとして，最も適切なのはどれか．1つ選べ．

1. AFP（α-fetoprotein）
2. CA 19-9（carbohydrate antigen 19-9）
3. PSA（prostate specific antigen）
4. CYFRA 21-1（cytokeratin 19 fragment）
5. SCC（squamous cell carcinoma related antigen）

（薬剤師国家試験第97回問56）

**問 4-5-2** 64歳男性．肝細胞がんに対し経皮的エタノール注入療法，マイクロ波凝固壊死療法，肝動脈化学塞栓療法が施行されたがいずれも十分な治療効果が得られず，以下の治療が開始された．

処方1
　　ソラフェニブトシル酸塩トシル酸塩錠　200 mg　1回2錠（1日4錠）
　　　1日2回　朝夕食後　7日分

本患者に関する記述のうち，誤っているのはどれか．2つ選べ．

1. 処方1はキナーゼ阻害作用を示す.
2. 処方1は腎細胞がんへの適応もある.
3. 処方1の副作用に手足症候群がある.
4. 処方1の副作用に低血圧症がある.
5. 日本における肝細胞がんの多くは,B型肝炎からの移行例である.

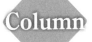 **血管新生阻害薬の臨床効果と高血圧症の副作用発現との間にはどのような関係があるのでしょうか？**

　血管新生阻害薬による高血圧症の発症が,がん患者の予後改善に寄与しているかどうか,いくつかの臨床研究から明らかとされている.いずれの臨床研究も,高血圧症と生存期間には正の相関がみられており,血管新生阻害薬による高血圧症が,がん患者の予後改善に寄与していることが示唆されている.

　ベバシズマブを投与されていた転移性結腸・直腸がん患者181人を対象とした疫学調査では,ベバシズマブ投与後高血圧症を発症した患者群（HTN群）では全生存期間（Overall Survival：OS）中央値が未到達であったのに対し,高血圧症を発症しなかった患者群（non-HTN群）では36.8か月であり,2つの患者群において有意差が認められた（p = 0.029）.また,無増悪生存期間（progression free survival：PFS）中央値もHTN群では29.9か月であったのに対し,non-HTN群では17.2か月と2つの患者群において有意差が認められた（p = 0.024）.（Medical Oncology. 2012.30.327-331）

　ソラフェニブトシル酸塩が投与されていた転移性腎細胞がん患者148人を対象とした疫学調査では,HTN群では無増悪生存期間中央値が11.13か月であったのに対し,non-HTN群では5.5か月であり,2つの患者群において有意差が認められた（p < 0.00001）.（Kidney & Blood Pressure Research. 2012.35.468-476）

　スニチニブが投与されていた転移性腎細胞がん患者111人を対象とした疫学調査では,HTN群では生存期間中央値が751日であったのに対し,non-HTN群では178日であり,2つの患者群において有意差が認められた（p < 0.00001）.また,無増悪生存期間中央値もHTN群では550日であったのに対し,non-HTN群では123日であり,2つの患者群において有意差が認められた（p < 0.00001）.（Kidney & Blood Pressure Research.2012.35.18-25）

　以上示したように,高血圧症の副作用を認めた患者群の方が分子標的薬による治療効果が期待できると考えられる臨床報告があり,必ずしも高血圧症の副作用をデメリットと捉える必要のない可能性も考えられる.

# 4.6 婦人科がん（卵巣がん）(Ovarian Cancer)

## 症例

1. 患者
1) 58歳女性．専業主婦で出産歴がある．潰瘍性大腸炎の治療目的でシメチジンを服用している．健康食品の摂取に特記事項はない．家族は会社員の夫と2人暮らし．子供は3人いるが，いずれも結婚して独立している．
2) 病名
   ・卵巣がん Stage ⅢA
   ・潰瘍性大腸炎
3) 嗜好
   ・喫煙歴なし
   ・アルコールは社会的飲酒のみ

2. 現病歴
1) 入院までの経緯

卵巣がんの術後補助化学療法にて，TC療法（パクリタキセル180 mg/m$^2$，カルボプラチンAUC6）3コース目を施行する目的で入院した．パクリタキセルに起因すると考えられる背部痛や下肢のしびれ感が継続しており，症状緩和目的に芍薬甘草湯とロキソプロフェンを内服している．末梢神経症状はパクリタキセル投与初回から出現し，激烈な痛みが生じていた．下肢のしびれ感や痛みのため，自宅ではわずかな段差でも足を十分上げることができず，転倒の危険性も考えられた．

前の主治医からは痛み止めを連日1日3回服用しても良いと指示されていたため，ロキソプロフェンは，ほぼ連日1日3回服用しなければならない状況であった．TC療法3コース目から主治医が変わり，その主治医からは，副作用が強いため別の化学療法も検討するとの説明があったばかりである．処方6は化学療法が始まる以前から服用していたが，その事実が把握されないままTC療法が既に2コース終了し，今回3コース目が開始される前に初めてその服用が明らかとなった．処方7と処方8は，前の主治医からTC療法に伴う末梢神経症状の緩和目的で処方されている．

2) 入院時検査値

白血球数 5,300/$\mu$L，好中球数 3,880/$\mu$L，赤血球数 436万/$\mu$L，Hb 14.1 g/dL，血小板数 13.2万/$\mu$L，CRP 0.11 mg/dL，血清タンパク 7.9 g/dL，血清アルブミン 4.7 g/dL，LDH 209 IU/L，AST 28 IU/L，ALT 21 IU/L，総ビリルビン 0.6 mg/dL，$\gamma$-GTP 23 IU/L，ALP 264 IU/L，BUN 21.8 mg/dL，クレアチニン 0.65 mg/dL，e-GFR 68.4 mL/min/1.73 m$^2$，Na 143 mEq/L，K 4.0 mEq/L，Cl 102 mEq/L，Ca 9.8 mg/dL，CA-19-9 10.4 U/mL，CA-125 40.2 U/mL，BS-随時 140 mg/dL，血圧 130/86 mmHg

3. 処方せん

　処方1
　　ジフェンヒドラミン塩酸塩錠　10 mg　1回5錠（1日5錠）
　　　パクリタキセル投与30分前に服用　第1日目
　処方2
　　ファモチジン注射液　20 mg
　　デキサメタゾンリン酸エステルナトリウム注射液　16.5 mg
　　生理食塩液　50 mL
　　　15分間点滴静注（パクリタキセル投与30分前までに投与終了）第1日目
　処方2
　　グラニセトロン塩酸塩注射液　1 mg
　　生理食塩液　50 mL
　　　15分間点滴静注　第1日目
　処方3
　　パクリタキセル注射液　180 mg/m$^2$
　　5％ブドウ糖液　500 mL
　　　180分間点滴静注　第1日目
　処方4
　　カルボプラチン注射液　AUC6
　　生理食塩液　250 mL
　　　60分間点滴静注　第1日目
　処方5
　　デキサメタゾン錠　4 mg　1回1錠（1日2錠）
　　　1日2回　朝夕食後　第2日目から第3日目
　処方6
　　シメチジン錠　200 mg　1回1錠（1日2錠）
　　　1日2回　朝夕食後
　処方7
　　芍薬甘草湯エキス顆粒（医療用）　1包2.5 g　1回1包（1日3包）
　　　1日3回　朝昼夕前
　処方8
　　ロキソプロフェンナトリウム錠　60 mg　1回1錠（1日3錠）
　　　1日3回　朝昼夕食後

## 4-6-1 薬学的介入のための基礎知識

### 1 疫学

#### (1) 発症頻度

日本の 2014 年の卵巣がん死亡数は 4,840 人で，がん死亡全体の 3.2％を占める．2011 年の卵巣がん罹患数（全国推計値）は，9,314 人で，罹患全体の 2.6％を占める．卵巣がんの死亡率は 50 歳代で，罹患率は 40 歳代で高くなる．

#### (2) リスク要因

上皮・間質性の卵巣がんでは，10％が家族性に発症し，その半数が BRCA1，BRCA2 遺伝子の変異を伴っている（詳細は乳がんの Column を参照）．卵巣がんのリスク因子としては，年齢，卵巣がんの家族歴，子宮内膜症，成人期の身長，肥満がある．リスク低下因子としては，多産，経口避妊薬の服用，母乳による育児，卵管結紮が知られている．

#### (3) 予後

早期症状に乏しく，診断時には既に進行がんとなっていることが多い．進行がんでは，術後残存腫瘍径が予後と相関する．Ⅲ期がんでは，初回術後完全摘出，1 cm 未満の残存腫瘍，1 cm 以上の残存腫瘍でそれぞれ予後が異なる．

### 2 病態・病因

#### (1) 病態

卵巣がんの組織型は，上皮・間質性，性索間質性，胚細胞腫瘍に分類され，上皮・間質性が 90％を占める．

#### (2) 病因

卵巣がんは通常，腹腔に局所散布して拡がったのち腹膜に播種するか，腸管および膀胱の局所浸潤を経て拡がって行く．腫瘍細胞は横隔膜リンパ管を閉塞させることがあり，これによる腹膜のリンパ液滞留が，卵巣がんの腹水貯留に関与していると考えられている．卵巣がんが，胸膜に経横隔膜進展することもある（図 4-18）．

### 3 臨床症状

広範囲な腹腔内播種，リンパ血行性転移が主で，血行性転移は少ない．腹膜播種に伴う腹水，がん性腹膜炎，後腹膜リンパ節転移により腹囲の増大，腹部膨満感，下腹部痛，下部背部痛を認めるが，自覚症状が早期発見には直接つながらないことが多い．

### 4 診断

月経，妊娠歴，既往歴，家族歴などを聴取後，内診を行う．その後，経腟（経腹）超音波にて腫瘍の存在，腫瘍径を確認後，腫瘍内部構造を観察する．必要に応じ，MRI や CT の追加検査を

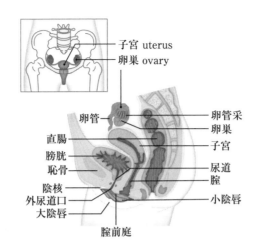

**図 4-18　女性骨盤部の矢状断面**

（馬場広子編著（2016）グラフィカル機能形態学，p427，図 16-4，京都廣川書店）

実施する．胸部 X 線，下部消化管造影，骨シンチグラフィ，尿路造影などから病変の広がりを術前に評価する．腫瘍マーカーは，CA125（cancer antigen 125）が最も信頼性が高く，進行卵巣がんの約 80％が陽性となる．

## 5　治療

### (1) 治療方針決定の原則

卵巣がんは，進展様式に準じた FIGO（international federation of gynecology and obstetrics）分類により治療方針が決定される（図 4-19．表 4-6）．大半の症例は手術のみでは治癒は望めず，初発から再発まで薬物療法との集学的治療が行われる．初回療法は手術療法であり，手術により決定された組織診断と進行期に基づき治療法が決定される．

### (2) 手術療法

#### 1) 初回手術

基本術式は，両側付属器摘出術・子宮摘出術・大網切除術で，病期決定開腹術（staging laparotomy）として腹腔細胞診・生検，後腹膜リンパ節郭清ないしは生検を行う．初回治療として，病巣の完全摘出または可及的に最大限の腫瘍減量を行う手術である初回腫瘍減量術（primary debulking（cytoreductive）surgery：PDS, PCS）を行うこともある．

#### 2) secondary debulking（cytoreductive）surgery（SDS, SCS）

初回化学療法終了後に認められる残存，あるいは再発腫瘍に対して病巣の完全摘出または可及的に最大限の腫瘍減量を行う手術である．通常は，化学療法を 3〜4 コース施行し，増悪例を除く症例が本手術の対象となる．最近は，臨床試験の結果を受け，初回手術を婦人科腫瘍専門医が行った場合，本手術は行われないことが一般的となっている．

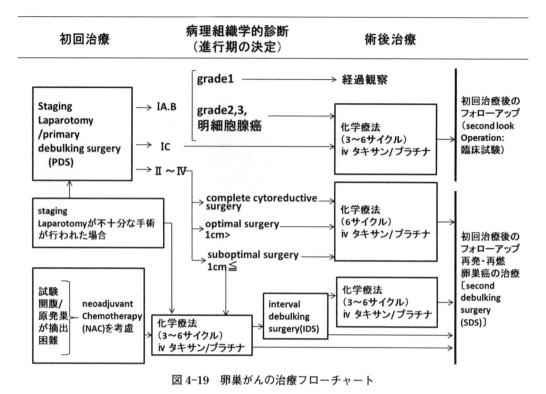

図 4-19 卵巣がんの治療フローチャート

(Ovarian Cancer Guideline (Version 2, 2009). NCCN Clinical Practice Guidelines in Oncology)

表 4-6 卵巣がん手術における用語定義

| | |
|---|---|
| 基本術式 | 両側付属器摘出術＋子宮摘出術＋大網切除術 |
| staging laparotomy | 進行期の確定に必要な手技を含む手術 |
| exploratory laparotomy（試験開腹術） | 原発腫瘍の摘出が困難で生検と最小限の進行期確認にとどめる手術 |
| debulking surgery（腫瘍減量術） | 可及的に最大限の腫瘍減量を行う手術 |
| primary debulking surgery（PDS） | 初回治療として可及的に最大限の腫瘍減量を行う手術 |
| interval debulking surgery（IDS） | 初回化学療法中に可及的に最大限の腫瘍減量を行う手術 |
| secondary debulking surgery（SDS） | 再発腫瘍に対し可及的に最大限の腫瘍減量を行う手術（初回化学療法終了後に認められる残存腫瘍に対する手術も含む） |

(日本婦人科腫瘍学会編，卵巣がん治療ガイドライン 2015 年版，p.39，金原出版)

## 3) interval debulking (cytoreductive) surgery (IDS, ICS)

初回手術後の残存腫瘍に対し，一連の初回化学療法中に病巣の完全摘出または可及的に最大限の腫瘍減量を行う手術である．

### (3) 初回化学療法

初回治療の標準レジメンは，パクリタキセル 175 mg/m$^2$ 3時間点滴静注（第1日目）とカルボプラチン目標 AUC6 1時間点滴静注（第1日目）3週毎による TC 療法である．しかし，最近ではパクリタキセル 80 mg/m$^2$ を第1日目，8日目，15日目に変更した Dose dense TC 療法が，TC 療法と比較して無病悪生存期間や5年生存率を改善するとの報告もあり，世界標準治療として認知され始めている．なお，初回治療後に維持（地固め）療法を行うことについては，その意義が十分には認められておらず，臨床試験以外では推奨できない．

一方で，静脈投与と腹腔内投与とを比較したメタアナリシスでは，両投与方法に差のないことが示されている．しかし，腹腔内投与に関する適切なレジメンや投与サイクル数が確立していないことや，腹腔内投与に伴う神経毒性や血液毒性が強いこと，腹腔内投与に必要なポート増設に伴う合併症の頻度が高いことなどから，腹腔内投与は世界標準治療とはみなされていない．また，TC 療法にゲムシタビン塩酸塩やドキソルビシン塩酸塩を加えた3剤併用療法の優越性は，今のところ認められていない．分子標的薬については，TC 療法へのベバシズマブの上乗せ効果が検討され，TC 療法単独に比べ，ベバシズマブを追加投与した方が無増悪生存期間の延長すること

表 4-7　卵巣がんの進行期分類

| | |
|---|---|
| Ⅰ期<br>腫瘍が卵巣に限局しているもの | ⅠA：腫瘍が一側の卵巣に限局<br>ⅠB：腫瘍が両側の卵巣に認められるもの<br>ⅠC：腫瘍が一側または両側の卵巣に限局するが，以下のいずれかが認められるもの<br>　ⅠC1：手術操作による被膜破綻<br>　ⅠC2：自然被膜破綻あるいは被膜表面への浸潤<br>　ⅠC3：腹水または腹腔洗浄細胞診に悪性細胞が認められるもの |
| Ⅱ期<br>腫瘍が一側または両側の卵巣にあり，骨盤内（小骨盤腔）への進展を認めるもの | ⅡA：腫瘍が子宮または卵管または対側卵巣に及ぶもの<br>ⅡB：腫瘍が他の骨盤部腹腔内臓器に進展するもの |
| Ⅲ期<br>腫瘍が一側または両側の卵巣にあり，骨盤外の腹膜播種を認めるもの | ⅢA1期：後腹膜リンパ節転移陽性のみを認めるもの<br>ⅢA1（ⅰ）：転移巣最大径 10 mm 以下のもの<br>ⅢA1（ⅱ）：転移巣最大径 10 mm を越えるもの<br>ⅢA2期：骨盤外に顕微鏡的播種を認めるもの<br>ⅢB期：最大径 2 cm 以下の腹腔内播種を認めるもの<br>ⅢC期：最大径 2 cm をこえる腹腔内播種を認めるもの |
| Ⅳ期<br>腹膜播種を除く遠隔転移を認めるもの | ⅣA期：胸水中に悪性細胞を認めるもの<br>ⅣB期：実質転移ならびに腹腔外臓器に転移を認めるもの |

（日産婦誌 66, 2736, 2014 より改変）

が確認されている．しかし，全生存期間の延長はハイリスク群でしか認められなかった．そこで日本では，Ⅲ期以上の卵巣がん患者を対象に，ベバシズマブを投与することが可能となっている（表4-7）．

### (4) 進行期別治療法
#### 1) Ⅰ期
低リスクのⅠA期，ⅠB期では明細胞腺がんを除き，術後の薬物療法は省略される．高リスクのⅠA，ⅠB期とⅠC期ならびに明細胞腺がんは，初回薬物療法としてTC療法を3～6コース行うことが推奨される．

#### 2) Ⅱ期～Ⅳ期
TC療法を6コース行うことが原則である．症例によってはTC療法を3コース程度行い，IDSの後さらにTC療法を3コース行う．現在，TC療法を6コース以上行うことの有用性は示されていない．

#### 3) 初回ステージングが不十分な場合
再度，病期評価を行うことが原則であるが，実施が不可能な場合は進行がんとして取り扱う．

### (5) 再発卵巣がんの治療
#### 1) 白金感受性再発に対する化学療法
副作用の観点から再度TC療法を行うことが困難な場合，カルボプラチン＋ゲムシタビン塩酸塩または，カルボプラチン＋ドキソルビシン塩酸塩リポソーム製剤が選択可能であるが，TC療法より優れた臨床成績は認められていない．

#### 2) 白金低感受性再発に対する化学療法
初回治療と交叉耐性のない薬剤を単剤で投与することが原則である．選択可能な薬剤として，ノギテカン塩酸塩，ドキソルビシン塩酸塩リポソーム製剤，ゲムシタビン塩酸塩，イリノテカン塩酸塩水和物，ドセタキセル水和物がある．さらにこれらの薬剤に，ベバシズマブを追加もしくはベバシズマブ単剤の投与も有効である．

●薬剤一覧表（➡巻末付録2参照）

## 4-6-2　薬学的介入の視点

薬剤師による患者面談で，これまで把握されていなかったシメチジンの併用がで新たに判明した．併用薬のシメチジンはCYP1A2，CYP2C9，CYP2D6，CYP3A4等を阻害して，併用薬の代謝・排泄を遅延させる．一方パクリタキセルは，併用薬剤によりCYP2C8，CYP3A4等が阻害されると血中濃度が上昇することが知られている．

一般に薬剤性末梢神経障害は，手や足のしびれ感など日常よくみられる症状で発症することが多く，原因となる薬剤も多彩である．他の神経症状との鑑別が容易でないことも多く，薬剤による末梢神経障害の存在が見逃されることもまれではない．また，原因薬剤の投与を続けると神経

症状が進行し，投与を中止しても症状の回復が不十分なこともある．一方，抗悪性腫瘍薬や抗HIV薬などによる薬剤性末梢神経障害の場合，原因薬剤の中止が原疾患の治療に大きな影響を与えるため中止が困難な場合もある．

### (1) 薬剤性末梢神経障害の臨床症状
#### 1) 感覚障害
薬剤性末梢神経障害は，手や足のしびれ感や痛みなどの感覚症状にて発症することが多く，感覚障害が主体となる．四肢の遠位部優位に障害され，自発的なしびれ感や疼痛，錯感覚（外界から与えられた刺激とは異なって感じる他覚的感覚），手袋・靴下型の感覚障害（触覚，温痛覚・振動覚などの感覚鈍麻や異常感覚）がみられる．
#### 2) 運動障害
感覚障害に加えて，進行例では四肢遠位部優位の筋萎縮と筋力低下がみられ，弛緩性の麻痺を呈する．四肢の腱反射の低下や消失（遠位部ほど顕著）がみられる．
#### 3) 自律神経障害
感覚障害や運動障害ほど目立たないが，排尿障害，発汗障害，起立性低血圧などがみられることがある．

### (2) 薬剤性末梢神経障害の分類
一般に末梢神経障害の発症機序は，病理組織学的障害による分類により，軸索障害（axonopathy），神経細胞体障害（neuronopathy），髄鞘障害（myelinopathy）に分けられている．パクリタキセルやビンクリスチン硫酸塩による末梢神経症障害は，微小管阻害作用による軸索輸送障害型で，神経毒性物質より末梢神経の軸索が多数の部位で障害を受け，軸索変性が末端から細胞体に向かって逆行性に進行する．軸索の発芽により遠位部に向かって再生し，回復が見込まれる．手袋-靴下型の感覚障害や遠位優位の筋萎縮を呈する．

### (3) パクリタキセルによる末梢神経障害の特徴
#### 1) 臨床症状
用量依存性の感覚性ニューロパチーをきたす．手指のしびれ感で発症することが多い．四肢遠位部優位の焼けるような異常感覚，全感覚に及ぶ感覚障害，腱反射消失，感覚性運動失調，自律神経症状などを起こし，筋力低下は軽度である．
#### 2) 発症時期
高用量で使用した場合は，初回投与後1～3日程度で発症することがある．
#### 3) 発症機序
パクリタキセルはチュブリンに結合し，非可逆性に微小管重合を促進し，異常微小管束を形成することにより正常の軸索輸送が障害される．

### 4-6-3 薬学的介入

激しい末梢神経障害が生じていたのは併用薬のシメチジンによりパクリタキセルの代謝が阻害され，パクリタキセルの血中濃度が上昇していたことに起因している可能性も考えられた．患者の話によると，別の医療機関から潰瘍性大腸炎の治療としてシメチジンが継続投与されていたとのことであった．

### 4-6-4 薬学的介入後の経過

#### (1) 主治医への提案

激しい末梢神経症状が薬物相互作用により発現した可能性がある一方で，臨床的には現在消化器症状の訴えはなく，潰瘍性大腸炎の治療としてシメチジンを継続する必要性は低いものと考えられる．卵巣がんの標準治療はTC療法であるため，まずはシメチジンの投与を中止し，化学療法は同一レジメンで行うことが望ましいと考えられる．そこで主治医に対してシメチジンは中止とし，念のためパクリタキセルとの相互作用がないレバミピドを追加投与することを提案した．

#### (2) 患者への服薬指導

パクリタキセルによる末梢神経障害は，手指のしびれ感や異常感覚などの感覚障害だけでなく，感覚性運動失調，自律神経症状を起こすなど，多彩な臨床症状が出現することを説明した．感覚性運動失調により自宅での段差につまずいたり，自律神経症状により起立性低血圧症を呈したりすることで，転倒のリスクが高くなるため十分注意するよう促した．

#### (3) 転帰

シメチジンを中止しレバミピドに変更後，神経障害の改善が認められるかどうか経過観察をしながら，TC療法は前回と同用量で投与された．その後痛みは徐々に軽減し，QOLは大幅に改善した．そのため，予定通り残りのTC療法4コースは全て減量せず投与を終了することができた．治療終了後しばらく経過すると，痛み（しびれ）のために生じていた歩行障害も大幅に改善した．

#### (4) 介入によるアウトカム

本症例は薬剤師の関与により，シメチジンとパクリタキセルとの相互作用でパクリタキセルによる末梢神経障害がより重症化する可能性を主治医に情報提供することで，卵巣がん患者のTC療法を完遂させ，患者の生命予後改善に貢献できた事例である．

### 4-6-5 確認問題

問 4-6-1 36歳女性．術後の病理検査により卵巣がんIC期と診断され，パクリタキセルとカルボプラチンの併用療法が予定されている．処方1及び2は，この化学療法に対する支持療法である．

処方1
　　グラニセトロン塩酸塩注射液 3 mg/バイアル　1バイアル
　　デキサメタゾンリン酸エステルナトリウム注射液 6.6 mg/バイアル　3バイアル
　　化学療法第1日目　パクリタキセルとカルボプラチンの投与前，点滴静注
処方2
　　デキサメタゾン錠 0.5 mg　1回8錠（1日16錠）
　　化学療法第2日目及び3日目　1日2回　朝昼食後

処方2のデキサメタゾン錠の投与目的として，正しいのはどれか．1つ選べ．
1. 化学療法に伴う骨髄抑制の軽減
2. 化学療法に伴う消化器症状（悪心・嘔吐）の軽減
3. 化学療法に伴う感染症の予防
4. 抗炎症作用による化学療法の効果の増強
5. 化学療法に伴う血栓形成の予防

（薬剤師国家試験，第97回，問264）

**問 4-6-2**　卵巣がん治療の目的で，60歳女性に対して以下の化学療法が行われることになった．
処方1
　　パクリタキセル 175 mg/m$^2$
　　　3時間点滴静注（第1日目）
　　＊本処方のパクリタキセルは，アルブミン懸濁型ではなく通常のパクリタキセル製剤である．
処方2
　　カルボプラチン目標 AUC6
　　　1.5時間点滴静注（第1日目）

この患者に関する記述のうち，正しいのはどれか．2つ選べ．
1. 卵巣がんは，早期より自覚症状が発現する特徴がある．
2. PIVKA-Ⅱ（protein induced by Vitamin K absence or antagonists-Ⅱ）が腫瘍マーカーとして用いられている．
3. パクリタキセルは，アルコールに過敏な患者には注意が必要である．
4. パクリタキセルは，副作用として関節痛が高頻度に起こる．
5. カルボプラチンは，アナフィラキシー症状を予防するため，通常，前投与薬が必要である．

## Column: 婦人科がんにワクチンが有効であると聞いたことがありますが，具体的なことを教えてください．

　婦人科がんの中でワクチン接種が有効なのは，子宮頸がんである．子宮頸がんは，子宮頸部に発生することが多く検査がしやすいため，発見されやすい．早期に発見すれば比較的治療しやすく予後良好である．初期の子宮頸がんは，無症状であることが多い．

　子宮頸がん患者の90％以上からヒトパピローマウイルス（HPV）DNAが検出されており，本疾患と感染との関係が明らかとされた．HPVの感染そのものはまれではなく，感染しても多くの場合不顕性である．感染者の中でウイルスが排除されず持続感染が続くと，一部に前がん病変や子宮頸がんが発生する．HPVには100種類以上のタイプがあり，このうち15種類が子宮頸がんの原因となる．HPVは，性交渉により感染する．20歳代で20～30％が感染するといわれており，どの程度の確率でHPVが感染するのか，あるいはHPV感染が続いた場合，どの程度の確率で前がん病変や子宮頸がんが発生するのかは不明である．

　現在，国内で市販されているHPVワクチンは2種類である．4価ワクチンは16型と18型に加え，6型と11型の感染も予防し，外陰上皮内腫瘍と腟上皮内腫瘍および尖圭コンジローマに対しても予防効果がある．一方，2価ウイルスワクチンはハイリスクタイプに分類されるHPV15種類のうち，2種類（16型と18型）の感染に高い予防効果がある．一方で，HPV16型及び18型以外のHPV感染に対する予防効果はない．これらのワクチンには，HPVを排除したり，発症しているHPV関連の病変の進行を予防したりする効果はない．ワクチン接種が定期的な子宮頸がん検診の代わりとなるものではない．また，ワクチンによるHPV感染の予防効果持続期間は不明である．

## 4.7 前立腺がん（Prosfatic Cancer）

### 症例

**1. 患者**

1) 66歳男性．自営業で会社を経営している．生来健康で，既往歴に特記は事項ない．服薬歴や健康食品摂取歴にも，特記事項はない．家族は妻と長男夫婦が同居し，家族で町工場を営んでいる．

2) 病名
  ・前立腺がん
  ・両側水腎症
  ・多発性骨転移

3) 嗜好
  ・喫煙は20歳より1日約20本を，現在まで継続している．
  ・アルコールは社会的飲酒のみ．

**2. 現病歴**

1) 入院までの経緯

　初診時の1年ほど前から排尿困難，残尿感をしばしば認めたが，そのまま放置していた．半年ほど前から尿失禁，排尿時痛，腰痛が出現し，最近特に悪化していた．初診2日ほど前から食欲もないためかかりつけ医から紹介され，総合病院を受診したところ前立腺がんであると診断された．腹部エコー，腹部CTにより両側水腎症と精嚢浸潤が認められた．また，骨シンチグラフィとMRIより，多発性骨転移が認められた．その後，急速に自排尿が困難となってきため，ただちに入院し，LH-RHアゴニストと抗アンドロゲン薬の併用療法が開始された．さらに，病勢のコントロール目的で，デノスマブの投与も開始となった．

2) 治療開始前検査値

　白血球数 6,000 /$\mu$L，好中球数 3,800 /$\mu$L，赤血球数 311万 /$\mu$L，Hb 9.2 g/dL，血小板数 12.8万 /$\mu$L，血清総タンパク 5.7 g/dL，LDH 751 IU/L，AST 34 IU/L，ALT 12 IU/L，総ビリルビン 0.3 mg/dL，$\gamma$-GTP 84 IU/L，ALP 6198 IU/L，BUN 26.2 mg/dL，クレアチニン 1.13 mg/dL，e-GFR 37.4 mL/min/1.73 m$^2$，尿酸 6.9 mg/dL，Na 139 mEq/L，K 4.9 mEq/L，Cl 104 mEq/L，Ca 9.9 mg/dL，PSA 3,284.6 ng/mL，

**3. 処方せん**

　処方1
　　　リュープロレリン酢酸塩 注射用キット　3.75 mg
　　　　4週間に1回 3.75 mgを皮下に投与
　処方2

ビカルタミド口腔内崩壊錠　80 mg　1回1錠（1日1錠）
　　　　1日1回　朝食後
　処方3
　　デノスマブ皮下注　120 mg
　　　4週間に1回120 mgを皮下に投与
　処方4
　　沈降炭酸カルシウム／コレカルシフェロール（天然型ビタミンD）／炭酸マグネシウム配合錠＊　1回2錠（1日2錠）
　　　1日1回　朝食後
　　＊本配合錠1錠当たりの有効成分は以下の通り
　　　　沈降炭酸カルシウム 762.5 mg（カルシウムとして 305 mg）
　　　　コレカルシフェロール 0.005 mg（200 IU）
　　　　炭酸マグネシウム 59.2 mg（マグネシウムとして 15 mg）

## 4-7-1　薬学的介入のための基礎知識

### 1　疫学

**(1) 発症頻度**

　日本の2014年の前立腺がん死亡数は11,507人で，がん死亡全体の5.3％を占める．2011年の前立腺がん罹患数（全国推計値）は，78,728人で，がん罹患全体の15.8％を占める．年齢別前立腺がんの罹患率は，65歳以上で増加する．罹患率の年次推移は，1975年以降増加傾向にある．前立腺特異抗原（prostate specific antigen：PSA）による診断方法の普及によって，従来の直腸指診では困難であった早期がんの発見が可能となったことも影響し，死亡率の年次推移は1950年代後半から90年代後半までは増加していたが，その後横ばいに転じている．日本人の罹患率は，欧米諸国およびアメリカの日系移民より低く，欧米諸国の中ではアメリカ黒人の罹患率が最も高い．

**(2) リスク要因**

　アンドロゲンが前立腺がん発生に関与しているのではないかとされてきたが，疫学研究ではこの仮説に一致する結果は得られていない．insulin-like growth factor-1（インスリン様成長因子-1）がリスクを高くする可能性が指摘されている．食事・栄養素に関しても，現状では確立された要因はないものの，リスク要因として脂質，乳製品，カルシウムが，予防要因として野菜・果物，カロテノイド（なかでもリコピン），セレンなどが指摘されている．喫煙，体格，アルコール，運動の関与については不明である．

**(3) 予後**

　低リスク前立腺がん患者の予後は，健常人とほぼ同じである．中から高リスク前立腺がん患者で治療後にPSAが上昇する症例でも，追加治療を行うことで比較的良好な予後が期待できる．

しかし，転移を有する進行性前立腺がん患者では予後は不良となり，5年生存率は20～30％である．

### ② 病態・病因

前立腺は精液の大半を占める精漿を分泌する臓器である（図4-20）．この精漿を分泌する腺上皮から発生するのが前立腺がんで，その95％以上は腺がんである．移行上皮がんや扁平上皮がんも稀にみられるが，その頻度はきわめて低い．前立腺がんは加齢とともに発生頻度が高くなり，50歳以上では注意が必要である．前立腺がんは，前立腺を構成している腺細胞が正常な細胞増殖機能を失い，無秩序に自己増殖することによって起こる．前立腺がんは医学的視点のみならず，社会経済的，さらには文化的視点からも大きな関心を寄せられる疾患である．前立腺がんの罹患率は高いものの，がんであると診断されても経過観察が推奨されることもある．さらに，PSAという鋭敏な腫瘍マーカーを用いた検査方法が世界的に普及した反面，早期がんの診断確率が急増し，医療経済の側面から活発に議論される事態も生じている．

### ③ 臨床症状

早期前立腺がんに特有の症状はない．多くは前立腺肥大症に伴う症状で，排尿困難，頻尿，残尿感，夜間多尿，尿意切迫，下腹部不快感などがある．進行しても転移がない場合の症状は前立腺肥大症と大差がない．進行すると骨に転移しやすいが，前立腺自体の症状もなく，腰痛などで骨検査を受け前立腺がんが発見されたり，肺転移によって発見されたりすることもある．以前は，排尿障害などの自覚症状や，骨転移に伴う疼痛を契機に前立腺がんが発見されることもあったが，最近ではPSA検査の普及により，PASの上昇を契機に前立腺がんが発見されるようなった．

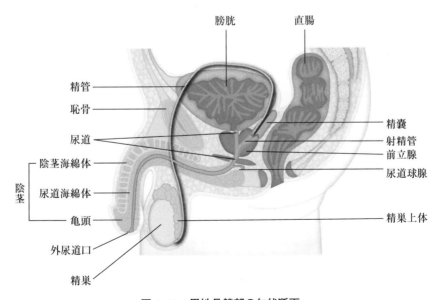

**図4-20 男性骨盤部の矢状断面**

（馬場広子編著（2016），グラフィカル機能形態学，p.425，図16-2，京都廣川書店）

## 4 診断

### (1) 直腸診と PSA

　直腸診と血清 PSA 測定が広く用いられている．直腸診による異常所見は，全前立腺がん症例の 15～40％に認められるが，無症状で前立腺がんが疑われない人々に直腸診を行った場合は，ほとんどがんが発見されることはない．しかし，直腸診と PSA を組み合わせると，早期前立腺がんの発見率が上昇する．

　PSA は非常に敏感で，前立腺がんに特異的な腫瘍マーカーである．PSA 値の測定は前立腺がんの早期発見には必須項目の検査である．ただし，PSA 値が正常の前立腺がん症例もあるため注意が必要である．PSA 値の目安（タンデム R 法）は，4～10 ng/mL で 25～30％の罹病率，10 ng/mL 以上で 50～80％の罹病率，100 ng/mL 以上では既に転移している可能性が疑われる．しかし，4 ng/mL 以下で前立腺がんのこともある．

### (2) 前立腺生検

　診断には経直腸的超音波検査による生検で，腺がんの証明が必要となる．一般的には 18 G 針を用い，経直腸生検が施行される．

### (3) 病期診断

　局所浸潤には直腸診や MRI が有効である．リンパ節転移については，MRI や CT が広く用いられている．一方で，前立腺がんの画像診断には限界があるため，限局性前立腺がんでは浸潤度をより詳しく層別化してリスク分類を行い，治療方針を立てる．現在，前立腺がんのリスク分類で最も汎用されているのが D'Amico のリスク分類である．D'Amico のリスク分類は，表 4-8 に示す病期分類の他に，治療開始前の PSA，グリーソンスコアより構成されている（表 4-9）．グリーソンスコアは 6 以下が比較的進行の遅い高分化型の前立腺がん，グリーソンスコア 7 が中等度の悪性度の前立腺がん，グリーソンスコア 8 以上が悪性度の高い低分化の前立腺がんであるとされている（詳細は節末の Column 欄を参照）．

表 4-8 前立腺がんの病期分類

| T1 | 直腸診でも画像検査でも腫瘍は明らかにならず，偶然に発見された場合 |
|---|---|
| T1a | 前立腺肥大症などの手術で切り取った組織の5%以下に偶然に発見される腫瘍 |
| T1b | 前立腺肥大症などの手術で切り取った組織の5%を超え偶然に発見される腫瘍 |
| T1c | 前立腺特異抗原（PSA）の上昇のため，針生検によって確認された腫瘍 |
| T2 | 前立腺に限局する腫瘍 |
| T2a | 左右どちらかの1/2以下に認められる腫瘍 |
| T2b | 左右どちらかだけに1/2を超える腫瘍 |
| T2c | 左右の両方に進展する腫瘍 |
| T3 | 前立腺被膜を越えて進展する腫瘍 |
| T3a | 被膜外へ進展する腫瘍（一側性または両側性），顕微鏡的に膀胱頸へ浸潤する腫瘍 |
| T3b | 精嚢に浸潤する腫瘍 |
| T4 | 精嚢以外の隣接臓器（膀胱，直腸，骨盤壁など）に浸潤する腫瘍 |
| N0 | 所属リンパ節への転移なし |
| N1 | 所属リンパ節への転移あり |
| M0 | 遠隔転移なし |
| M1 | 遠隔転移あり |

（がん情報サービス，国立がん研究センターがん対策情報センター，http://ganjoho.jp/public/cancer/lung/print.html）

表 4-9 D'Amico のリスク分類

| リスク分類 | 臨床病期 | 治療前 PSA | グリーソンスコア |
|---|---|---|---|
| 低リスク | T1c〜T2a かつ | ≦ 10 ng/mL かつ | ≦ 6 |
| 中リスク | T2b または | 10.1〜20 または | 7 |
| 高リスク | T2c または | > 20 または | ≧ 8 |

（*JAMA*. 1998, 280, 969-74 より改変）

## 5 治療

前立腺がんに対して選択可能な治療は，PSA監視療法，前立腺全摘除術，放射線療法，ホルモン療法（内分泌療法），化学療法がある．

### (1) PSA監視療法

前立腺生検の結果，低リスクで治療を行わなくても余命に影響がないと判断される場合に行う．PSA値を定期的に測定して，その上昇率を確認し，PSA値が倍になる時間（PSA倍加時間）が2年以上と評価される場合にはそのまま経過観察を行う．PSA検査の普及とともに早期に発見される限局性前立腺がんが増加しているが，直ちに根治的治療を要さないものも含まれていると考えられている．そのため，このような症例を選択したうえで，PSAの時間的推移をモニタリングし，しかるべき時期に根治的治療を行うPSA監視療法も限局性前立腺がんの治療選択肢の一つと考えられている．

QOL維持の観点からは，PSA監視療法は前立腺全摘除術後の尿失禁や性機能不全，放射線療法後の腸管関連合併症などがほとんどないという点では優位である．ただし，がんと診断されて「特に何もしない」ことに対する精神的な負担を感じる患者には不向きである．

## (2) 前立腺全摘除術

低リスクから中リスクの限局性前立腺がん患者に適応がある．根治的前立腺全摘除術が標準療法で，リンパ節郭清も同時に施行する．前立腺全摘除術を施行する目的は，がん病巣を摘除することにより完治を目指すことにある．がんが前立腺内にとどまっており，10年以上の余命が期待される場合には，最も生存率を高く保障できる治療法である．

副作用としては，尿失禁と性機能障害がある．また手術では精管が切断されるため，術後は射精することができない．勃起支配神経が病態によっては前立腺と一緒に切除され，その場合は勃起障害が生じる．病態によっては神経温存も可能である．輸血を要することもまれで，術後7日前後で退院できる．

## (3) 放射線療法

### 1) 外照射法

限局がんに，週5回で7週間前後を要して行う．コンピュータによる3次元照射により，高線量照射が可能である．術後再発例にも照射できる．

### 2) 密封小線源療法（組織内照射法）

$I^{125}$を小粒状容器に密封し，これを前立腺へ直接埋め込む治療法である．半身麻酔下で，超音波ガイドで確認しながら，専用の機械を使用して会陰からアイソトープを埋め込む．外照射法と比較して数日で治療が終了する．前立腺に高濃度の放射線を照射することが可能であり，副作用も軽度である．ただし，埋め込まれた放射性物質は半年くらいで効力を失う．

## (4) ホルモン療法（内分泌療法）

ホルモン療法は全身作用が期待できるため，転移症例の1次治療法となる．各種ホルモン療法の近接効果は著明であるが，その効果の持続が進行例では2〜3年であること，また，勃起機能障害や性欲の低下など，性関連の副作用が問題となる．ホルモン療法の主体は，LH-RH (luteinizing hormone-releasing hormone) アゴニストと副腎由来のアンドロゲンをブロックする非ステロイド性抗アンドロゲン薬である（表4-10）．

LH-RHアゴニストと抗アンドロゲン薬の併用療法であるCAB (combined androgen blockade) 療法が広く行われている．LH-RHアゴニスト使用において，投与初期に起こる一過性のテストステロン値上昇に伴うフレアアップ現象による尿路閉塞，転移巣に由来する骨痛，脊髄圧迫などが懸念される場合は，抗アンドロゲン薬の先行投与あるいは併用療法を考慮すべきであった．しかし，LH-RHアンタゴニストであるデガレリクス酢酸塩では，投与初期の一過性のテストステロン値上昇は全く見られないため，フレアアップ現象を認めることはない．

CAB療法で治療中にPSA上昇を認めた場合に，抗アンドロゲン薬のみを中止することでPSAの低下や病勢の改善を認めるAWS (anti-androgen withdrawal syndrome) は，アンドロゲン受容

体の変異などによって使用していた抗アンドロゲン薬がアゴニストとして作用することで引き起こされると考えられている．

**(5) 化学療法**

初期治療としての化学療法の適応はない．化学療法はホルモン療法施行後の，去勢抵抗性前立腺がんに対し適応がある．これまでのドセタキセル水和物（70 mg〜75 mg/m² 3週毎）に加え，さらにカバジタキセルアセトン付加物（25 mg/m² 3週毎）も選択が可能である．いずれもプレドニゾロン 10 mg 21日間連日投与との併用が必要である．ただし，カバジタキセルアセトン付加物については重篤な骨髄抑制による死亡例の報告があり，その適応には特に注意が必要である（表 4-11）．

また，化学療法に前後させ病勢が進行した去勢抵抗性前立腺がん患者には，新規抗アンドロゲ薬でアンドロゲン受容体（AR）シグナル伝達阻害薬であるエンザルタミド，CYP17阻害によるアンドロゲン産生の阻害薬であるアビラテロン酢酸エステルも適応となる．

**表 4-10 前立腺がんにおける薬物療法（ホルモン療法）**

| 治療の種類 | 薬品名と投与量，投与間隔 | 特徴 |
|---|---|---|
| LH-RH アゴニスト | リュープロレリン酢酸塩：<br>3.75 mg を1か月ごと 11.25 mg を3か月ごと皮下注射<br>ゴセレリン酢酸塩：<br>3.6 mg を1か月ごと 10.8 mg を3か月ごと皮下注射 | 去勢術とほぼ同じレベルまでテストステロンを下げる<br>（chemical castration） |
| LH-RH アンタゴニスト | デガレリクス酢酸塩：初回は 240 mg を1カ所あたり 120 mg ずつ腹部2か所に皮下投与．2回目以降は，初回投与4週間後より，デガレリクスとして 80 mg を維持用量とし，腹部1か所に皮下投与．4週間間隔で投与． | LH-RH アゴニストと比較してテストステロンをより速やかに去勢域まで低下させる<br>一過性のテストステロンの上昇を認めない |
| 抗アンドロゲン薬 | ビカルタミド：<br>1回 80 mg 1日1回内服<br>フルタミド：<br>1回 125 mg 1日3回内服<br>クロルマジノン酢酸エステル：<br>1回 25 mg 1日2回内服 | 去勢術もしくは LH-RH アゴニストと併用することにより CAB となる |
| アンドロゲン受容体シグナル伝達阻害薬 | エンザルタミド：<br>1回 160 mg 1日1回内服 | アンドロゲン受容体の伝達を複数の作用点で阻害<br>タキサン導入前後で使用 |
| アンドロゲン合成酵素 CYP17 阻害薬 | アビラテロン酢酸エステル：1回 1,000 mg を1日1回空腹時に内服 | アンドロゲン生成の阻害<br>タキサン導入前後で使用 |

表 4-11　前立腺がんにおける薬物療法（抗がん剤・骨転移）

| 治療の種類 | 薬品名と投与量，投与間隔 | 特徴 |
|---|---|---|
| タキサン | ドセタキセル水和物：70 mg 油2を3週ごとに静注もしくは 35 mg/m² を1日目と8日目に投与し3週ごとに繰り返す<br>カバジタキセルアセトン付加物：25 mg/m² を3週ごとに静注<br>ドセタキセル水和物，カバジタキセルアセトン付加物共に10 mgのプレドニゾロン連日内服を併用 | エストラムスチンリン酸エステルナトリウム水和物の内服をドセタキセル水和物投与前後で併用するレジメンもある<br>カバジタキセルアセトン付加物では骨髄抑制による死亡例があり注意 |
| ビスホスホネート | ゾレドロン酸水和物：4 mg を月1回点滴静注 | 顎骨壊死に注意<br>腎機能により投与量の調整が必要 |
| ヒト型抗 RANKL モノクローナル抗体製剤 | デノスマブ：120 mg を月1回皮下注射 | 顎骨壊死に注意<br>腎機能に影響されない<br>カルシウム及び天然型ビタミン D の併用 |

●薬剤一覧表（➡巻末付録2参照）

### 4-7-2　薬学的介入の視点

　本患者は，腹部エコー，腹部 CT により，前立腺がんに伴う両側水腎症が認められ，検査値からも腎機能が低下していることがうかがえる（クレアチニン 1.13 mg/dL，e-GFR 37.4 mL/min/1.73 m²）．また，本症例は骨シンチグラフィと MRI より，多発性骨転移が認められており，骨転移による骨病変に対してデノスマブが投与されている．デノスマブは，治療開始後数日から重篤な低カルシウム血症が現れることがあり，死亡に至った例が報告されている．そこで，デノスマブの投与に際しては頻回に血液検査を行い，重篤な低カルシウム血症の発現を軽減するため血清補正カルシウム値が高値でない限り，カルシウム及びビタミン D の経口補充を行う必要がある．デノスマブの添付文書によると，毎日少なくともカルシウムとして 500 mg，天然型ビタミン D として 400 IU の投与を行う必要がある．一方，腎機能障害患者ではビタミン D の活性化が障害されているため，腎機能障害の程度に応じビタミン D については活性型ビタミン D を使用するとともに，カルシウムについては投与の必要性を判断し投与量を適宜調整することが求められている．

### 4-7-3　薬学的介入

　デノスマブを投与する際の低カルシウム血症対策として，本患者が腎機能障害を有していることから，ビタミン D は活性型ビタミン D 製剤が必要である．しかし，沈降炭酸カルシウム / コレカルシフェロール（天然型ビタミン D）/ 炭酸マグネシウム配合錠中に含まれるのは，天然型ビタミン D 製剤である．したがって，本配合剤を活性型ビタミン D 製剤に変更する必要がある旨

を主治医に情報提供する．

## 4-7-4 薬学的介入後の経過

### (1) 主治医への提案

沈降炭酸カルシウム／コレカルシフェロール（天然型ビタミン D）／炭酸マグネシウム配合錠を，アルファカルシドール製剤に変更し新処方4とし，さらに処方5の追加を主治医に提案した．

新処方4
  アルファカルシドールカプセル 0.5 μg　1回1カプセル（1日1カプセル）
   1日1回　朝食後

処方5
  沈降炭酸カルシウム錠 500 mg　1回2錠（1日6錠）
   1日3回　毎食後

### (2) 転帰

抗ホルモン療法とデノスマブとの併用により，水腎症が改善し自排尿が可能となった．また腰痛も改善し，外来にて経過観察の方針となった．

### (3) 介入によるアウトカム

デノスマブは，治療開始後数日から重篤な低カルシウム血症が現れることがあり，死亡例も報告されている．本症例は薬剤師の関与により，デノスマブによる低カルシウム血症の発生リスクを軽減することで，前立腺がんの病勢コントロールに貢献できた事例である．

## 4-7-5 確認問題

**問 4-7-1**　70 歳男性．腰痛を主訴に近医を受診したところ，前立腺がん，多発性骨転移と診断され，以下の治療を受けた．

処方1
  フルタミド錠 125 mg　1回1錠（1日3錠）
   1日3回　朝昼夕食後

処方2
  リュープロレリン酢酸塩　11.25 mg
   12 週に1回皮下投与

処方3
  デノスマブ 120 mg
   4 週間に1回皮下投与

この処方に関する記述のうち，正しいのはどれか．2つ選べ．

1. 前立腺がんでは，PIVKA Ⅱ（ビタミンK欠乏性タンパクⅡ）を用いたスクリーニングが普及している．
2. アンドロゲンが，前立腺がんの発生に関与していることが明らかとなっている
3. フルタミドは，劇症肝炎等の重篤な肝障害を発現することがある．
4. リュープロレリン酢酸塩は，テストステロン分泌を抑制する．
5. デノスマブは，重篤な低カルシウム血症の発現を軽減するため，通常は活性型ビタミンDの投与を行う．

## Column　グリーソンスコアとは何ですか？

　前立腺に発生する悪性腫瘍のほとんどは腺がん（adenocarcinoma）である．通常，日本においては，腺がんの病理組織学的分類としてがん細胞の分化の程度に応じて高分化腺がん，中分化腺がん，低分化腺がんに分ける方法が採用されてきた．グリーソン分類では腫瘍細胞の分化度，細胞異型を考慮せず，浸潤パターンや構造異型のみに着目して前立腺がんの形態をパターン1-5の5段階に階層化する．特徴的なのは，前立腺がんの組織像の多様性を考慮して量的に最も優位なパターン（第一優勢部位）とそれより劣勢なパターン（第二優勢部位）の数の合計をグリーソンスコアとして表現する方法を導入したことである．グリーソンスコアとは最も多いパターン（第一パターン）と，ついで多く見られるパターン（第二パターン）の和である．日本では従来の分化度による分類と，グリーソンスコアを併用して病理診断がなされている．しかし，前立腺がんに関するWHOのconsensus conferenceでもグリーソン分類の使用が推奨されるようになり，世界的な潮流にならって主要な診断基準になりつつある．

# 第5章
# 支持療法

がん化学療法の治療戦略は，以下の3つに大別される．
1. 早期がんに対する術後の補助化学療法
2. 化学療法を主体とした完治を目指す治療
3. 進行・再発がんに対する化学療法

　このうち，1と2に関しては治癒を目指す治療であることから，化学療法に対して高い抗腫瘍効果が求められることになる．したがって，1と2を対象に行われる化学療法では，様々な有害事象（副作用）が生じ，その対策が必要となる．特に造血器腫瘍においては化学療法による完治が見込まれる可能性が固形がんに比べ高いことから，強力な化学療法が行われる反面，有害事象も強く現れることになる．一方，3に関しては化学療法の目的が延命治療，緩和治療となることから，QOLを重視した治療法が選択されるため有害事象の程度は軽くなる傾向がある．

　支持療法とは一般に，がん治療に伴って生じる有害事象を回避あるいは軽減することを目的に必要な対策を講じることを指す．支持療法の多くは，その対策として新たな薬剤を投与することが主体となる．例えば，化学療法により悪心・嘔吐が生じた場合は制吐剤が投与され，便秘になった場合は緩下剤が投与される．ただし，有害事象といってもその内容は様々であり，脱毛や皮膚障害など，直接生命予後に影響を及ぼさないものもあるが，後述する発熱性好中球減少症や腫瘍崩壊症候群など，対策が不適切であると生命予後に大きな影響を及ぼすものもあることから，注意が必要である．また術後補助化学療法においては，有害事象を制御して推奨投与量を維持することでその後の生命予後に大きな影響を及ぼすことが明らかとされている．したがって，副作用対策が不適切に行われ，結果的に化学療法の投与量設定を安易に少なくすることになれば，後々になって患者の生命予後に悪影響を与えることも十分に考えられる．

　以上述べてきたように，化学療法に対する適切な支持療法を行うことは，患者のQOL改善だけではなく，生命予後に直結する重要事項であることを認識し，支持療法に対する薬学的介入を行う必要がある．

## 5-1　発熱性好中球減少症

　発熱性好中球減少症（febrile neutropenia：FN）は種々の疾患に伴って出現するが，最も頻度が高い代表的疾患は血液疾患である．急性白血病や悪性リンパ腫などの血液疾患では，化学療法に伴って好中球減少をきたしやすく，compromised host となって感染症を発症しやすい．一般に compromised host となる要因としては，好中球数の減少，細胞性免疫や液性免疫の低下などが挙げられるが，易感染性を招く最も重要な原因は好中球数の減少である．

### 1　定義

　発熱性好中球減少症の定義は，経験的抗菌薬療法を開始する患者を特定する際に使用する一般的基準がそのまま適応される．発熱とは，1回の口腔温測定値が38.3℃以上であるか，38.0℃以上の体温が1時間以上持続する状態と定義される．また，好中球減少とは，絶対好中球数（absolute neutrophil count；ANC）が500個/mm$^3$未満であるか，ANCが次の48時間以内に500個/mm$^3$未満に減少すると予想される状態と定義される．しかしながら，これらの定義は絶対厳守の規則ではない．患者間で臨床的な差異があることから，これらの具体的な定義を満たしていなくても，好中球減少のリスク期間に抗菌薬を投与する患者を特定する上では，臨床判断が極めて重要である．

### 2　原因

　発熱性好中球減少症における血液培養陽性率は10％前後で，臨床的に感染巣が明らかなものが10〜20％存在するが，70〜80％は原因不明の発熱である．しかし，抗菌薬の経験的な使用により60〜70％が改善することから，発熱性好中球減少症の大半は何らかの細菌感染症によるものと考えられる．血液から分離される菌は，コアグラーゼ陰性ブドウ球菌をはじめとするグラム陽性菌が多い．これは大量シタラビン療法に伴う粘膜障害，キノロン系薬剤による感染予防的投与の普及，悪性腫瘍の治療にあたって多用される中心静脈カテーテルによる皮膚に常在するグラム陽性菌の侵入などがその原因と考えられる．

### 3　診断

　発熱性好中球減少症は緊急事態として治療を速やかに開始するが，その治療準備をしながら，全身状態の把握と発熱原因究明のために基本的な診察と検査を実施する．血算，白血球分画，検尿，生化学，C反応性タンパク質（CRP），胸部X線写真，血液培養，炎症のある部位からの検体採取とグラム染色，細菌培養を行い，腹部症状のある患者は腹部超音波検査が，胸部X線写真に異常がなく呼吸器症状のある患者は高解像度CT検査が薦められる．血液培養は好気性・嫌気性培養ボトル各1本を1セットとして場所と時間を変えて2セット行うことを原則とする．それは，特にグラム陽性菌が検出された際，1セットのみだとコンタミネーションの可能性が高く，起因菌としての判断が難しくなるためである．初期に開始した抗菌薬不応例に対しては，上記の検査を再度実施するとともに深在性真菌症を念頭に真菌培養と$\beta$-D-グルカン，ガラクトマンナン抗原の血液検査を行う．

### 4 治療

発熱性好中球減少症をきたした患者が重症化するかどうかの危険因子と予測のためのリスク分類は，Multinational Association for Supportive Care in Cancer（MASCC）スコアリングシステムを用いて行うことができる（表5-1）．症状の重症度と当該患者に該当する他の6項目からスコアをとり加算する．すべて該当する場合は MASCC スコアが26となり，MASCC スコア21未満は重篤な感染症を発症する可能性のある高リスク患者と判断される．低リスク患者は MASCC スコアが21以上である．

表5-1 発熱時の低リスクを判定するためのスコアリング

| 危険因子 | ポイント |
|---|---|
| 症状（次の中から1つ選ぶ） | |
| 　症状なし | 5 |
| 　軽度の症状 | 5 |
| 　中等度の症状 | 3 |
| 低血圧なし | 5 |
| 慢性閉塞性肺疾患なし | 4 |
| 固形腫瘍／真菌感染既往のない血液疾患 | 4 |
| 脱水なし | 3 |
| 発熱時外来 | 3 |
| 60歳未満 | 2 |
| 合計点数 | |

（J.Clin Oncol, 2000, 18, 3038-3051 より改変）

図5-1に発熱を呈する好中球減少患者に対する経験的抗菌療法を示す．高リスク患者は，静注による経験的抗菌薬療法を行うため入院の必要がある．セフェピム塩酸塩，カルバペネム系薬（メロペネムまたはイミペネム水和物／シラスタチンナトリウム），ピペラシリン／タゾバクタムなどの抗緑膿菌活性を有する β-ラクタム系薬を用いた単剤療法が推奨される．低リスク患者は，クリニックまたは病院に入院させ，経口または静注抗菌薬による経験的初期療法を行うべきであり，その後，一定の臨床基準を満たせば，外来での経口または静注療法に切り替えてもよい．経験的経口薬療法としては，シプロフロキサシン＋アモキシシリン水和物／クラブラン酸カリウム併用レジメンが推奨される．

図5-2に発熱性好中球減少症期間中，抗菌薬をいつどのように変更すればよいかを示す．原因不明の発熱が持続し，それを除けば状態は安定していると判断される患者の場合，初期抗菌薬の経験的変更が必要となることはまれである．感染症が特定された場合は，適宜，抗菌薬の調整を行う．臨床的および／または微生物学的に感染症が確認された場合，その部位と分離された細菌の感受性に応じた適切な抗菌薬を用いて治療する．入院下で静注または経口抗菌薬療法を開始した低リスク患者では，臨床的に安定していれば治療戦略を簡素化し，消化管吸収能が十分にあると考えられれば，抗菌薬を静注から経口に切り替えてもよい．

図5-3に真菌感染症に対する経験的および先制攻撃的治療を示す．抗菌薬を4～7日間投与し

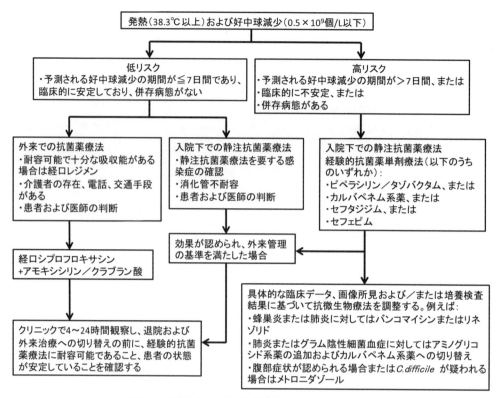

**図 5-1 発熱および好中球減少に対する初期管理**

(Alison, G.F. *et al.* IDSA GUIDELINES Clinical Practice Guideline for the Use of Antimicrobial Agents in Neutropenice Patients with Cancer: 2010 Update by the Infectious Diseases Society of America)

ても発熱の持続または再発がみられ，好中球減少の持続期間が 7 日を超えると予測される患者では，侵襲性真菌感染症に対する経験的治療および検査を考慮する．抗糸状菌活性のある抗真菌薬の予防投与をすでに受けている患者の場合，真菌感染症に対する経験的治療に使用する特定の薬剤を推奨するにはデータが不十分であるが，別の系統の抗糸状菌活性を有する注射用抗真菌薬に切り替えることを考慮する．

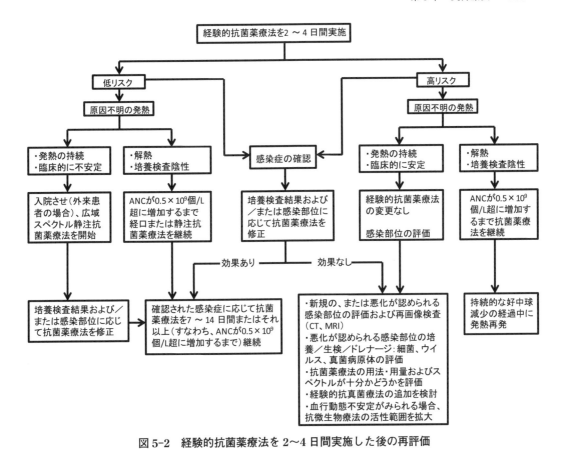

**図 5-2　経験的抗菌薬療法を 2〜4 日間実施した後の再評価**

(Alison, G.F. *et al*. IDSA GUIDELINES Clinical Practice Guideline for the Use of Antimicrobial Agents in Neutropenice Patients with Cancer: 2010 Update by the Infectious Diseases Society of America)

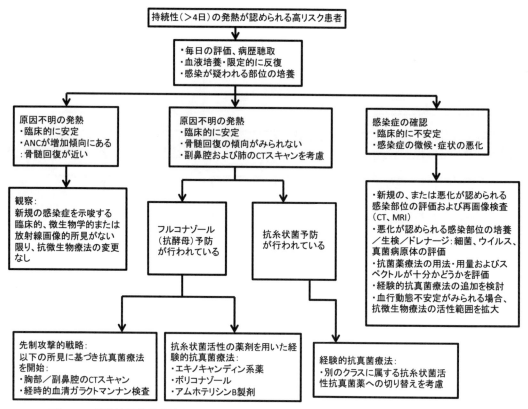

**図 5-3　経験的抗菌薬療法を 4 日間実施しても持続性の発熱が認められる高リスク患者**

(Alison, G.F. et al. IDSA GUIDELINES Clinical Practice Guideline for the Use of Antimicrobial Agents in Neutropenice Patients with Cancer: 2010 Update by the Infectious Diseases Society of America)

### ⑤ 白血球減少症に対する対策

　白血球減少症はFEC療法で使用するフルオロウラシル，エピルビシン塩酸塩，シクロホスファミド水和物を始めとする多くの薬剤で引き起こされる．骨髄抑制に起因すると考えられ，白血球の中でも好中球の減少が多く観察される．血球減少のGradeに応じて，発熱性好中球減少症の対策として予めG-CSF製剤の投与が必要である．

　G-CSF製剤の中には目的のタンパク質に対してポリエチレングリコールを化学的に結合させる（ペグ化する）ことで，体内での分解を抑制し，薬剤の排泄を遅延させる製剤もある．これにより長期間薬剤が残存し，作用時間を延長することが可能になる．1サイクルに1回の使用で効果があるペグ化製剤は，患者の投与負担軽減や外来化学療法後の通院負担軽減に寄与すると考えられている．

### 5-2　悪心・嘔吐

　造血器腫瘍に対しては，治癒が見込めることから特に強力な化学療法が行われる．そのため，化学療法による合併症対策が重要となる．悪心・嘔吐に対しては，5-HT$_3$受容体拮抗薬に加え，アプレピタントやデキサメタゾンを併用し積極的な対策を講じる．遅発性の悪心・嘔吐も問題と

なることから，症例に応じた薬剤が選択される．また，固形がんでは最近，シスプラチンなど悪心・嘔吐リスクの高い薬剤が外来日帰りで投与されるようになり，自宅に帰った患者に対する手厚い対策が必要である．ガイドラインでは投与される抗がん剤の種類やレジメンによって悪心・嘔吐対策が定められており，ガイドラインに準拠した適切な対策が求められる．

### 1 催吐性リスク分類

抗がん剤の催吐性リスク分類は高度，中等度，軽度，最小度に分類される（表5-2，表5-3）．高度リスク（催吐頻度90％以上）の薬剤にはシクロホスファミド水和物（1500 mg/㎡），シスプラチン，AC療法，EC療法等が分類される．また中等度リスクの薬剤にはアントラサイクリン系，イリノテカン塩酸塩水和物，カルボプラチン，低用量のシクロホスファミド水和物等がある．高度リスクの薬剤に対しては制吐薬の5-HT$_3$受容体拮抗薬1日目，デキサメタゾン1～5日目，アプレピタント1～3日目の3剤が併用して投与される．中等度リスクの薬剤に対しては5-HT$_3$受容体拮抗薬1日目，デキサメタゾン1～4日目の2剤が投与される．一般に，1日目は急性嘔吐の予防として2日目以降は遅延性嘔吐の予防として制吐剤が投与されている．また，それぞれの治療に対する予測性嘔吐には抗うつ薬のロラゼパム，アルプラゾラムが使用されることがある．

### 2 催吐性リスク分類による対策

催吐性リスク分類に基づき投与する薬剤とその使用方法に関する原則を表5-4にまとめた．ガイドラインではリスクごと，あるいは使用するレジメンに応じて，推奨される制吐剤の使用方法が示されている．しかし，悪心・嘔吐の程度は個人差が大きく，表5-4の内容を全てにわたり遵守するのではなく，症例ごとのきめ細かな対策が求められる．

#### （1）高度リスク抗がん剤

高リスク抗がん剤に対する制吐薬は，アプレピタント＋5HT$_3$受容体拮抗薬＋デキサメタゾンの3剤併用療法が基本である．初回治療で悪心・嘔吐のコントロールが不十分であると，その後の治療に対する患者意欲を低下させたり，予測性嘔吐の出現を誘発させたりするので注意が必要である．デキサメタゾンには様々な副作用があり，患者の訴えに応じた投与方法や用量設定の必要性をしばしば経験するところである．5-HT$_3$受容体拮抗薬についてはガイライン上，特に何を使わなければならないという指定はないが，よりリスクが高いと考えられる症例にはパロノセトロンが選択肢となり得る．また，アプレピタントを使用する際には，相互作用に留意する必要があり，デキサメタゾンを投与する場合には従来の投与量の半分とすることが推奨されている．

#### （2）中等度リスク抗がん剤

5HT$_3$受容体拮抗薬＋デキサメタゾンの2剤併用療法が基本である．効果が不十分な場合では，ロラゼパム，アルプラゾラムが追加されることもある．ただし，中等度催吐リスクのあるカルボプラチン，メトトレキサート，イリノテカン塩酸塩水和物などを含むレジメンではアプレピタント＋5HT$_3$受容体拮抗薬＋デキサメタゾンの3剤併用療法を行う．

### (3) 軽等度リスク抗がん剤

デキサメタゾン単剤療法が基本である．効果が不十分な場合では，プロクロルペラジンマレイン酸塩や塩酸メトクロプラミドが追加されることもある．

表 5-2　主な注射抗がん剤の催吐性リスク分類

| | |
|---|---|
| 高度催吐リスク<br>催吐頻度＞90% | シスプラチン<br>シクロホスファミド水和物（≧ 1500 mg/m²）<br>ダカルバジン<br>ドキソルビシン塩酸塩＋シクロホスファミド水和物<br>エピルビシン塩酸塩＋シクロホスファミド水和物 |
| 中等度催吐リスク<br>催吐頻度 30〜90% | カルボプラチン<br>シクロホスファミド水和物（＜ 1500 mg/m²）<br>ミトキサントロン塩酸塩を除くアントラサイクリン系薬剤<br>インターフェロン α<br>メトトレキサート（250〜1000 mg/m²）<br>オキサリプラチン<br>イリノテカン塩酸塩水和物　など |
| 軽度催吐リスク<br>催吐頻度 10〜30% | タキサン系薬剤<br>エトポシド<br>フルオロウラシル<br>ゲムシタビン塩酸塩<br>ペメトレキセドナトリウム水和物　など |
| 最少度催吐リスク<br>催吐頻度＜ 10% | 多くの分子標的薬<br>ビンカアルカロイド系薬剤　など |

（日本癌治療学会編，制吐薬適正使用ガイドライン第 2 版，金原出版を基に著者が作成）

表 5-3　主な内服抗がん剤の催吐性リスク分類

| | |
|---|---|
| 高度催吐リスク<br>催吐頻度＞90% | プロカルバジン塩酸塩 |
| 中等度催吐リスク<br>催吐頻度 30〜90% | シクロホスファミド水和物<br>エトポシド<br>イマチニブメシル酸塩<br>テモゾロミド |
| 軽度催吐リスク<br>催吐頻度 10〜30% | カペシタビン<br>テガフール・ギメラシル・オテラシルカリウム配合剤<br>テガフール・ウラシル配合剤<br>6 メルカプトプリン |
| 最少度催吐リスク<br>催吐頻度＜ 10% | 多くの分子標的薬<br>トレチノイン<br>サリドマイド　など |

（日本癌治療学会編，制吐薬適正使用ガイドライン第 2 版，金原出版を基に著者が作成）

表 5-4 制吐薬のリスク別使用法

| リスク | 薬品名 | 使い方 |
| --- | --- | --- |
| 高度 | アプレピタント | 急性（1日目）：125 mg<br>遅発性（2, 3日目）：80 mg |
| | 5HT3 受容体拮抗薬 | 各種添付文書を参照 |
| | デキサメタゾン | 急性（1日目）：注射薬 9.9 mg<br>遅発性（2〜5日目）：経口薬 8 mg |
| 中等度 | 5HT$_3$ 受容体拮抗薬 | 各種添付文書を参照 |
| | デキサメタゾン | 急性（1日目）：注射薬 9.9 mg<br>遅発性（2〜4日目）：経口薬 8 mg |
| カルボプラチン<br>イホスファミド<br>イリノテカン<br>メトトレキサート<br>などを使用時 | アプレピタント | 急性（1日目）：125 mg<br>遅発性（2, 3日目）：80 mg |
| | 5HT3 受容体拮抗薬 | 各種添付文書を参照 |
| | デキサメタゾン | 急性（1日目）：注射薬 4.95 mg<br>遅発性（2〜4日目）：経口薬 4 mg |
| 軽度 | デキサメタゾン | 急性期（1日目）：6.6 mg |
| 最小度 | 通常，予防的な制吐療法は推奨されない． | |

## 5-3 末梢神経障害

末梢神経障害を引き起こす代表的な薬物はタキサン系である．1サイクルあたりの投与量，投与時間，累積投与量，合併症によって症状の発現には差があり，特に糖尿病の合併があると出現頻度が高くなるとされている．多くの症例で，投与を中止すると症状が改善されることが多い．治療薬として神経障害性疼痛に適応のあるプレガバリン，抗てんかん薬のガバペンチン，糖尿病性神経障害に適応のあるメキシレチン塩酸塩，デュロキセチン塩酸塩，末梢神経障害に適応のあるビタミンEが使用されることがある．

### 1 末梢神経障害を引き起こす主な抗がん剤

#### (1) パクリタキセル

パクリタキセルの末梢神経障害は，一般に投与3〜5日後に発現し，手足の指のしびれ，刺すような痛み，感覚麻痺などの症状を呈する．また末梢神経障害は，用量依存的に発症し，1回投与量，投与時期，総投与量に依存して発症する．発症機序は，パクリタキセルがチューブリンに結合し，非可逆的に微小管重合を促進し，異常微小管束を形成することにより正常の軸索輸送が障害されることによるものである．また，パクリタキセルがミトコンドリアの機能障害を引き起こし，軸索のアポトーシスの誘導をもたらすことも示唆されているが，末梢神経障害の詳細な機序は不明である．

### (2) ビンクリスチン硫酸塩

ビンクリスチン硫酸塩の末梢神経障害は，一般に投与後2週間で発現し，足先のしびれや痛みが生じる．

### (3) ビンブラスチン硫酸塩

市販後調査でのビンブラスチン硫酸塩による末梢神経障害発現率は1.1％であり，ビンクリスチン硫酸塩よりも末梢神経障害を引き起こしにくい．

### (4) ビンデシン硫酸塩

国内第Ⅱ相試験でのビンデシン硫酸塩による末梢神経発現頻度は5％未満であり，ビンカアルカロイド系の中では末梢神経障害を引き起こしにくい．

### (5) エリブリンメシル酸塩

国内第Ⅱ相試験における末梢神経障害の発症頻度は24.7％であった．エリブリンメシル酸塩による末梢神経障害は，投与開始後39週間後に多くみられる．

### (6) オキサリプラチン

国内第Ⅱ相試験における末梢神経障害の発症頻度は53.1％であった．オキサリプラチンによる末梢神経障害は投与開始後数週間以内に出現し，四肢，咽頭などにしびれ，ビリビリ感などを自覚し，寒冷刺激により誘発される．

### (7) シスプラチン

シスプラチンの末梢神経障害は，手足のしびれ，疼痛，感覚異常などを誘発し，投与開始から1〜7日後に出現する．末梢神経障害は，1回投与量と総投与量に依存して発症する．総投与量300 mg/㎡で半数以上の症例に知覚障害が発症し，500 mg/㎡以上でほとんどの患者に知覚障害が発症する．

### (8) カルボプラチン

カルボプラチンによる末梢神経障害は，他の白金製剤であるシスプラチンやオキサリプラチンに比べて程度が軽く，発症頻度も4〜6％と少ないとされている．

### (9) ボルテゾミブ

国内第Ⅱ相試験における末梢神経障害の発症頻度は37％であった．ボルテゾミブによる末梢神経障害は，総投与量に相関して発症することが知られ，5サイクルまでに発症しやすいとされている．

## 2 予防・治療法

末梢神経障害の予防法は，いまだ確立されていない．セルフケア方法として，手指運動による

末梢神経刺激, 末梢循環の改善を目的に靴下や手袋の着用, マッサージ, ストレッチがある. 予防薬として, ビタミン $B_6$ や $B_{12}$, E などが用いられる. 最近では, 抗うつ薬のデュロキセチン塩酸塩が疼痛性の末梢神経障害に有効性を示している. プレガバリンは, 神経障害性疼痛に対して保険適応がある. 漢方製剤は, しびれを減少させる報告があるが, 抗がん剤との薬物相互作用については明らかでないため, 慎重に併用する必要がある (表5-5). 末梢神経障害による重篤な症状の場合, 治療中止により3カ月で約50％が軽減し, 約5％が継続すると報告されている. 既に発現している末梢神経障害についても, その治療法は予防法に準じるが, いずれにしても決め手となり得る薬物療法はなく, 患者に応じた柔軟な対応策が求められる.

表5-5 末梢神経障害の予防法

| 抗がん剤 | 薬剤 | 結果 |
|---|---|---|
| オキサリプラチン | カルシウム／マグネシウム | ・急性神経毒性の発現頻度やGrade 2以上の神経障害の発現頻度を抑えられるという報告があるが, 有意差を得られていない. |
| | グルタチオン | ・グルタチオンの濃度が減少すると, 後根神経節で蓄積を生じるため, 投与が有効であるとされている. |
| パクリタキセル | グルタミン | ・末梢神経の発現が減少したとの報告がある.<br>・視覚障害に有効であるという報告がある. |
| | プレガバリン | ・投与群では, 87.15％がGrade 3までの悪化を示さなかったとされている.<br>・予防目的で投与を検討中である. |
| | ビタミンE | ・投与開始から3カ月の服用で発生頻度が減少する. |
| | 芍薬甘草湯 | ・末梢神経障害が緩和されたとの報告があるが, 有効性について検討中である. |
| カルボプラチン<br>パクリタキセル | アミフォスチン<br>（日本では未発売） | ・ランダム試験において, 薬剤性末梢神経障害を防ぐことが示されている. |
| | 牛車腎気丸 | ・末梢神経障害が軽減されたとの報告がある.<br>・神経障害発症後に併用することで治療薬の継続が可能であったとの報告もある. |

## 5-4 心毒性

　アントラサイクリン系薬剤は心筋毒性を有している. また, うっ血性心不全の起こる可能性は累積投与量に関連している. 治療法はACE阻害薬, $\beta$ブロッカー, 利尿薬が挙げられるが, いずれも予後は不良である. 心不全を効果的に予防する方法はなく, 心機能低下を早期に発見することが重要である. またアントラサイクリン系による心毒性の発現は用量依存性であるため総投与量の確認も重要である.

　トラスツズマブにも心毒性の副作用発現が確認されている. 単剤使用の場合は7％に心不全が報告され, ドキソルビシン塩酸塩との併用で27％, パクリタキセルとの併用で13％と発症率の

上昇が報告されている．トラスツズマブによる心毒性は用量依存性ではなく，休薬により心機能は回復する例があり，注意しながら再開することも可能である．

### 1 注意を要する薬剤と心毒性発現の機序

急性骨髄性白血病の治療薬として使用頻度が高いアントラサイクリン系薬剤のうち，ダウノルビシン塩酸塩，ミトキサントロン塩酸塩（以下，本章ではミトキサントロン塩酸塩はアントラサイクリン系に含まれる薬剤とする），アクラルビシン塩酸塩は，心機能異常またはその既往歴のある患者には禁忌である．心筋障害の発生機序としては，心筋細胞のミトコンドリア機能の障害，ミクロソームを介したフリーラジカルの産生と脂質の過酸化，細胞膜透過性の変化によるミトコンドリア障害などが考えられる．

### 2 発現時期

発現時期から，急性心毒性と慢性心毒性に大別される．急性心毒性は投与後数時間〜数日以内に発症し，一過性で投与量との相関はなく，主として心電図異常を呈し，心不全症状はない．おもな心電図変化は非特異的ST-T波変化，洞性頻脈，T波またはQRS波の低電位化，不整脈（心室性期外収縮，心房性期外収縮，発作性上室性頻拍）である．治療は休薬と対症療法で，不整脈は数時間以内に回復することが多い．慢性心毒性は総投与量に比例して発症する心筋症である．

### 3 総投与量

心毒性については，使用頻度の高いドキソルビシン塩酸塩の総投与量と心毒性との関係が最も詳細に明らかとされている．ドキソルビシン塩酸塩の総投与量が450〜550 mgを超えると，心毒性の頻度が急激に増加し，550 mgでは7％，700 mg以上では18％に認められるとの報告がある．一方で，ミトキサントロン塩酸塩については，ドキソルビシン塩酸塩と同等の抗腫瘍活性を有するにもかかわらず，フリーラジカル形成能が低く心毒性が低いと考えられている（表5-6）．

表5-6　アントラサイクリン系薬剤の総投与量と心毒性

| 薬剤名 | 心毒性に関する記載内容 |
| --- | --- |
| イダルビシン塩酸塩 | 平均累積量93 mg/m$^2$を投与した患者では，心機能に有意な変化なし．本剤の総投与量は，120 mg/m$^2$を超えてはならない（他のアントラサイクリン系薬剤による前治療のある場合は，それまでのダウノルビシン塩酸塩，またはドキソルビシン塩酸塩の用量の1/4を加算する） |
| ダウノルビシン塩酸塩 | アントラサイクリン系薬剤未治療例では総投与量が25 mg/kgを超えると，重篤な心筋障害を起こすことが多くなる |
| ミトキサントロン塩酸塩 | アントラサイクリン系薬剤未治療例では総投与量が160 mg/m$^2$，前治療にアントラサイクリン系薬剤を使用した症例では総投与量が100 mg/m$^2$を超える場合にうっ血性心不全等の重篤な心障害を起こすことがある |
| アクラルビシン塩酸塩 | アントラサイクリン系薬剤投与後症例に投与する場合，総投与量が600 mg以上になる症例では心電図異常の発現が増加するので注意 |

## 5-5　腫瘍崩壊症候群

　原因治療薬の投与開始後，通常12〜72時間以内に発症する．もっとも大きなリスク因子は患者の罹患している疾患である．急性白血病（急性骨髄性白血病，急性リンパ球性白血病），悪性リンパ腫などが大きなリスク因子となる．腎機能の低下，脱水，尿の濃縮，酸性尿などもリスク因子である．化学療法の主体が外来日帰り治療に移行していることから，患者が発症に気がつかない場合も考えられ，本症に対する情報の提供が重要となる．

### ① 腫瘍崩壊症候群とは
　初回治療時には急激な白血病細胞の破壊により生じる腫瘍崩壊症候群に対する注意が必要である．腫瘍崩壊症候群は，抗がん剤や放射線による治療で細胞が短期間で破壊され高尿酸血症，高リン酸血症，低カルシウム血症，代謝性アシドーシス，高カリウム血症，腎不全，呼吸不全などの症状を生じる状態である．

### ② 腫瘍崩壊症候群を誘発しやすいがん種
　急性白血病，悪性リンパ腫などが腫瘍崩壊症候群の大きなリスク因子となっている．頻度的には，急性骨髄性白血病17％，急性リンパ性白血病47％，慢性リンパ性白血病3.5％，慢性骨髄性白血病4％，悪性リンパ腫22％，多発性骨髄腫1.4％，固形がん3.6％とされている．

### ③ 症状
　高尿酸血症は，細胞崩壊により大量に放出された核酸より産生される尿酸によって生じる．尿酸結晶が集合管内で析出すると尿細管閉塞が起こり，急性尿酸腎症となり急性腎不全に至る．高カリウム血症では，筋力低下，知覚異常や嘔気，嘔吐などの消化器症状を呈する．特に，血清カリウム値が6.5 mEq/L以上で致死性不整脈の危険が高まるため緊急性を要する．いずれの場合も，原因となる治療薬（抗がん剤）の開始後，通常12〜72時間以内に発症する．

### ④ 予防法
　腫瘍崩壊症候群の予防法としては，アロプリノール，ラスブリカーゼ，輸液の投与と尿のアルカリ化を行うことが一般的である．アロプリノールはその作用機序から新たな尿酸の生成は抑えられるものの，化学療法前に高尿酸血症を発症している患者では尿酸値が正常値に戻るのに2〜3日間程度が必要となる．輸液や尿のアルカリ化による尿酸排泄は患者の腎機能に依存するため，腎機能低下患者においては輸液や尿のアルカリ化では十分な尿酸を排泄することができない．そこで最近は腎機能に依存せず，血液毒性も少ないフェブキソスタットを投与する症例が増加している．また，アロプリノールで尿酸産生は相対的に減少するものの，その代わりに前駆体のヒポキサンチンとキサンチンの尿中排泄が増大してしまう．キサンチン様結晶の存在を尿中に高頻度に認めた急性腎不全の場合，高キサンチン尿症が原因となっている可能性もある．このような高キサンチン尿症を予防するためには，尿酸酸化酵素であるラスブリカーゼを選択する．ラスブリカーゼは尿酸を酸化しアラントインと過酸化水素に分解することで，血中尿酸値を低下させる作用

## 5-6 infusion reaction（急性投与時反応）

infusion reaction とは，薬剤の投与中または投与開始後 24 時間以内に現れる過敏症などの症状の総称で，発生機序は明確ではないが，サイトカイン放出に伴い一過性の炎症やアレルギー反応が引き起こされると推測されている．薬剤投与の前処置として，抗ヒスタミン薬やステロイドを投与することで，発生頻度の減少が期待できる．

### ① 発現頻度

がん治療に用いられ，臨床的に infusion reaction が問題となる主な薬剤とその発症頻度を以下に示す．

L-アスパラギナーゼ　10～20％（リスクファクターとしてアトピーやアレルギー疾患の既往歴がある．）
カルボプラチン・オキサリプラチン　12～19％
パクリタキセル　8～48％
ドセタキセル水和物　5～20％
トラスツズマブ　40％
リツキシマブ　77％（リスクファクターとして，女性，肺浸潤，慢性リンパ性白血病，マントル細胞リンパ腫がある．）
セツキシマブ　16～19％
パニツムマブ　5％

### ② 発現時期

カルボプラチンでは初回治療で発現することが 27％ とされ，回数を重ねると（7 コース目）1％ 程度にまで低下する．タキサン系の薬剤では，初回もしくは 2 回目の発現頻度が 95％ と高く，その内の 80％ が投与後 10 分以内で発症するため特に注意が必要である．抗体製剤であるセツキシマブでは 90％ が初回の点滴で発症する．一方，リツキシマブでは 77％ が初回の点滴で発症する．またリスク因子として静脈内投与，反復投与，同系統の薬剤への過敏性反応の既往，複数の薬剤に対する過敏性反応の既往，などがある．

### ③ 予防法

予め infusion reaction の発現が高頻度で予測される薬剤を投与する場合，前投薬（premedication）としてジフェンヒドラミン塩酸塩（$H_1$ ブロッカー），ステロイド，$H_2$ ブロッカーが投与される．海外ではさらにアセトアミノフェンを加える例が多く，日本でもこの 4 剤を併用する施設がある．

### ④ 治療法

infusion reaction が発現した場合，速やかな対応が必要である．軽症～中等症であれば，まず

投与を一時中断する．症状改善後は，前投薬の追加を行ったり，緩徐に投与を再開したりすることで継続投与の可能なことが多い．症状の改善がない場合は，抗ヒスタミン薬，ステロイド，消炎鎮痛薬を投与する．再投与について，前投薬を強力に行う方法と，脱感作を行う方法がある．重症・アナフィラキシーでは被疑薬の投与を中止し患者は臥位とし，両下肢挙上させる．速やかにエピネフリンを大腿外側に筋注（0.3〜0.5 mg）し，酸素投与と大量輸液を開始する．ジフェンヒドラミン塩酸塩 20〜50 mg 静注，ラニチジン塩酸塩 50 mg 静注，メチルプレドニゾロン 125 mg 静注などを行う．必要に応じてサルブタモール硫酸塩などを追加する．

　重症な infusion reaction が発現した場合，当該薬の再投与は行わないのが原則である．ただし，同薬剤の再投与によりさらなる効果が期待でき変更可能な他剤がない場合は，脱感作による再投与が考慮されることもある．また，リツキシマブに関しては投与速度を 50％低下させることで継続が可能となる症例もある．

## 5-7　薬剤性の吃逆

　がん治療ではしばしば激しい吃逆を経験することがある．がん患者の吃逆は腫瘍による迷走神経や横隔神経の刺激のほか，薬剤が原因となる症例もある．激しい吃逆は精神的苦痛を伴うばかりでなく，不眠，筋肉痛を引き起こし患者の治療意欲や QOL の低下を招く．

### 1　原因薬剤

　吃逆の原因は多岐にわたる場合があるが，進行がん患者における薬剤性吃逆の原因となることがある薬剤を表 5-7 に示した．ベンゾジアゼピンについては，吃逆の治療として用いられることもあるが，ベンゾジアゼピンが吃逆の原因薬剤ともなり得る．

表 5-7　進行がん患者における薬剤性吃逆の原因薬剤

| |
|---|
| 抗生剤 |
| ベンゾジアゼピン |
| ステロイド（特にデキサメタゾン） |
| タンパク同化ホルモン |
| ペルフェナジン |
| 吸入麻酔 |
| オピオイド |
| 抗がん剤（特に男性で優位）<br>シスプラチン，カルボプラチン，パクリタキセル，ドセタキセル水和物，エトポシド，シクロホスファミド水和物，イリノテカン塩酸塩水和物，ゲムシタビン塩酸塩，ビンデシン硫酸塩，ビノレルビン酒石酸塩 |

### 2　治療

　吃逆に対する薬物療法として以下の薬剤が臨床的には投与されている．

### (1) クロナゼパム

持続性吃逆の第一選択薬として使用される．吃逆は不随意運動であり，ミオクローヌスの一つに分類されているため，中枢神経疾患でみられるミオクローヌスに有効性を示す本剤を使用する．

### (2) バルプロ酸ナトリウム

吃逆は多様な病因による間代性筋痙攣の形態と考え，本剤が投与される．

### (3) カルバマゼピン

多発性硬化症による吃逆の第一選択薬とされ，その後，難治性吃逆にも使用されている．そのため，本剤を投与することがある．

### (4) フェニトインナトリウム

延髄呼吸中枢の興奮を骨格筋に伝えるシナプスの反復刺激増強を減少させる作用により，横隔膜および肋間筋の収縮に働き吃逆を抑えると考えられている．

### (5) ガバペンチン

がん患者の神経障害性疼痛や，抗がん剤による末梢神経障害にも有効なことから，選択しやすい薬剤であると考えられる．

### (6) 塩酸メトクロプラミド

胃内容物を腸へ移送する速度を速めて，吸気のリスクを減少することで吃逆に有効とされている．

### (7) ニフェジピン

吃逆は横隔膜筋のスパズムによって発現することから，カルシウム拮抗薬が有効とされている．

### (8) アセタゾラミド

二酸化炭素の脳組織から血流へ，肺から外界への移行を阻止することで吃逆に有効であるとされている．

### (9) メキシレチン塩酸塩

Naチャネル電流を抑制することによる神経膜安定化作用を有するため，吃逆に有効であるとされている．

### (10) 芍薬甘草湯

証を問わず使え，即効性が期待できることから繁用されている．ただし，本製剤には1回分当たりカンゾウ2.0 gが含まれているため，偽アルドステロン症があらわれやすく，低カリウム血症によるミオパチーに注意する必要がある．

## 5-8　手足症候群

　カペシタビン，テガフール・ギメラシル・オテラシルカリウム配合剤による手足症候群がよく知られている．皮膚でのフルオロウラシルの代謝産物の蓄積により発現すると考えられている．治療・予防にはステロイド，ビタミン$B_6$の投与，保湿クリームの使用例が多いものの，カペシタビンにおけるランダム化試験ではその効果が認められていない．セレコキシブはグレード2以上の手足症候群出現までの期間を遅らせる傾向がある．詳細は肺がんの項を参照．

## 5-9　口内炎

　口内炎発症頻度の高い抗がん剤にはフッ化ピリミジン系，メトトレキサート，アントラサイクリン系が挙げられる．化学療法における口内炎は疼痛を伴い，重篤化すると経口摂取できなくなる可能性がある．また局所および全身的な感染の原因ともなりうる．発症過程には酸化的ストレスが関与していると考えられるため抗酸化剤として，ビタミンE，グルタミン，アロプリノールが適応外使用として予防的に使用されることがある．また骨髄移植患者に対しスクラルファート水和物投与で口内炎と下痢の発生を有意に減少させたとの第Ⅲ相試験結果がある．

　比較的半減期が短い抗がん剤を投与する場合，口腔粘膜を冷却し毛細血管を収縮させることで口腔粘膜への抗がん剤の移行を抑制し，口内炎を予防する口腔内冷却療法（oral cryotherapy）が有効である．口腔内冷却療法は氷や冷水などを口に含み，適宜口腔内を冷却するものである．口腔内に含んだ氷や冷水はそのまま飲み込んでも問題はないが，腹部が冷え下痢の原因となることもあるので，その都度吐き出し，再度氷や冷水などを口に含むことを繰り返す．臨床的には半減期の短いメルファランを投与する際，投与に合わせ1時間程，口腔内冷却療法を行うとよい．

## 5-10　下痢

　がん薬物療法による下痢には2つのタイプが考えられている．1つは投与中または投与直後に起こる急性のもので，抗がん剤によるコリン作動性の症状である．もう1つは，投与開始数日以降に起こる遅発性のもので，抗がん剤による腸管粘膜の傷害がその原因と考えられている．下痢を起こしやすい薬剤には，フッ化ピリミジン系薬剤，イリノテカン塩酸塩水和物，メトトレキサート，シタラビン等の従来型の抗がん剤に加え，抗EGFR抗体薬や経口分子標的薬がある．とくに，イリノテカン塩酸塩水和物は消化管副交感神経が刺激され腸蠕動運動が亢進して生じる急性下痢に加え，活性代謝産物のSN-38による腸管粘膜傷害を原因とする遅発性下痢の原因薬剤になりうる．下痢は用量規定因子となる有害事象であるため対策は重要になる．また下痢によるカリウム不足が問題となることがある．このため輸液でカリウムが十分に補えていることを確認する．

　コリン作動性の下痢に対して有効であるのが，ブチルスコポラミン臭化物等の抗コリン剤である．また炎症の消退・粘膜保護としてはタンニン酸アルブミン，次硝酸ビスマス，次没食子酸ビスマス，沈降炭酸カルシウム等の収斂剤が有効である．他にカルメロース等の吸着剤，ロペラミ

ド塩酸塩，リン酸コデイン，塩酸・硫酸モルヒネ等のアヘンアルカロイド関連薬剤やビフィズス菌等の整腸剤が挙げられる．

## 5-11 出血性膀胱炎

　シクロホスファミド水和物，イホスファミドを使用している場合は特に注意が必要になる．代謝物のアクロレインが膀胱にたまり，膀胱壁に直接作用し炎症を引き起こす．出血性膀胱炎は上記2つの薬剤を使用した患者の10％に発現するとされている．薬剤の中止で症状が治まることが多いが，障害が残ることもあるため予防薬としてメスナ（ウロミテキサン）を併用する．

### 1 イホスファミドの投与時

　通常，メスナとして，イホスファミド1日量の20％相当量を1回量とし，1日3回（イホスファミド投与時，4時間後，8時間後）静脈内注射するが，メスナ1日量としてイホスファミド1日量の最大100％相当量まで投与することができる．なお，年齢，症状により適宜増減する．

### 2 シクロホスファミド水和物（造血幹細胞移植の前治療）の投与時

　シクロホスファミド水和物を造血幹細胞移植の前治療として投与する場合のみに，メスナとして，シクロホスファミド水和物1日量の40％相当量を1回量とし，1日3回（シクロホスファミド水和物投与時，4時間後，8時間後）30分かけて点滴静注する．一般に造血幹細胞移植の前治療以外のレジメンでシクロホスファミド水和物を使用する場合，通常メスナを投与することはない．

## 5-12 皮膚掻痒感

　がん治療に関連する掻痒の原因として，大きく薬疹と肝疾患があるとされている．薬疹は抗がん剤に限らずどの薬剤にも起こる可能性があり，体質，肝・腎機能，身体状態により出現する．症状出現が早い薬剤では，投与開始後数時間（72時間以内）に発疹が生じ，遅い薬剤では3日後もしくは1週間後に出現するものもある．肝疾患による皮疹は肝細胞・肝内胆管等の障害，胆管閉塞による胆汁排泄の障害によって生じる．眼球結膜，皮膚等に黄染として症状が現れる．黄疸がある時はビリルビンや胆汁酸等の物質が血液中や組織内に増加し，皮膚の末梢神経を刺激するために掻痒が生じると考えられている．

　他に抗がん治療中の患者にみられる皮疹の原因として考えられるのは，疼痛除去目的で使用しているモルヒネの副作用による掻痒である．経口投与の場合に掻痒の症状が出現することは稀であるが，くも膜下や硬膜外投与した場合に出現することがある．皮疹に対する薬物療法としては抗炎症や保湿目的で軟膏剤が処方されることがある．また，抗ヒスタミン薬や抗アレルギー薬を内服する場合もある．

## 5-13 抗がん剤の血管外漏出

抗がん剤を投与中，薬液が何らかの理由で血管からそれ周辺組織に漏れ出すとその部位に組織障害性が生じる場合がある．本来，強い細胞毒性を有する抗がん剤は，組織で炎症や壊死を起こすことがあるため，血管外漏出が疑われる場合，速やかな対策を講じる必要がある．現場で血管外漏出が疑われる事態が発生すると，その対応策に関する情報提供は薬剤師が行うべき重要な役割の1つである．

### 1 血管外漏出とは

静脈注射した薬剤や輸液が，カテーテル先端の移動などによって，血管外の周辺組織に漏れることを血管外漏出という．この際，投与されていた薬剤の種類によっては，組織の炎症や壊死が生じることがある．特に抗がん剤の場合，血管外漏出直後は他の薬剤と同様に無症状あるいは，軽い発赤・腫れ・痛みの皮膚症状が出現するのみであるが，数時間〜数日後にその症状が増悪し，水疱，潰瘍，壊死形成へと進展することがある．さらに重症化すると瘢痕が残ったりケロイド化し，漏出部位によっては運動制限をきたして外科的処置が必要になることもある．

### 2 組織障害の強さによる分類

一般に抗がん剤は，血管外漏出を起こした場合に組織に与える影響から以下の3つに分類される．したがって，抗がん剤投与時に血管外漏出が疑われた場合，全てにおいて同様の対応策を講じるのではなく，投与薬に応じた適切かつ冷静な対応が必要となる（表5-8）．

#### (1) 壊死起因性抗がん剤

少量の漏出でも強い痛みが生じ，水疱や潰瘍，組織障害や組織壊死を生じる可能性がある．

#### (2) 炎症性抗がん剤

注射部位やその周囲，血管に沿って痛みや炎症（多量に漏れ出た場合は潰瘍）が生じる可能性がある．

#### (3) 非壊死性薬剤

漏れ出た場合に，組織が障害を受けたり破壊されたりすることはない（可能性は非常に低い）といわれている．

### 3 血管外漏出時の対応策

#### (1) 壊死起因性抗がん剤

壊死起因性抗がん剤が血管外に漏出すると，局部に激痛，腫脹，水疱形成，壊死，潰瘍形成などを生じる．血管外へ漏出した場合（漏出が疑われる場合），直ちに投与を中止し，抜針前なら薬液や血液を速やかに吸引除去する．抜針後であれば，漏出部位に穿刺後圧排して排液を試みる．その後ステロイドと局麻剤の局所皮下注射を行う．局所皮下注射は漏出部位より大きく，周囲よ

り中心に向かって，まんべんなく何回も皮下に局注する．患部へのステロイド軟膏剤の塗布，保冷剤による冷却，アクリノール液による冷湿布を行うことも自覚症状の緩和に有効である．ただしビンカアルカロイド（ビノレルビン酒石酸塩，ビンブラスチン硫酸塩，ビンクリスチン硫酸塩，ビンデシン硫酸塩）では，冷却により毒性が高まる可能性があるため温罨を行う方が良いとされている．

アントラサイクリン系抗がん剤（ダウノルビシン塩酸塩，ドキソルビシン塩酸塩，エピルビシン塩酸塩，イダルビシン塩酸塩，アムルビシン塩酸塩）の漏出時にはデクスラゾキサンの投与を行う．本剤はアントラサイクリン系抗悪性腫瘍薬の血管外漏出のみに有効性を示す薬剤で，血管外漏出後6時間以内に可能な限り速やかに投与を開始する．必ず静脈内投与とし，皮下，筋肉内には投与しない．血管外漏出部位に十分な血流を確保するため，氷嚢などで冷却している場合は投与15分以上前に血管外漏出部位から取り外す必要がある．

### (2) 炎症性抗がん剤

大量の血管外漏出が予測され場合は，壊死起因性抗がん剤の処置に準じる．少量の場合では，対処療法で経過観察とする．

### (3) 非壊死性薬剤

対処療法で経過観察とする．

表 5-8　血管外漏出時における組織障害の強さによる抗がん剤のリスク分類

| 壊死起因性抗がん剤<br>(vesicant drug) | 炎症性抗がん剤<br>(irritant drug) | 非壊死性薬剤<br>(non-vesicant drug) |
|---|---|---|
| ダウノルビシン塩酸塩 | メルファラン | L-アスパラギナーゼ |
| ドキソルビシン塩酸塩 | ダカルバジン | インターフェロン製剤 |
| エピルビシン塩酸塩 | イホスファミド | インターロイキン製剤 |
| イダルビシン塩酸塩 | シクロホスファミド水和物 | ペプロマイシン硫酸塩 |
| アムルビシン塩酸塩 | ブレオマイシン塩酸塩 | エノシタビン |
| マイトマイシンC | ゲムシタビン塩酸塩 | シタラビン |
| ダクチノマイシン | フルオロウラシル | メトトレキサート |
| ビノレルビン酒石酸塩 | オキサリプラチン | |
| ビンブラスチン硫酸塩 | カルボプラチン | |
| ビンクリスチン硫酸塩 | シスプラチン | |
| ビンデシン硫酸塩 | ネダプラチン | |
| ドセタキセル水和物 | エトポシド | |
| パクリタキセル | イリノテカン塩酸塩水和物 | |
| | ベンダムスチン塩酸塩 | |

**参考文献**

1) 日本癌治療学会編，制吐薬適正使用ガイドライン第2版，金原出版

## 5-14 確認問題

**問 5-1** 64歳女性．本日，以下に示す皮膚科の処方せんを持って保険薬局を訪れた．

処方

ヒルドイドソフト軟膏　0.3％（注）　100 g
　1日3～4回　手足のカサカサ部に塗布

（注：ヘパリン類似物質を主成分とする外用剤）

服薬指導時に，抗がん剤を服用していることがわかった．その抗がん剤を服用し始めてから手のひらと足の裏が赤くなり痛みが生じるとともに，かかとがカサカサするようになったと訴えた．見せてもらうと色素沈着も認められた．皮膚科の医師からは抗がん剤の副作用を抑えるための軟膏であると言われている．この副作用を引き起こす薬物として最も想定されるのはどれか．1つ選べ．

1. イマチニブメシル酸塩
2. ソラフェニブトシル酸塩
3. ゲフィチニブ
4. ダサチニブ
5. ニロチニブ塩酸塩水和物

（薬剤師国家試験第100回問333）

**問 5-2** 初発の急性リンパ性白血病である21歳男性患者に対して，抗がん剤による寛解導入療法を実施することとなった．治療後に発症する可能性のある，腫瘍崩壊症候群について，薬剤師がこの患者に説明することとなった．薬剤師は，重篤副作用疾患別対応マニュアルを利用することにした．

腫瘍崩壊症候群に関する記述のうち，誤っているのはどれか．1つ選べ．

1. 血清リン値が著しく増加する．
2. 血清カリウム値が著しく低下する．
3. 腎機能低下を引き起こす．
4. 予防には，抗がん剤の投与開始前にラスブリカーゼを点滴投与するのが有効である．
5. 腎機能が正常な場合には，アロプリノールの経口投与が有効である．

（薬剤師国家試験第99回問294）

**問 5-3** 19歳男性．急性リンパ性白血病の寛解導入療法中，発熱と胸部CTの異常所見を認めた．肺アスペルギルス症が疑われ，以下の薬剤が処方された．

（処方）

注射用アムホテリシンBリポソーム製剤　150 mg
　1日1回2時間かけて点滴静注

本剤に関する記述のうち，正しいのはどれか．2つ選べ．

1. 本剤は生理食塩液で溶解後，専用フィルターでろ過してから希釈する．
2. 本剤は溶解後，5%ブドウ糖注射液で希釈してから投与する．
3. 本剤は，クリプトコッカス属やムーコル属にも有効である．
4. 本剤は，真菌細胞膜の合成を阻害することで有効性を示す．
5. 本剤はリポ化することにより，副作用である肝機能障害の軽減に成功した製剤である．

# 付録 1　演習問題　解答・解説

## 第 1 章　貧　血

### 1.1　鉄欠乏性貧血

**問 1-1-1**　〔解答〕2

〔解説〕

1　誤り．タンパク同化ステロイド．再生不良性貧血の治療薬として使用される．
2　正しい．代表的な経口鉄剤．
3　誤り．活性型ビタミン $B_{12}$．巨赤芽球性貧血の治療薬として使用される．
4　誤り．副腎皮質ステロイド．主に抗炎症，免疫抑制を目的として使用される．
5　誤り．エリスロポエチン．腎性貧血の治療薬として使用される．

**問 1-1-2**　〔解答〕3

〔解説〕

1　誤り．経口投与を原則とする．
2　誤り．消化器症状を軽減するためには食後服用が良いが，原則は吸収がよい空腹時投与とする．
3　正しい
4　誤り．テトラサイクリン系抗生物質とキレートを形成し吸収を阻害するので併用を避ける必要がある．
5　誤り．便が黒くなることがあるが服用は継続する．

**問 1-1-3**　〔解答〕1

〔解説〕

1　誤り．経口鉄製剤は，主として小腸から吸収される．
2　正しい
3　正しい
4　正しい
5　正しい．無酸症，出血性消化性潰瘍，月経過多，子宮筋腫などでも鉄欠乏性貧血が起こる可能性がある．

## 1.2 再生不良性貧血

問 1-2-1 〔解答〕1

〔解説〕

1 正しい
2 誤り．活性型ビタミン $B_{12}$．巨赤芽球性貧血の治療薬として使用される．
3 誤り．巨赤芽球性貧血の治療薬として使用される．
4 誤り．エリスロポエチン．腎性貧血の治療薬として使用される．
5 誤り．経口鉄剤．鉄欠乏性貧血の治療薬として使用される．

問 1-2-2 〔解答〕1, 5

〔解説〕

1 正しい．肝炎ウイルスの感染により，二次性再生不良性貧血になることがある．
2 誤り．造血幹細胞減少により，血小板は減少する．
3 誤り．造血幹細胞の障害により造血能が低下するため，網状赤血球は減少する．
4 誤り．造血能が低下し，鉄利用障害をきたすため，血清鉄値は増加する．
5 正しい．貧血症状改善のため，腎臓からのエリスロポエチン産生が亢進する．

## 1.3 巨赤芽球性貧血

問 1-3-1 〔解答〕3, 5

〔解説〕

1 誤り．タンパク同化ステロイド．再生不良性貧血の治療薬として使用される．
2 誤り．顆粒球コロニー刺激因子．好中球減少症の治療薬として使用される．
3 正しい
4 誤り．制酸剤または下剤として使用される
5 正しい

問 1-3-2 〔解答〕1, 4

〔解説〕

1 正しい
2 誤り．巨赤芽球性貧血のうち悪性貧血の原因は，ビタミン $B_{12}$ の吸収不全である．
3 誤り．ビタミン $B_{12}$ は通常必要量の3〜4年分が肝臓に貯蔵されている．胃癌などによる胃全摘手術後3〜5年でビタミン $B_{12}$ 欠乏から貧血となる．
4 正しい

## 1.4 腎性貧血

問 1-4-1 〔解答〕2

〔解説〕

1 誤り．顆粒球コロニー刺激因子．好中球減少症の治療薬として使用される．

2　正しい
3　誤り．タンパク同化ステロイド．再生不良性貧血の治療薬として使用される．
4　誤り．経口鉄剤．鉄欠乏性貧血の治療薬として使用される．
5　誤り．活性型ビタミン $B_{12}$．巨赤芽球性貧血の治療薬として使用される．

問 1-4-2　〔解答〕1, 4
〔解説〕
1　正しい
2　誤り．鉄の欠乏も認められることがある．
3　誤り．血清ヘモグロビン値は低下する．
4　正しい
5　誤り．一般にウイルス感染は発症理由として認められていない．

## 1.5　鉄芽球性貧血
問 1-5-1　〔解答〕2
〔解説〕
1　誤り．経口鉄剤．鉄欠乏性貧血の治療薬として使用される．
2　正しい
3　誤り．腎性貧血の治療薬として使用される．
4　誤り．壊血病の治療薬として使用される．
5　誤り．免疫抑制剤．再生不良性貧血の治療薬として使用される．

問 1-5-2　〔解答〕3, 5
〔解説〕
1　誤り．エリスロポエチンの産生低下は認められない．
2　誤り．鉄の欠乏は認められない．
3　正しい
4　誤り．正球性正色素性と小球性低色素性が混在する．
5　正しい

## 1.6　自己免疫性溶血性貧血
問 1-6-1　〔解答〕1, 5
〔解説〕
1　正しい
2　誤り．活性型ビタミン $B_{12}$．巨赤芽球性貧血の治療薬として使用される．
3　誤り．ビタミン $B_6$．鉄芽球性貧血の治療薬として使用される．
4　誤り．顆粒球コロニー刺激因子．好中球減少症の治療薬として使用される．
5　正しい

問 1-6-2 〔解答〕2, 4

〔解説〕
1 誤り．エリスロポエチン産生低下は認められない．
2 正しい
3 誤り．網状赤血球数は増加する．
4 正しい
5 誤り．一般にウイルス感染は発症理由として認められていない．

# 第 2 章　その他の血液系疾患

## 2.1　好中球減少症

問 2-1-1 〔解答〕5

問 2-1-2 〔解答〕2

〔解説〕
1 誤り．顆粒球コロニー刺激因子．好中球減少症の治療薬として使用される．
2 正しい
3 誤り．エリスロポエチン．腎性貧血の治療薬として使用される．
4 誤り．顆粒球コロニー刺激因子．好中球減少症の治療薬として使用される．
5 誤り．マクロファージコロニー刺激因子．白血球（マクロファージ）減少症の治療薬として使用される．

## 2.2　血栓性血小板減少性紫斑病

問 2-2-1 〔解答〕2

問 2-2-2 〔解答〕5

〔解説〕
1 誤り．自己免疫疾患や炎症性疾患に対する治療法である．
2 誤り．急性肺血栓塞栓症など血栓性疾患に対する治療法である．
3 誤り．各種癌に対する治療法である．
4 誤り．特発性血小板減少性紫斑病に対して最優先で行われる治療法である．
5 正しい

## 2.3　特発性（自己免疫性）血小板減少性紫斑病

問 2-3-1 〔解答〕2, 3

〔解説〕
1 誤り．血友病に関する記述となる．

2　正しい．
3　正しい．
4　誤り．プロトロンビン時間，活性化部分トロンボプラスチン時間を延長しない．

**問 2-3-2**　〔解答〕3
〔解説〕
1　誤り．ステロイドの投与や脾摘が有効でない場合に検討される．
2　誤り．ピロリ菌検査で陰性かつ血小板数と出血等の臨床症状に応じて検討される．
3　正しい．
4　誤り．ステロイドの投与が有効でない場合に検討される．
5　誤り．血栓性血小板減少性紫斑病の代表的な治療法である．

## 2.4　血友病

**問 2-4-1**　〔解答〕3, 4
〔解説〕
1　誤り．血友病の遺伝子は X 染色体上に存在し，伴性劣性遺伝である．X 染色体を 1 本しか持たない男性に発現しやすい．
2　誤り．家族歴が無くても次世代以降に遺伝する可能性がある．例えば，母が保因者，父が正常者の場合，男児に起こる可能性がある．
3　正しい．外因系の PT（プロトロンビン時間）には影響を与えない．
4　正しい．
5　誤り．血友病では血小板数，血小板機能ともに正常である．PT が正常，APTT，全血凝固時間の延長をきたすとき血友病を疑う．

**問 2-4-2**　〔解答〕2
〔解説〕
1　誤り．腎性貧血の治療薬として使用される．
2　正しい．
3　誤り．男性ホルモン．子宮内膜症，乳腺症の治療薬として使用される（適応外で特発性血小板減少性紫斑病に使用されることがある）．
4　誤り．血液凝固因子．トロンビンの欠乏に起因する種々の出血の治療薬として使用される．
5　誤り．経口鉄剤．鉄欠乏性貧血の治療薬として使用される．

## 2.5　播種性血管内凝固症候群

**問 2-5-1**　〔解答〕3
〔解説〕
1　正しい．血液凝固系，血小板系が活性化され，血栓が多発し，閉塞により臓器障害をきたす．
2　正しい．血液凝固因子と血小板の消費が進み凝固障害が起き，かつ二次的に線溶系が亢進し大量の

出血をきたす．

3 誤り．ガベキサートメシル酸塩は，アンチトロンビンⅢを介さずにトロンビン活性阻害作用を示すので，アンチトロンビンⅢ活性が低下して，線溶系の亢進している DIC によく用いられる．

4 正しい．播種性血管内凝固症候群の約 75% は悪性腫瘍，白血病，敗血症が原因である．その他原因疾患には，劇症肝炎，外傷，熱傷などがある．

問 2-5-2 〔解答〕3

## 2.6 急性肺血栓塞栓症

問 2-6-1 〔解答〕3

〔解説〕

1 正しい．血栓形成の 3 大要因の 1 つである．
2 正しい．血栓形成の 3 大要因の 1 つである．
3 誤り
4 正しい．血栓形成の 3 大要因の 1 つである．

問 2-6-2 〔解答〕1

〔解説〕

1 正しい
2 誤り．t-PA（血栓溶解薬）は血栓溶解療法となる．
3 誤り．フォンダパリヌクス（合成 X 因子阻害薬）は抗凝固療法となる．
4 誤り．ナファモスタットメシル酸塩（合成プロテアーゼ阻害薬）は急性肺血栓塞栓症の薬物療法で使用されない．

# 第 3 章　造血器腫瘍

## 3.1　急性骨髄性白血病

問 3-1-1 〔解答〕4

〔解説〕

1 誤り．フィラデルフィア染色体は，慢性骨髄性白血病や急性リンパ性白血病の一部に認められる遺伝子である．
2 誤り．非ホジキンリンパ腫に関する記述である．
3 誤り．t(8：22) は，バーキットリンパ腫の約 5% に認められるまれな転座染色体である．
4 正しい
5 誤り．BRCA1 は breast cancer susceptibility gene 1 の略語で，乳がん感受性遺伝子と呼ばれる．乳がん・卵巣がん家系の約 6 割に BRCA1 を認める．

問 3-1-2 〔解答〕2, 4
〔解説〕
1 正しい
2 誤り．20 μg/mL を超えないことが望ましい．
3 正しい．セフタジジム水和物やカルバペネムを選択する．
4 誤り．クロストリジウム・ディフィシルによる感染性腸炎を疑い，投与されている．
5 正しい．糸状菌にも有効な抗真菌剤の追加を行う．

## 3.2 骨髄異形成症候群

問 3-2-1 〔解答〕5
〔解説〕
1 正しい
2 正しい
3 正しい．5q-症候群で赤血球輸血依存の症例に対しては，レナリドミド水和物が赤血球造血促進効果を示す．
4 正しい．同種造血幹細胞移植を行うのが原則であるが，ドナーが存在しない場合や，移植非適応例ではアザシチジンを投与する．
5 誤り．アザシチジンは原則として皮下投与を行う．

## 3.3 悪性リンパ腫

問 3-3-1 〔解答〕3, 4
〔解説〕
1 誤り．悪性リンパ腫では，リンパ節の腫脹がみられる．
2 誤り．悪性リンパ腫は，骨髄造血細胞が分化したリンパ系細胞が腫瘍化する．
3 正しい．B 細胞性リンパ腫では，CHOP 療法と CD20 に対する抗体療法の併用が有効である．
4 正しい．MALT リンパ腫の 40％は胃に発症し，ヘリコバクター・ピロリ菌が関与していると言われている．
5 誤り．悪性リンパ腫には，T 細胞性，B 細胞性，NK 細胞性がある．

問 3-3-2 〔解答〕2, 3
〔解説〕
1 正しい．初回投与時の注入速度は，最初の 1 時間は 25 mg/ 時とし，次の 1 時間は 100 mg/ 時，その後は最大 200 mg/ 時までを目安とすること．また，2 回目以降の注入開始速度は，100 mg/ 時まで上げて開始できる．
2 誤り．100 mg（力価）あたり 5 mL の生理食塩液を加え溶解する．
3 誤り．心毒性を避けるための 500 mg/m$^2$ 以下にしなければならない．
4 正しい．1 回量 2 mg を上限としている．
5 正しい

## 3.4 多発性骨髄腫

**問 3-4-1** 〔解答〕3

〔解説〕
1 正しい．骨病変の存在は診断，予後の判定に重要である
2 正しい．末梢血液像異常として，赤血球の連銭形成が認められる．
3 誤り．巨核球の腫瘍化を特徴とする疾患は，本態性血小板血症である．
4 正しい．尿中には免疫グロブリンのL鎖であるベンス・ジョーンズタンパク（BJP）を検出する．
5 正しい．サリドマイドは催奇形性のため1960年代に使用中止となっていたが，血管新生阻害作用による抗腫瘍効果が見直されるようになってきた．

**問 3-4-2** 〔解答〕2, 5

〔解説〕
1 正しい
2 誤り．静脈内投与又は皮下投与が可能である．
3 正しい
4 正しい
5 誤り．サリドマイドは精液中へ移行することから，男性患者に投与する際は，投与開始から投与終了4週間後まで，性交渉を行う場合は極めて有効な避妊法の実施を徹底させ（男性は必ずコンドームを着用），避妊を遵守していることを十分に確認する．また，この期間中は妊婦との性交渉を行わないよう指導する．

# 第4章　臓器別がん

## 4.1 肺がん

**問 4-1-1** 〔解答〕2

〔解説〕
1 誤り．ゲフィチニブは，EGFR遺伝子変異陽性の手術不能又は再発非小細胞肺がんに適応がある．
2 正しい
3 誤り．パゾパニブ塩酸塩は，悪性軟部腫瘍，根治切除不能又は転移性の腎細胞がんに適応がある．
4 誤り．ソラフェニブトシル酸塩は，根治切除不能又は転移性の腎細胞がん，切除不能な肝細胞がん，根治切除不能な甲状腺がんに適応がある．
5 誤り．ダサチニブ水和物は，慢性骨髄性白血病，再発又は難治性のフィラデルフィア染色体陽性急性リンパ性白血病に適応がある．

**問 4-1-2** 〔解答〕3, 5

〔解説〕
1 正しい

2　正しい．
3　誤り．一般にペメトレキセドナトリウム水和物やカルボプラチンで，末梢神経障害が高頻度で発症することはない．
4　正しい．
5　誤り．ビタミン $B_{12}$ である．

**問 4-1-3　〔解答〕4, 5**
〔解説〕
1　正しい
2　正しい
3　正しい
4　誤り．肺がんの術後補助化学療法に，エルロチニブ塩酸塩の適応はない．
5　誤り．イマチニブメシル酸塩に，肺がんの適応はない．

## 4.2　乳がん

**問 4-2-1　〔解答〕2**
〔解説〕
1　誤り．APC（adenomatous polyposis coli）遺伝子は家族性大腸ポリポーシスの原因遺伝子で，散発性大腸がんにも 70〜80％の高頻度に変異が検出される．
2　正しい．詳細は以下の column を参照．
3　誤り．NF1（neurofibromatosis type 1）は，神経線維腫症Ⅰ型のことを指す．本症は 17 番染色体の長腕の欠損により生じる．
4　誤り．がん抑制遺伝子である．半数以上の悪性腫瘍において p53 遺伝子の変異や欠失が認められる．
5　誤り．RB（retinoblastoma）遺伝子はがん抑制遺伝子で，この遺伝子欠損により網膜芽細胞腫を発症する．
6　誤り．VHL（von Hippel-Lindau）遺伝子はがん抑制遺伝子で，この遺伝子欠損により脳，網膜などの血管芽腫や腎がんを発症する．

**問 4-2-2　〔解答〕3, 5**
〔解説〕
1　誤り．壊死性の抗がん剤である．
2　誤り．アントラサイクリン系抗悪性腫瘍剤の血管外漏出に対してのみ有効である．
3．正しい．血管外漏出後 6 時間以内に可能な限り速やかに投与を開始し，投与 2 日目及び 3 日目は投与 1 日目と同時刻に投与を開始する．
4　誤り．静脈内投与である．
5　正しい

問 4-2-3 〔解答〕1, 3
〔解説〕
1 正しい．5-HT3 受容体に対する親和性が強く，他の 5-HT3 受容体拮抗薬より作用時間が長い．
2 誤り．HER 2 のダイマー形成に必須な領域である細胞外領域のドメイン II に特異的に結合し，リガンド刺激による HER 2/HER 3 のダイマー形成を阻害する．その結果として，リガンド刺激による HER2 のリン酸化，その下流に位置する PI 3 K-Akt 及び MAPK の両キナーゼの活性化を阻害することで，細胞の増殖を抑制する．
3 正しい．ペルツズマブを単独投与した場合の有効性及び安全性は確立していない．
4 誤り．アルコール過敏症の患者に対しては生理食塩液又は 5％ブドウ糖液でも溶解できる．
5 誤り．主として過敏反応を抑制する目的で投与されている．

## 4.3 胃がん

問 4-3-1 〔解答〕2, 4
〔解説〕
1 正しい
2 誤り．後期ダンピング症候群は，食物がそのまま小腸に流れ込みて急に血糖値が高くなりインスリンが大量に分泌されて，食後 2 時間から 3 時間後にめまい，脱力感，発汗，振戦，意識低下が生じる．
3 正しい．欧米では高度の進行がんが多く，手術合併症率や死亡率も高く，リンパ節郭清もほとんど行われない．
4 誤り．通常は，手術からの回復を待って術後 6 週間以内にテガフール・ギメラシル・オテラシルカリウム配合剤の投与を開始する．
5 正しい．再発胃がんに対する二次治療に，イリノテカン塩酸塩単独治療またはタキサン単独の延命効果が報告さている．

問 4-3-2 〔解答〕1, 3
〔解説〕
1 正しい．約 25％であり，欧米諸国と大差はないとされている．
2 誤り．ブドウ糖溶液との混合を避け，本剤とブドウ糖溶液の同じ点滴ラインを用いた同時投与は行わないこと．本剤と 5％ブドウ糖溶液を混合した場合，タンパク凝集が起こる．
3 正しい．心不全等の重篤な心障害があらわれ，死亡に至った例も報告されているので，必ず本剤投与開始前には，患者の心機能を確認する必要がある．
4 誤り．重篤な腎障害のある患者には禁忌である．
5 誤り．併用開始数日後から本剤投与中止後 1 ヶ月以内の期間に血液凝固能検査値異常，出血の発現が報告されている．定期的に血液凝固能検査（プロトロンビン時間，INR 等）を行い，必要に応じて適切な処置を行う必要がある．

### 4.4 結腸・直腸がん

**問 4-4-1** 〔解答〕2, 3

〔解説〕

1 誤り．本文を参照
2 正しい．本文を参照
3 正しい．本文を参照
4 誤り．B-Raf は，細胞内情報伝達，細胞増殖に関わるリン酸化蛋白の一種で，様々な腫瘍で変異が報告されている．ただし，FOLFIRI ＋パニツムマブ療法との直接的な関与はない．
5 誤り．Bcr-Abl は，慢性骨髄性白血病が発症する原因となる異常染色体のことである．

**問 4-4-2** 〔解答〕1, 4

〔解説〕

1 誤り．大腸がんの再発例における腫瘍マーカーは，CEA や CA19-9 で比較的特異度が高い．AFP は肝臓がんの腫瘍マーカーとして有用性がある．
2 正しい
3 正しい
4 誤り．オキサリプラチンは，塩化物含有溶液により分解するため，生理食塩液等の塩化物を含む輸液との配合は避ける．
5 正しい

**問 4-4-3** 〔解答〕1, 3

〔解説〕

1 正しい
2 誤り．日本における標準レジメンは FOLFOX 療法または CapeOX 療法である．FOLFIRI 療法，ベバシズマブ，セツキシマブについては有用性が確認されていない
3 正しい．ただし，日本ではオキサリプラチンを先行させることが多い．
4 誤り．レボホリナートカルシウムは，フルオロウラシルの作用を増強する目的で投与されている．
5 誤り．ベバシズマブ，セツキシマブ，パニツムマブが併用される．

### 4.5 肝細胞がん

**問 4-5-1** 〔解答〕1

〔解説〕

1 正しい．AFP が基準値以上を示した場合，肝臓がんを疑う．肝臓がんで陽性を示す他の腫瘍マーカー（PIVKA-Ⅱ等）の測定や腹部超音波検査，腹部 CT 検査を行い腫瘍の存在を確認する．
2 誤り．CA19-9 は，膵臓がん，胆道がんで 80～90％の高い陽性率を示す他，胃がん，大腸がん，肝臓がんでは 30～60％が基準値を超える．また，肺がん，乳がん，卵巣がんなどでも高値を示す．
3 誤り．PSA は前立腺がんで陽性となる．前立腺肥大症でも陽性を示すため，鑑別には生検が必要である．前立腺がんの腫瘍マーカーには，PAP も挙げられる．

4 誤り．CYFRA21-1 は，肺がんのうち扁平上皮がん，腺がん，大細胞がんなどの非小細胞がんで陽性率が高い．なかでも扁平上皮がんでは早期から陽性になるため，その早期診断にも有効である．

5 誤り．SCC は食道がん，子宮頸がん，肺がんなどの扁平上皮がんで陽性となる．

問 4-5-2 〔解答〕4, 5
〔解説〕

1 正しい．

2 正しい．根治切除不能又は転移性の腎細胞がん，切除不能な肝細胞がん，根治切除不能な分化型甲状腺がんに適応がある．

3 正しい．

4 誤り．血圧の上昇が認められることがあるので，本剤投与中は定期的に血圧測定を行うことが望ましい．高血圧があらわれた場合には，降圧剤の投与など適切な処置を行う．

5 誤り．C 型肝炎からの移行例である．

## 4.6 婦人科がん・卵巣がん

問 4-6-1〔解答〕2
〔解説〕

1 誤り．骨髄抑制により白血球減少が現れた場合には，発現してから G-CSF 製剤の投与を考慮するなどして対処する．

2 正しい．デキサメタゾンは，カルボプラチン・パクリタキセル投与で強く発現する嘔吐に対して予防的に使用される．

3 誤り．感染症に関しては抗生剤の投与や G-CSF の投与（白血球減少症が原因の感染症と判断される場合）などが行われる．

4 誤り．治療レジメンの中には，治療強度を高める目的でステロイドを組み入れる場合もある．しかし，本レジメンについてはこれに該当しない．

5 誤り．2 剤の抗がん剤投与により血栓の可能性が高まるが，血栓が認められた場合には抗がん剤の投与を中止する．

問 4-6-2〔解答〕3, 4
〔解説〕

1 誤り．卵巣がんは，早期からの自覚症状に乏しく診断時にはⅢ・Ⅳ期がんである患者が過半数を占める．

2 誤り．PIVKA-Ⅱは肝細胞がんの腫瘍マーカーである．

3 正しい．

4 正しい．関節痛及び筋肉痛が高頻度に起こる．

5 誤り．パクリタキセルに関する記載である．

### 4.7 前立腺がん

**問 4-7-1** 〔解答〕3, 4

〔解説〕
1 誤り．PSA（前立腺特異抗原）である
2 誤り．
3 正しい
4 正しい
5 誤り．本剤による重篤な低カルシウム血症の発現を軽減するため毎日少なくともカルシウムとして 500 mg 及び天然型ビタミン D として 400 IU の投与を行う．ただし，腎機能障害患者では，ビタミン D の活性化が障害されているため，活性型ビタミン D を使用する．

# 第5章　支持療法

**問 5-1** 〔解答〕2

〔解説〕
1 誤り．イマチニブメシル酸塩は，フィラデルフィア染色体が作り出すチロシンキナーゼを阻害する慢性骨髄性白血病の治療薬である．主な副作用は，皮膚の発疹，目の周りやふくらはぎのむくみ，肝機能・腎機能障害などである．
2 正しい．ソラフェニブトシル酸塩は，腎細胞がん，肝細胞がん，甲状腺がんに有効な経口キナーゼ阻害剤である．重大な副作用として手足症候群，剥脱性皮膚炎，TEN，SJS 等が報告されている．
3 誤り．ゲフィチニブは，がん細胞の増殖を促進するチロシンキナーゼを阻害する．主な副作用としては，間質性肺炎（肺線維症）や急性肺障害などがあり，薬剤性肺炎の原因と考えられている．
4 誤り．ダサチニブは，フィラデルフィア染色体が作り出すチロシンキナーゼの他，複数のチロシンキナーゼを阻害するため，イマチニブメシル酸塩抵抗性の慢性骨髄性白血病にも高い効果が期待されている．主な副作用は，下痢，頭痛，胸水，好中球減少，貧血などが報告されている．
5 誤り．ニロチニブ塩酸塩水和物は，フィラデルフィア染色体が作り出すチロシンキナーゼを阻害する慢性骨髄性白血病の治療薬で，イマチニブメシル酸塩抵抗性や難治性の患者に使用される．主な副作用は，発疹，血小板減少，頭痛，悪心，そう痒感，好中球減少などが報告されている．

**問 5-2** 〔解答〕2

〔解説〕
1 正しい．高リン血症が起こる．
2 誤り．高カリウム血症が起こる．
3 正しい．急性腎不全を起こしやすい．
4 正しい．ラスブリガーゼは尿酸を酵素的に酸化し，アラントインと過酸化水素を生成する．アラントインは尿酸よりも水溶性が高いため，尿中に容易に排泄される．
5 正しい．腎障害がある場合には注意が必要．

腫瘍崩壊症候群は腫瘍組織が化学療法により一挙に崩壊する結果，細胞内成分が血中に流出し高尿酸血症，高カリウム血症，高リン血症，低カルシウム血症，乳酸アシドーシスを生じる病態．急性腎不全になりやすい．化学療法に対する感受性の高いバーキットリンパ腫，急性リンパ性白血病で生じやすい．腫瘍崩壊症候群のリスクを避けるため，化学療法開始12時間以上前から十分な輸液とラスブリカーゼ製剤投与を行う．また，アロプリノールも有効であるが，腎排泄型薬物であるので，腎障害がある場合，注意が必要である．

**問 5-3〔解答〕** 2, 3

〔解説〕
1　誤り．溶解にあたっては注射用水のみを使用する．
2　正しい．希釈には必ず5%ブドウ糖注射液を用い，それ以外のものは用いない．
3　正しい．本剤はアスペルギルス属，カンジダ属，クリプトコッカス属，ムーコル属などの幅広い真菌に対して有効性を示す．
4　誤り．本剤は真菌の細胞膜成分であるエルゴステロールに高い親和性を持ち，これらのステロールと結合することにより，細胞膜の透過性を高め，細胞質成分を漏出させることで真菌を死滅させる．
5　誤り．最も問題なる腎機能障害と発熱や悪寒の副作用軽減に成功した製剤である．

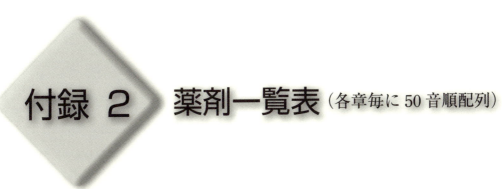

## 付録 2 薬剤一覧表（各章毎に 50 音順配列）

### ●第1章 貧 血

| 一般名<br>(規格含量/剤形) | 代表的な製剤 | 構造式 | 用法用量* | 特徴 |
|---|---|---|---|---|
| オメプラゾール<br>(20 mg/錠) | オメプラール®<br>(アストラゼネカ) | | 1日1回20 mgを経口投与．通常，8週間までの投与とする．再発・再燃を繰り返す逆流性食道炎の維持療法においては，1日1回10～20 mgを経口投与 | 酸性溶液中では不安定であり，胃内での分解を防ぎバイオアベイラビリティを向上させるため，腸溶性のフィルムコート錠となる． |
| クエン酸第一鉄ナトリウム<br>(50 mg/錠) | フェロミア®<br>(エーザイ) | $\left[\begin{array}{c}CH_2COO^-\\HO-C-COO^-\\CH_2COO^-\end{array}\right]_2 \cdot Fe^{3+} \cdot 4Na^+$ | 1日100～200 mgを1～2回に分けて食後経口投与 | 非イオン型鉄剤であり胃腸粘膜を刺激する鉄イオンを遊離しにくく，胃腸粘膜に対する刺激が少ない．製剤的には鉄味防止コーティングを施してあり口中では崩壊せず，胃中で崩壊溶出する． |
| サラゾスルファピリジン<br>(250 mg/錠) | アザルフィジン EN®<br>(あゆみ製薬) | | 1日1gを朝食及び夕食後の2回に分割経口投与 | 抗炎症作用を有する 5-アミノサリチル酸と抗菌作用を有するスルファピリジンを結合組織への親和性を高める目的でアゾ結合させ，消化器系症状の副作用を軽減目的で腸溶性製剤となる． |
| 含糖酸化鉄<br>(40 mg/管) | フェジン®<br>(日医工) | $[Fe(OH)_3]_m[C_{12}H_{22}O_{11}]_n$ | 1日40～120 mgを2分以上かけて徐々に静脈内注射 | 含糖酸化鉄を含有する安定なコロイド性の静脈内注射用鉄剤である． |
| ダルベポエチンアルファ<br>(20 μg/シリンジ) | ネスプ®<br>(協和発酵キリン) | ヒト肝細胞由来のエリスロポエチンの5箇所のアミノ酸残基を変更するように変異させたcDNAをチャイニーズハムスター卵巣細胞に導入し産生させた165個のアミノ酸残基からなる糖タンパク質（$C_{800}H_{1300}N_{228}O_{244}S_5$：分子量：約36000） | 週に1回20 μgを静脈内投与 | 分子中に2本のN-結合型糖鎖を新たに付加し，ヒト EPO の糖鎖に含まれるシアル酸の数を増やすことで，血中半減期が延長し，in vivo での活性が向上する． |

*症例の疾患に対する用法・用量

| 一般名<br>(規格含量/剤形) | 代表的な製剤 | 構造式 | 用法用量* | 特徴 |
|---|---|---|---|---|
| デフェロキサミンメシル酸塩<br>(500 mg/瓶) | デスフェラール®<br>(ノバルティス) | | 1日1000 mgを1〜2回に分けて筋肉内投与 | 3価の鉄イオンと結合して安定な水溶性のフェリオキサミンBを形成する．ヘモグロビン鉄とは反応せず（in vitro），ミオグロビン又は呼吸系酵素中のポルフィリン鉄とは反応しないと考えられている． |
| 塩酸トリエンチン<br>(250 mg/カプセル) | メタライト®<br>(ツムラ) | $H_2NCH_2CH_2NHCH_2CH_2NHCH_2CH_2NH_2 \cdot 2HCL$ | 1日1,500 mgを食前空腹時に2〜4回に分割経口投与 | 銅（Ⅱ）イオンと選択的にキレートを形成する． |
| プレドニゾロン<br>(5 mg/錠) | プレドニン®<br>(塩野義) | | 1日5〜60 mgを1〜4回に分割経口投与 | |
| メコバラミン<br>(500 μg/管) | メチコバール®<br>(エーザイ) | | 1日1回1アンプルを週3回，筋肉内または静脈内に注射<br>約2か月投与した後，維持療法として1〜3か月に1回1アンプルを投与 | 血液・髄液中存在型のメチル型ビタミン$B_{12}$（メコバラミン）を含有し，他の$B_{12}$製剤に比し神経組織への移行性に優れる． |
| メトトレキサート<br>(2 mg/カプセル) | リウマトレックス®<br>(ファイザー) | | 1週間単位の投与量をメトトレキサートとして6 mgとし，1週間単位の投与量を1回又は2〜3回に分割して経口投与 | 関節リウマチ治療で，他の疾患修飾性抗リウマチ薬や生物学的製剤との併用において最も基本となる薬剤として評価されている． |
| レバミピド<br>(100 mg/錠) | ムコスタ®<br>(大塚製薬) | および鏡像異性体 | 1回100 mgを1日3回経口投与 | 胃粘膜の内因性プロスタグランジン（PG）増加作用及び胃粘膜障害の発症因子の1つであるフリーラジカル抑制作用を有する． |

## ●第2章　その他の血液系疾患

| 一般名<br>(規格含量/剤形) | 代表的な製剤 | 構造式 | 用法用量* | 特徴 |
|---|---|---|---|---|
| アモキシシリン水和物<br>(250 mg/カプセル) | サワシリン®<br>(アステラス) | | 1回750 mgを1日2回，7日間経口投与（クラリスロマイシン及びランソプラゾールの3剤を同時に服用） | アンピシリン水和物のベンゼン環のパラ位に水酸基を導入し，経口投与で消化管からの吸収が優れ，高い血清中及び組織内濃度を示す． |
| イセパマイシン硫酸塩<br>(200 mg/管) | イセパシン®<br>(MSD) | | 1日400 mgを1〜2回に分け筋肉内注射又は点滴静注 | ゲンタマイシンBの1位のアミノ基にイソセリンを導入することによって創製されたアミノグリコシド系抗生物質で幅広い抗菌スペクトルを有し，その抗菌力はゲンタマイシン（GM）と同程度でアミカシン（AMK）より優れる． |
| イミペネム・シラスタチンナトリウム<br>(0.5 g/瓶) | チエナム®<br>(MSD) | | 1日0.5〜1.0 g（イミペネムとして）を2〜3回に分割し，30分以上かけて点滴静脈内注射 | イミペネムは腎の酵素 dehydropeptidase-I により代謝を受け，不活化される．シラスタチンナトリウムは，この不活化を抑制するとともにイミペネムの腎毒性も抑制する． |
| ガベキサートメシル酸塩<br>(500 mg/瓶) | エフオーワイ®<br>(小野薬品) | | 1日量20〜39 mg/kgの範囲内で24時間かけて静脈内に持続投与 | アンチトロンビンIIIを必要とせずトロンビンおよび活性型第IX因子を阻害するとともに血小板凝集抑制作用を有する． |
| クラリスロマイシン<br>(200 mg/錠) | クラリス®<br>(大正富山) | | 1回200 mgを1日2回，7日間経口投与（アモキシシリン水和物及びプロトンポンプインヒビターの3剤を同時に服用） | エリスロマイシンの6位水酸基のみを選択的にメチル化し，EMと同等以上の in vitro 抗菌力に加え，高く安定した血中濃度と良好な組織移行性を有する． |
| ダルテパリンナトリウム<br>(20 mg/瓶) | フラグミン®<br>(キッセイ薬品) | | 1日量75国際単位/kgを24時間かけて静脈内に持続投与 | 平均分子量約5,000の低分子ヘパリン製剤であり，トロンビン活性に比べ，第Xa因子活性を選択的に阻害する． |
| チアマゾール<br>(5 mg/錠) | メルカゾール®<br>(あすか製薬) | | 初期量1日30 mgを3〜4回に分割経口投与．機能亢進症状がほぼ消失したなら，1〜4週間ごとに漸減し，維持量1日5〜10 mgを1〜2回に分割経口投与 | 甲状腺機能亢進症に対し，プロピルチオウラシル（propylthiouracil：PTU）とともに広く用いられている． |

| 一般名<br>(規格含量/剤形) | 代表的な製剤 | 構造式 | 用法用量* | 特徴 |
|---|---|---|---|---|
| チクロピジン塩酸塩<br>(100 mg/錠) | パナルジン®<br>(サノフィ) | | 1日200〜300 mgを2〜3回に分けて食後に経口投与 | 強力かつ持続的な血小板凝集抑制作用および赤血球の変形能増大等の血液レオロジー的性状を改善する作用により，脳および末梢の血管における血栓と塞栓の治療効果あるいは血流障害の改善効果を示す．製剤的には苦みおよび舌に対する刺激を緩和するため，水溶性フィルムコーティングを施してある． |
| テプレノン<br>(50 mg/カプセル) | セルベックス®<br>(EAファーマ) | | 150 mgを1日3回に分けて食後に経口投与 | 胃粘液増加作用により，胃粘膜の保護・修復を促進し，S2ステージへの移行率を向上する． |
| フィルグラスチム<br>(75 µg/シリンジ) | グラン75シリンジ®<br>(協和発酵キリン) | N末端にメチオニンが結合した175個のアミノ酸残基からなるタンパク質<br>($C_{845}H_{1339}N_{223}O_{243}S_9$；分子量：18798.61) | 好中球数が1,000/mm³未満のとき，フィルグラスチム（遺伝子組換え）50 µg/m²を1日1回皮下投与 | ヒト膀胱細胞由来のhGCSF遺伝子をクローニングし，大腸菌にこの遺伝子を組込みhG-CSF (rhG-CSF)を産生した．医療現場での使用簡便性や作業効率の改善を目的としたプレフィルドシリンジ製剤である． |
| プロプラノロール塩酸塩<br>(10 mg/錠) | インデラル®<br>(アストラゼネカ) | | 1日30〜60 mgより投与をはじめ，効果不十分な場合は120 mgまで漸増し，1日3回に分割経口投与 | 最も長い臨床経験を有する代表的なβ遮断剤として高血圧，狭心症，不整脈の治療に用いられている．新しいβ遮断剤が発見され研究される場合の標準薬（比較対照薬）としても広く認められている． |
| メキタジン<br>(3 mg/錠) | ゼスラン®<br>(旭化成ファーマ) | | 1回3 mgを1日2回経口投与 | 持続的な抗アレルギー作用，ケミカルメディエーター遊離抑制作用及び拮抗作用を有する． |
| メロペネム<br>(0.5 g/瓶) | メロペン®<br>(大日本住友) | | 1日3 gを3回に分割し，30分以上かけて点滴静注 | カルバペネム骨格の2位側鎖にジメチルカルバモイルピロリジニルチオ基を導入することにより，腎毒性（ウサギ）及び痙攣誘発作用（マウス）の低減化を図り，さらに，1β位にメチル基を導入することによりDHP-Iに対する安定化に成功した． |
| ランソプラゾール<br>(30 mg/カプセル) | タケプロン®<br>(武田) | | 1回30 mgを1日2回，7日間経口投与（アモキシシリン水和物及びクラリスロマイシンの3剤を同時に服用） | 製剤的には腸溶性顆粒を充填したカプセル剤である． |

## 付録2 薬剤一覧表

| 一般名<br>(規格含量/剤形) | 代表的な製剤 | 構造式 | 用法用量 | 特徴 |
|---|---|---|---|---|
| ワルファリンカリウム<br>(1 mg/錠) | ワーファリン®<br>(エーザイ) | (構造式) | 初回投与量は，通常1〜5 mg 1日1回 | 血液凝固能検査（トロンボテスト，プロトロンビン時間など）を行い，個々の患者の病態に合わせて治療コントロールを行う． |
| 新鮮凍結血漿<br>(120（血液200 mL相当に由来する血漿）) | 新鮮凍結血漿-LR®<br>(日本赤十字) | | 1日200〜400 mL | 血液保存液（CPD液）を28 mL又は56 mL混合したヒト血液200 mL又は400 mLから白血球の大部分を除去し分離した新鮮な血漿を凍結した製剤である． |
| 第Ⅷ因子製剤<br>(250単位/瓶，500単位/瓶) | コンファクトF®<br>(化血研/アステラス) | | 250国際単位あたり添付の溶剤（日本薬局方注射用水）10 mLで溶解し，1回に血液凝固第Ⅷ因子活性で250〜2,000国際単位を緩徐に静脈内に注射又は点滴注入 | ヒトの血液（採血国：日本，採血方法：献血）を原材料とした製剤である． |

## ●第3章 造血器腫瘍，第4章 臓器別がん

| 一般名 | 剤型写真<br>(先発品) | 構造式 | 用法用量 |
|---|---|---|---|
| アザシチジン | ビダーザ®<br>(日本新薬) | | 成人は 75 mg/m² を1日1回7日間皮下投与又は10分かけて点滴静注し3週間休薬. |
| アプレピタント | イメンド®<br>(小野薬品) | | 成人及び12歳以上の小児にはアプレピタントとして抗悪性腫瘍剤投与1日目は 125 mg, 2日目以降は 80 mg を1日1回, 経口投与. |
| エトポシド | ベプシド®<br>(ブリストル・マイヤーズ スクイブ) | | 成人 100〜150 mg/m²/day |
| オキサリプラチン | エルプラット®<br>(ヤクルト) | | 大腸がん：成人は 85 mg/m² を1日1回静脈内に2時間で点滴投与し, 少なくとも13日間休薬. 胃がん：成人は 130 mg/m² (体表面積)を1日1回静脈内に2時間で点滴投与し, 少なくとも20日間休薬. |
| カペシタビン | ゼローダ®<br>(中外製薬) | | 詳細は添付文書を参照 |
| カルボプラチン | パラプラチン®<br>(ブリストル・マイヤーズ スクイブ) | | 成人1日1回 300〜400 mg/m², 少なくとも4週間休薬する. |
| グラニセトロン塩酸塩 | カイトリル®<br>(中外製薬) | | 成人1回 2 mg を1日1回経口投与. |
| ゲフィチニブ | イレッサ®<br>(アストラゼネカ) | | 通常, 成人には 250 mg を1日1回, 経口投与. |

| 注意が必要な副作用 | 主な相互作用 | 適用上の注意 | 薬理作用 | 主要 代謝部位/排泄部位 |
|---|---|---|---|---|
| 骨髄抑制, 注射部位反応, 倦怠感, 発熱 | 特記事項なし | 用時調製し, 調製から1時間以内に投与を終了すること. | DNA鎖のメチル化を阻害して, 細胞の分化誘導作用や増殖抑制作用を示す. | 未記載/尿中 |
| 皮膚粘膜眼症候群 穿孔性十二指腸潰瘍 アナフィラキシー | ピモジド その他, 本剤はCYP3A4に対する用量依存的阻害作用を有し, 併用薬剤と相互作用を起こすことがある. | 制吐目的で併用するコルチコステロイドの用量については, 本剤とコルチコステロイドの薬物相互作用を考慮して50％減量する. | 選択的ニューロキニン1 (NK1) 受容体拮抗型制吐剤 | 肝臓/尿・糞中 |
| 悪心・嘔吐, 食欲不振, 口内炎, 脱毛 | 特記事項なし | 0.4 mg/mL濃度以下になるよう生理食塩液等の輸液に溶解して投与する. DEHPを含むポリ塩化ビニル製の点滴セット, カテーテル等の使用を避ける. | 細胞周期のS期後半からG2期にある細胞に対して, トポイソメラーゼⅡの活性を阻害することで, 殺細胞作用を示す. | 未記載/尿・糞中 |
| 末梢神経障害, 骨髄機能抑制, 溶血性尿毒症症候群, 薬剤誘発性血小板減少症 | 【併用注意】 他の抗悪性腫瘍剤, 放射線照射 骨髄機能抑制等を増強することがある. | 塩化物含有溶液により分解するため, 生理食塩液等の塩化物を含む輸液との配合を避ける. | 腫瘍細胞内のDNA鎖と共有結合することにより, DNA鎖内及び鎖間の両者に白金-DNA架橋を形成する. これらの架橋がDNAの複製及び転写を阻害する. | 未記載/尿中 |
| 手足症候群, 悪心赤血球数減少, 下痢, 心障害, 骨髄抑制 | テガフール・ギメラシル・オテラシルカリウム配合剤 ワルファリンカリウム フェニトイン トリフルリジン・チピラシル塩酸塩配合剤 | ジヒドロピリミジンデヒドロゲナーゼ (DPD) 欠損患者に投与した場合, 投与初期に重篤な副作用が発現する. | 腫瘍組織に高レベルで存在するチミジンホスホリラーゼにより5-FUに変換され抗腫瘍効果を示す. | 未記載/尿中 |
| 骨髄抑制, 悪心・嘔吐, 急性腎不全, 肝機能障害 | アミノグリコシド系抗生物質 | 本剤は, イオウを含むアミノ酸輸液中で分解が起こるため, これらのアミノ酸輸液との配合を避ける. | 1,1-シクロブタンジカルボン酸基の脱離部が更にDNAと結合し抗腫瘍活性を示す. | 該当資料なし/尿中 |
| 過敏症 | セロトニン作用薬 選択的セロトニン再取り込み阻害剤 (SSRI) セロトニン・ノルアドレナリン再取り込み阻害剤 (SNRI) MAO阻害剤 | 抗悪性腫瘍剤の投与1時間前に投与し, 各クールにおける本剤の投与期間は6日間を目安とする. | 5-HT3受容体において選択的拮抗作用を示すことにより, 抗悪性腫瘍剤によって誘発される嘔吐刺激の伝達を阻害し悪心・嘔吐抑制効果を示す. | 肝臓/尿 |
| 急性肺障害, 間質性肺疾患肺炎, 重度の下痢, 肝機能障害 | CYP3A4活性を阻害する薬剤との併用により血中濃度が上昇する可能性がある. また, CYP3A4誘導剤との併用により, 本剤の代謝が促進され血中濃度が低下する可能性がある. | EGFR遺伝子変異検査を実施してから投与する. | EGFRチロシンキナーゼを選択的に阻害し, 腫瘍細胞の増殖能を低下させる. | 肝臓/糞中 |

| 一般名 | 剤型写真(先発品) | 構造式 | 用法用量 |
|---|---|---|---|
| シクロフォスファミド水和物 | エンドキサン®(塩野義) | (構造式) | 成人1日1回 500～600 mg/m² その他の用量設定もあり |
| シスプラチン | ブリプラチン®(ブリストル・マイヤーズ スクイブ) | (構造式) | 15～20 mg/m²（体表面積）を1日1回，5日間連続投与し，少なくとも2週間休薬する． |
| シタラビン | キロサイド®(日本新薬) | (構造式) | 急性白血病寛解導入 成人 0.8～1.6 mg/kg 急性骨髄性白血病の大量療法 成人には，シタラビンとして1回 2 g/m² |
| セフェピム塩酸塩 | マキシピーム®(ブリストル・マイヤーズ スクイブ) | (構造式) | 成人1日1～2 g（力価）を2回に分割．症状に応じて1日量を4 g（力価）まで増量． |
| ソラフェニブトシル酸塩 | ネクサバール®(バイエル) | (構造式) | 成人はソラフェニブとして1回 400 mg を1日2回経口投与． |
| デノスマブ | ランマーク®(第一三共) | 448個のアミノ酸残基からなる重鎖（γ2鎖）2分子及び215個のアミノ酸残基からなる軽鎖（κ鎖）2分子で構成される． | 多発性骨髄腫による骨病変及び固形癌骨転移による骨病変には，成人には 120 mg を4週間に1回，皮下投与． |
| ドキソルビシン塩酸塩 | アドリアシン®(協和発酵キリン・ファイザー) | (構造式) | 詳細は添付文書を参照 総投与量はドキソルビシン塩酸塩として 500 mg/m² 以下とする． |
| トラスツズマブ | ハーセプチン®(中外製薬) | アミノ酸214個の軽鎖2分子とアミノ酸449個の重鎖2分子からなる糖たん白質 | A法：成人は1日1回，初回投与時には 1 mg/kg）を，2回目以降は 2 mg/kg を90分以上かけて1週間間隔で点滴静注． B法：成人は1日1回，初回投与時には 8 mg/kg を，2回目以降は 6 mg/kg を90分以上かけて3週間間隔で点滴静注． |

| 注意が必要な副作用 | 主な相互作用 | 適用上の注意 | 薬理作用 | 主要代謝部位/排泄部位 |
|---|---|---|---|---|
| 白血球減少, 悪心・嘔吐, 出血性膀胱炎, 下痢, 腎不全 | ペントスタチン | 本剤は溶解後速やかに使用する. 大量投与では, 出血性膀胱炎の予防策としてメスナを併用する. | 生体内で活性化され, 増殖性の細胞に取り込まれた後, 腫瘍細胞内のDNA合成を阻害する. | 肝臓/尿中 |
| 急性腎不全, 骨髄抑制, 難聴, 脳梗塞, 心筋梗塞, 抗利尿ホルモン不適合分泌症候群, 肝機能障害 | フェニトイン アミノグリコシド系抗生物質 バンコマイシン塩酸塩 注射用アムホテリシンB フロセミド等 | 点滴静注する際, クロールイオン濃度が低い輸液を用いる場合には, 活性が低下するので必ず生理食塩液に混和する. アミノ酸輸液, 乳酸ナトリウムを含有する輸液を用いると分解が起こるので避ける. | シスプラチン水和生成物中の水分子がDNA中のプリン塩基あるいは, ピリミジン塩基と置き換わり, シスプラチンがDNAに結合し抗腫瘍活性を示す. | 該当資料なし/尿中 |
| 食欲不振, 嘔気嘔吐, 下痢, 発熱, 全身倦怠感, 肝機能障害 | 特記事項なし | 点滴時間は本剤の有効性及び安全性に関わっており, 時間の短縮は血中濃度の上昇により中枢神経系毒性の増加につながるおそれがある. | 細胞周期をS期に滞留させ, デオキシシチジンキナーゼ等のS期に特異的な酵素の相対的増加を引き起こし, DNAの代謝を促進する. 細胞周期のS期に特異的にアポトーシスを誘導する. | 肝臓/尿中 |
| ALT上昇, AST上昇, 肝機能障害 | 特記事項なし | 高齢者では腎機能が低下していることが多いため高い血中濃度が持続するおそれがあるので, 1回0.5gから投与を開始する. | 細菌の細胞壁合成阻害により強い殺菌作用を示す. | 未記載/尿中 |
| 手足症候群, 脱毛, 下痢, 発疹・皮膚落屑, 高血圧, 疲労, 肝機能障害 | CYP3A4とUGT1A9により代謝されるので, 本酵素の活性に影響を及ぼす薬剤と併用する場合には注意. | 高脂肪食の食後に血漿中濃度が低下するとの報告がある. 高脂肪食摂取時には食事の1時間前から食後2時間までの間を避けて服用する. | C-Raf, B-Rafキナーゼ活性, FLT-3, c-KITな, VEGF受容体, PDGF受容体などのチロシンキナーゼ活性を阻害する. | 肝臓/糞中 |
| 低カルシウム血症, 顎骨壊死・顎骨骨髄炎 | 特記事項なし | 皮下注射にのみ使用すること. 投与の際には, 27ゲージの注射針の使用が推奨される. | RANK/RANKL経路を阻害し, 破骨細胞の活性化を抑制することで骨吸収を抑制し, がんによる骨病変の進展を抑制. | 未記載/尿中 |
| 脱毛, 骨髄抑制, 心筋障害, 悪心・嘔吐, 食欲不振, 口内炎 | 本剤投与前にパクリタキセルを投与すると, 骨髄抑制等の副作用が増強される恐れがある. | 治療終了後も定期的な心機能検査を実施することが望ましい. | DNAポリメラーゼ, RNAポリメラーゼ及びトポイソメラーゼⅡ反応を阻害し, DNA, RNAの双方の生合成を抑制する. | 肝臓/尿・糞中 |
| 心障害, アナフィラキシー様症状, 間質性肺疾患, 好中球減少症, 肝機能障害 | 生ワクチンまたは弱毒生ワクチン, 免疫抑制作用を有する薬 | ブドウ糖溶液との混合を避け, 本剤とブドウ糖溶液の同じ点滴ラインを用いた同時投与は行わない. | mTORの活性化阻害, 低酸素誘導性転写因子(HIF)及び血管内皮増殖因子(VEGF)の発現を抑制する. | 未記載/糞中 |

| 一般名 | 剤型写真(先発品) | 構造式 | 用法用量 |
|---|---|---|---|
| パクリタキセル | タキソール®(ブリストル・マイヤーズスクイブ) | | A法：1日1回210 mg/m²を3時間かけて点滴静注し，少なくとも3週間休薬する．<br>B法：1日1回100 mg/m²を1時間かけて点滴静注し，週1回投与を6週連続し，少なくとも2週間休薬 |
| パロノセトロン塩酸塩 | アロキシ®(大鵬薬品) | | 成人0.75 mgを1日1回静注又は点滴静注 |
| バンコマイシン塩酸塩点滴静注用 | バンコマイシン®(塩野義) | | 成人1日2gを1回0.5 g 6時間ごと又は1回1g 12時間ごとに分割して，それぞれ60分以上かけて点滴静注 |
| ビカルタミド | カソデックス®(アストラゼネカ) | | 成人1回80 mgを1日1回，経口投与 |
| ビンクリスチン硫酸塩 | オンコビン®(日本化薬) | | 成人0.02〜0.05 mg/kgを週1回静脈注射する．<br>ただし，副作用を避けるため，1回量2 mgを超えない． |
| ビンデシン硫酸塩 | フィルデシン®(塩野義) | | 成人1回3 mg（0.06 mg/kg） |
| フィルグラスチム | グラン®(協和発酵キリン) | 175個のアミノ酸残基からなるタンパク質 | <急性白血病><br>200 μg/m²を1日1回静脈内投与（点滴静注を含む）．出血傾向等の問題がない場合100 μg/m²を1日1回皮下投与 |

付録2 薬剤一覧表

| 注意が必要な副作用 | 主な相互作用 | 適用上の注意 | 薬理作用 | 主要代謝部位/排泄部位 |
|---|---|---|---|---|
| 末梢神経障害, 骨髄機能抑制, 関節痛, 筋肉痛, 消化器症状, 肝機能障害 | ジスルフィラム<br>シアナミド<br>カルモフール<br>プロカルバジン塩酸塩<br>アゾール系抗真菌剤<br>マクロライド系抗生剤 | 薬液が血管外に漏れると, 注射部位に硬結・壊死を起こすことがある. | 微小管重合を促進・安定化する. その結果, 紡錘体の形成や機能に影響を及ぼし, 細胞障害性を発揮する. | 肝臓/糞中 |
| 過敏症 | 特記事項なし | 消化管運動の低下が現れることがあるので, 消化管通過障害の症状のある患者は, 本剤投与後観察を十分に行うこと. | 5-HT3 受容体において選択的拮抗作用を示すことにより, 抗悪性腫瘍剤によって誘発される嘔吐刺激の伝達を阻害し悪心・嘔吐抑制効果を示す. | 肝臓/尿 |
| ショック, アナフィラキシー, 薬剤性過敏症症候群 | 腎毒性及び聴器毒性を有する薬剤との併用は注意<br>シスプラチン<br>ネダプラチン<br>アムホテリシン B<br>シクロスポリン等 | ワンショット静注又は短時間での点滴静注を行うとヒスタミンが遊離されて red neck (red man) 症候群 (顔, 頸, 躯幹の紅斑性充血, 掻痒等), 血圧低下等の副作用が発現することがあるので, 60分以上かけて点滴静注する. | 細菌細胞壁合成阻害によるものであり, その抗菌作用は殺菌的である. 更に細菌の細胞膜の透過性に変化を与える. | 未変化/尿中 |
| 劇症肝炎, 肝機能障害, 白血球減少, 血小板減少心不全, 心筋梗塞 | 本剤は, 主として肝代謝酵素 CYP3A4 を阻害する. | 本剤は口腔内で崩壊するが, 口腔の粘膜から吸収されることはないため, 唾液又は水で飲み込むこと. | ジヒドロテストステロンとアンドロゲン受容体との結合を競合的に阻害することにより前立腺腫瘍の細胞増殖を抑制する. | 肝臓/尿・糞中 |
| 末梢神経障害 (神経麻痺, 筋麻痺, 痙攣等), 便秘, イレウス, 白血球減少, 血小板減少 | CYP3A が関与するとされていることから, 薬剤との併用において, 本剤の血中濃度が上昇する可能性がある. | 静脈内注射にのみ使用. 薬液が血管外に漏れると注射部位に硬結・壊死・炎症を起こすことがあるので, 薬液が血管外に漏れないよう慎重に投与すること. | 紡錘体を形成している微小管のチュブリンに結合することにより, 細胞周期を分裂中期で停止させる. | 肝臓/糞中 |
| 末梢神経障害 (神経麻痺, 筋麻痺, 痙攣等), 便秘, イレウス, 白血球減少, 血小板減少 | CYP3A が関与するとされていることから, 薬剤との併用において, 本剤の血中濃度が上昇する可能性がある. | 静脈内注射にのみ使用. 薬液が血管外に漏れると注射部位に硬結・壊死・炎症を起こすことがあるので, 薬液が血管外に漏れないよう慎重に投与すること. | 細胞毒性発現に関する作用機序の詳細はまだ明らかではないが, 微小管あるいはその構成蛋白であるチュブリンに関連したものであると考えられている. | 未記載/糞中 |
| 骨痛, 腰痛, 発熱, 間質性肺炎, 急性呼吸窮迫症候群, 芽球の増加, 脾破裂 | 該当項目なし | 定期的に血液検査を行い, 必要以上の好中球 (白血球) が増加しないよう十分注意する. | 受容体に特異的に結合し, 好中球前駆細胞に対してはその分化・増殖を促進させ, 成熟好中球に対してはその機能を亢進させる. | 未記載/尿・糞中 |

| 一般名 | 剤型写真 (先発品) | 構造式 | 用法用量 |
|---|---|---|---|
| ボリコナゾール静注用 | ブイフェンド® (ファイザー) | | 初日は1回6 mg/kgを1日2回, 2日目以降は1回3 mg/kg又は1回4 mg/kgを1日2回点滴静注 |
| ボルテゾミブ | ベルケイド® (ヤンセンファーマ) | | 成人1日1回, 1.3 mg/m²（体表面積）を1, 4, 8, 11日目に静脈内投与した後, 10日間休薬 |
| メルファラン | アルケラン® (アスペンジャパン) | | 1日1回2〜12 mg経口投与 |
| リツキシマブ | リツキサン® (全薬工業) | CD20に結合するモノクローナル抗体で, CD20抗原の認識部位（可変部領域）がマウス由来, それ以外の部分（定常部領域）がヒト由来のマウス-ヒトキメラ型抗体で, 1,328個のアミノ酸から構成されている. | CD20陽性のB細胞性非ホジキンリンパ腫に用いる場合：成人には, 1回量375 mg/m²を1週間間隔で点滴静注する. 維持療法に用いる場合は成人には1回量375 mg/m²を点滴静注する. |
| リュープロレリン酢酸塩 | リュープリン® (武田薬品工業) | | 成人は24週に1回リュープロレリン酢酸塩として22.5 mgを皮下に投与する. |

| 注意が必要な副作用 | 主な相互作用 | 適用上の注意 | 薬理作用 | 主要代謝部位/排泄部位 |
|---|---|---|---|---|
| 羞明, 視覚障害, γ-GTP増加, 悪心, 嘔吐, 肝機能異常 | リファンピシン, リファブチン, エファビレンツ, リトナビル, カルバマゼピン, バルビツール酸誘導体, ピモジド, キニジン硫酸塩水和物, 麦角アルカロイド, トリアゾラムとの併用は禁忌 | 重度の腎機能障害のある患者には原則禁忌. | 真菌細胞の膜成分であるエルゴステロール生合成を阻害することにより抗真菌作用を示す. | 肝臓/尿中 |
| 肺障害, 心障害, 末梢神経障害, 骨髄抑制, 腫瘍崩壊症候群 | CYP3A4の基質阻害剤又は誘導剤を併用している患者で注意. | B型肝炎ウイルスの再活性化による肝炎があらわれることがあるので, 本剤投与に先立って肝炎ウイルス感染の有無を確認する. | プロテアソームを阻害することにより, アポトーシスを誘導する. NF-κBの活性化を阻害し骨髄腫細胞と骨髄ストローマ細胞の接着を阻害し, 骨髄腫細胞の増殖を抑制する. | 肝臓/未特定 |
| 下痢, 口内炎・粘膜炎, 悪心・嘔吐, 肝障害 | シクロスポリン タクロリムス | 腎障害のある患者では本剤のクリアランスが低下し, 本剤による副作用が増強するおそれがある. | DNA鎖間またはDNA鎖内架橋形成あるいはDNA-蛋白架橋形成を通して抗腫瘍作用や骨髄抑制作用を示す. | 未記載/尿中・糞中 |
| アナフィラキシー様症状, 腫瘍崩壊症候群, B型肝炎ウイルスによる劇症肝炎, 肝炎の増悪,, 進行性多巣性白質脳症 | 併用注意 生ワクチンまたは弱毒生ワクチン, 免疫抑制作用を有する薬 | B型肝炎ウイルスの再活性化による肝炎が現れることがあるので, 本剤投与に先立って肝炎ウイルス感染の有無を確認する. | CD20抗原を有する細胞に対して補体依存性細胞傷害作用を有する. | 特記事項なし |
| 間質性肺炎, 肝機能障害, 血栓塞栓症, うつ症状, 骨疼痛, 尿路閉塞, 糖尿病増悪 | 特記事項なし | 皮下注射のみに使用すること. 用時調製し, 懸濁後は直ちに使用すること. | LH-RHアゴニストとして下垂体LH-RH受容体に作用する. 受容体のダウン・レギュレーションを引き起こし, ゴナドトロピン分泌能を低下させ, 抗腫瘍効果を発揮する | 腎臓/尿中 |

# 索 引

## ア

| 悪性腫瘍 | 93 |
| 悪性貧血 | 23 |
| 悪性リンパ腫 | 116, 241 |
| 悪性リンパ腫の臨床病期分類 | 119 |
| アクラルビシン塩酸塩 | 104, 112, 240 |
| アクリノール液 | 248 |
| アザシチジン | 110, 112, 113, 270 |
| アザチオプリン | 41 |
| アシクロビル | 136, 137, 138 |
| アスベスト | 155 |
| L-アスパラギナーゼ | 242 |
| アセタゾラミド | 244 |
| アセトアミノフェン | 242 |
| アゾール系抗真菌剤 | 105 |
| アテノロール錠 | 109 |
| アナストロゾール | 165 |
| アファチニブマレイン酸塩 | 150 |
| アプレピタント | 166, 235, 270 |
| アプレピタントカプセル | 157, 171 |
| アプレピタントによる相互作用 | 166 |
| アミロイドーシス | 132 |
| アムホテリシンBリポソーム製剤 | 105, 106 |
| アムルビシン塩酸塩 | 146, 248 |
| アムロジピンベシル酸塩口腔内崩壊錠 | 143, 152 |
| アムロジピンベシル酸塩錠 | 172 |
| アモキキシリン水和物カプセル | 64 |
| アモキシシリン水和物 | 267 |
| アモキシシリン水和物／クラブラン酸カリウム | 231 |
| アルケラン | 130 |
| アルコール中毒 | 36 |
| アルファ2プラスミンインヒビター | 75 |
| アルファカルシドールカプセル | 227 |
| アルブミン結合型パクリタキセル水和物 | 165 |
| アルプラゾラム | 235 |
| アロプリノール | 241, 245 |
| アロプリノール錠 | 110, 117 |
| アロマターゼ阻害剤 | 162 |
| アンジオテンシンⅡ受容体拮抗薬 | 205 |
| アンチトロンビン | 75 |
| アンチトロンビン濃縮製剤 | 75 |
| アントラサイクリン | 162, 165 |
| アントラサイクリン系 | 164, 235, 245 |
| アントラサイクリン系抗がん剤 | 248 |
| アントラサイクリン系薬剤 | 103, 181, 239, 240 |
| アンドロゲン | 220 |
| absolute neutrophil count | 52, 230 |
| acute myeloid leukemia | 100 |
| acute promyelocytic leukemia | 100 |
| acute pulmonary thromboembolism | 81 |
| adenocarcinoma | 228 |
| ADAMTS13 | 56 |
| agranulocytosis | 52 |
| anaplastic lymphoma kinase | 145 |
| Ann Arbor 分類 | 119 |
| anti-androgen withdrawal syndrome | 224 |
| antihuman thymocyte globulin | 112 |
| anti-human thymocyte immunoglobulm | 21 |
| aplastic anemia | 15 |
| axonopathy | 215 |
| αフェトプロテイン | 201 |
| αフェトプロテイン-L3 | 201 |
| ICS | 213 |
| IDS | 213 |
| IgG 抗体 | 58 |
| IL-1 | 77 |
| IPI | 119 |
| IPSS | 110 |
| iron deficiency anemia | 7 |
| ITP | 17 |
| ITP の診断基準案 | 62 |
| ITP 病態 | 62 |
| RARA | 100 |
| RARS | 35 |
| R-CHOP 療法 | 122 |
| RFA | 202 |
| upfront use | 162 |

## イ

| 胃X線検査 | 174 |
| 胃カメラ | 175 |
| 胃がん | 171 |
| 石綿 | 155 |
| イセパマイシン硫酸塩 | 267 |
| イセパマイシン硫酸塩注 | 55 |
| 胃全摘患者 | 25 |
| イソニアジド | 36 |
| イダルビシン塩酸塩 | 103, 248 |
| 一次化学療法 | 164 |
| 遺伝子 | 100 |
| 遺伝子組換え活性型凝固第Ⅶ因子製剤 | 69 |
| イトラコナゾール | 105 |
| イプシロンアミノカプロン酸 | 75 |
| イホスファミド | 246 |
| イミペネム・シラスタチンナトリウム | 267 |
| イミペネム・シラスタチンナトリウム注 | 77 |
| イミペネム水和物／シラスタチンナトリウム | 231 |
| イミペネム水和物シラスタチンナトリウム | 106 |
| イリノテカン塩酸塩 | 235 |
| イリノテカン塩酸塩水和物 | 146, 149, 164, 179, 192, 196, 214, 235, 245 |
| イリノテカン塩酸塩水和物単独 | 191 |
| インスリングラルギン | 157, 199 |
| インスリン様成長因子-1 | 220 |
| インヒビター | 68, 71 |
| EC 療法 | 235 |
| EGFR 遺伝子変異検査 | 145 |
| EGFR 遺伝子変異陽性 | 150 |
| EGFR 阻害剤 | 152 |
| EGFR-チロシンキナーゼ阻害 | 150 |
| EGFR チロシンキナーゼ |  |

| | | |
|---|---|---|
| 阻害剤 | 150 | |
| EMR | 175 | |
| EPO | 29, 33 | |
| ESA | 29 | |
| ESA 療法 | 31 | |
| ESD | 175 | |
| idiopathic (immune) thrombocytopenic purpura | 61 | |
| infusion reaction | 124, 242 | |
| insulin-like growth factor-1 | 220 | |
| international federation of gynecology and obstetrics | 211 | |
| international prognositic scoring system | 110 | |
| interval debulking (cytoreductive) surgery | 213 | |

## ウ

| | |
|---|---|
| ウイルス性肝疾患 | 199 |
| うっ血性心不全 | 239 |
| ウロキナーゼ | 75, 83 |
| 運動失調 | 24 |
| 運動障害 | 215 |

## エ

| | |
|---|---|
| エキセメスタン | 165 |
| エクリズマブ | 46 |
| 壊死起因性抗がん剤 | 247 |
| エステラーゼ染色 | 102 |
| エストロゲン | 162 |
| エトポシド | 99, 104, 145, 270 |
| エピネフリン | 243 |
| エピルビシン塩酸塩 | 234, 248 |
| エリスロポエチン | 29, 134 |
| エリスロポエチンの感受性 | 30 |
| エリブリンメシル酸塩 | 164, 238 |
| エルロチニブ塩酸塩 | 150 |
| 塩酸トリエンチン | 266 |
| 塩酸トリエンチンカプセル | 37 |
| 塩酸メトクロプラミド | 244 |
| 炎症性抗がん剤 | 247, 248 |
| 炎症性サイトカイン | 77 |
| エンテカビル水和物 | 117, 124 |
| ABVD 療法 | 121 |
| ACR | 104 |
| AC 療法 | 235 |

| | |
|---|---|
| ADAMTS13 | 56 |
| ADAMTS13 インヒビター | 58 |
| ADAMTS13 活性低下 | 57, 58 |
| age-adjusted IPI | 119 |
| AIHA | 39 |
| AIHA の診断基準 | 41 |
| ALAS | 35 |
| ALAS2 | 36 |
| ALK 融合遺伝子検査 | 145 |
| AML | 100 |
| ANC | 52, 230 |
| APL | 100 |
| APTE の自覚症状 | 82 |
| APTT | 69, 79, 83 |
| Ara-C 大量療法 | 103 |
| ARB | 205 |
| ATG | 21, 112 |
| AWS | 224 |
| EGFR | 192 |
| endoscopic mucosal resection | 175 |
| endoscopic submucosal dissection | 175 |
| epidermal growth factor receptor | 145, 192 |
| erythropoesis stimulating agent | 29 |
| erythropoietin | 29 |
| extended use | 163 |
| FDP | 49 |
| FFP | 58, 75 |
| FIGO 分類 | 211 |
| FN | 230 |
| $H_1$ ブロッカー | 242 |
| $H_2$ ブロッカー | 242 |
| HAIC | 203 |
| Hb | 7 |
| Hb 値 | 32 |
| HD | 31 |
| HDAC | 103 |
| HER2 陽性切除不能進行・再発胃がん | 179 |
| HOT | 146 |
| HPV ワクチン | 218 |
| Ht | 9 |
| 5-$HT_3$ 受容体拮抗薬 | 235 |
| HUS | 58 |
| LDH | 57 |
| LH-RH アゴニスト | 162, 164, 224 |
| LPE パック | 26 |
| LPS | 77 |
| L-アスパラギナーゼ | 242 |

| | |
|---|---|
| MASCC スコアリングシステム | 231 |
| MCH | 9 |
| MCHC | 9, 24 |
| MCV | 9, 24 |
| MDS | 35, 110 |
| MIT | 104 |
| MP 療法 | 133 |
| M タンパク | 131 |
| NCC-ST-439 | 189 |
| NSE | 145 |
| SCS | 211 |
| SDS | 211 |
| SIADH | 145 |
| ST 合剤 | 106 |
| 嚥下障害 | 45 |

## オ

| | |
|---|---|
| オキサリプラチン | 178, 186, 191, 192, 193, 238, 270 |
| 悪心・嘔吐 | 174, 234 |
| オメプラゾール | 265 |
| オメプラゾール錠 | 39 |
| オメプラール®錠 | 42 |
| オルメサルタンメドキソミル | 166 |
| オルメサルタンメドキソミル錠 | 157 |
| autoimmune hemolytic anemia | 39 |
| Auto/Mini 移植 | 134 |
| oral cryotherapy | 245 |

## カ

| | |
|---|---|
| 外照射法 | 224 |
| 核酸アナログ製剤 | 124 |
| ガストリン放出ペプチド前駆体 | 145 |
| カスポファンギン酢酸塩 | 105, 106 |
| 画像診断 | 83 |
| 活性化部分トロンボプラスチン時間 | 69, 83 |
| 活性著減後天性 TTP | 56 |
| カテーテル治療 | 83 |
| 過粘稠度症候群 | 133 |
| カバジタキセルアセトン付加物 | 225 |
| ガバペンチン | 244 |
| ガベキサートメシル酸塩 | 78, 267 |
| ガベキサートメシル酸塩注 | 77 |

| | | |
|---|---|---|
| カペシタビン | 180, 181, 182 | |
| カペシタビン | 164, 165, 178, 179, 182, 245, 270 | |
| カペシタビン錠 | 172 | |
| カペシタビン錠 | 186 | |
| ガラクトマンナン抗原 | 230 | |
| 顆粒球 | 49 | |
| 顆粒球コロニー刺激因子 | 53 | |
| カルシウム | 226 | |
| カルシウム拮抗剤 | 205 | |
| カルバペネム系薬 | 106, 231 | |
| カルバマゼピン | 244 | |
| カルボプラチン | 146, 148, 149, 150, 151, 213, 214, 235, 238, 270 | |
| カルボプラチン・オキサリプラチン | 242 | |
| カルボプラチン注射液 | 209 | |
| 寛解後療法 | 100 | |
| 感覚障害 | 215 | |
| 肝細胞がん | 198, 201 | |
| 肝シトクロム P-450 3A | 105 | |
| 肝障害度 | 200 | |
| 環状鉄芽球 | 35 | |
| 完全寛解 | 100, 103 | |
| 完全ヒト型 IgG2 サブタイプモノクローナル抗体薬 | 193 | |
| 肝臓 | 187 | |
| がん胎児性抗原 | 189 | |
| 含糖酸化鉄 | 265 | |
| 含糖酸化鉄注 | 32 | |
| 肝動注化学療法 | 203 | |
| 肝動脈化学塞栓療法 | 203 | |
| 肝動脈塞栓術 | 203 | |
| 肝内胆管がん | 201 | |
| 乾皮症 | 152 | |
| 緩和手術 | 177 | |
| CapeOX 療法 | 189, 191 | |
| CapeOX レジメン | 191 | |
| carcinoembryonic antigen | 189 | |
| γグロブリン | 58 | |

| **キ** | | |
|---|---|---|
| 吃逆 | 243 | |
| キナーゼ阻害薬 | 181 | |
| 急性巨核芽球性白血病 | 103 | |
| 急性骨髄性白血病 | 98, 240 | |
| 急性骨髄単球性白血病 | 102 | |
| 急性赤白血病 | 103 | |
| 急性前骨髄球性白血病 | 100, 102 | |
| 急性単球性白血病 | 102 | |
| 急性投与時反応 | 242 | |
| 急性肺血栓塞栓症 | 81 | |
| 急性白血病 | 241 | |
| 急性分化型骨髄芽球性白血病 | 102 | |
| 急性未分化型骨髄芽球性白血病 | 102 | |
| 急性未分化型骨髄性白血病 | 102 | |
| 急性溶血発作 | 47 | |
| 吸着剤 | 246 | |
| 凝固因子製剤 | 69 | |
| 凝固第 IX 因子(FIX)遺伝子 | 68 | |
| 凝固第Ⅷ因子(FⅧ)遺伝子 | 68 | |
| 胸部 X 線検査 | 145 | |
| 強力化学療法 | 100 | |
| 局麻剤 | 247 | |
| 虚血性臓器障害 | 74 | |
| 巨赤芽球性貧血 | 23 | |

| **ク** | | |
|---|---|---|
| クエン酸第一鉄ナトリウム | 10, 12, 265 | |
| クッシング症候群 | 145 | |
| クームス試験陽性 | 40 | |
| グラニセトロン塩酸塩 | 117, 270 | |
| グラニセトロン塩酸塩注射液 | 172, 209 | |
| グラム陽性菌 | 230 | |
| クラリス®錠の薬物間相互作用 | 65 | |
| クラリスロマイシン | 267 | |
| クラリスロマイシン錠 | 64 | |
| グラン®注射液 | 54 | |
| グリーソンスコア | 222, 228 | |
| グルタミン | 245 | |
| クレアチニンクリアランス | 31, 137 | |
| クロスエイト | 71 | |
| クロストリジウム・ディフィシル | 107 | |
| クロナゼパム | 244 | |
| クロラムフェニコール | 36 | |
| chronic kidney disease | 29 | |
| glycosyl phosphatidylinositol | 45 | |
| granulocyte-colony stimulating factor | 53 | |

| **ケ** | | |
|---|---|---|
| 経験的治療 | 105 | |
| 経口鉄剤 | 10 | |
| 経口分子標的薬 | 245 | |
| 形質細胞の産生系路 | 132 | |
| 軽等度リスク抗がん剤 | 236 | |
| 経皮的アブレーション | 202 | |
| 経皮的エタノール注入療法 | 202 | |
| 経皮的マイクロ波凝固療法 | 202 | |
| 血圧低下 | 167 | |
| 血液凝固能亢進 | 82 | |
| 血液疾患 | 3 | |
| 血液透析 | 31 | |
| 血液の凝固 | 50 | |
| 血管外漏出 | 247 | |
| 血管新生阻害薬 | 207 | |
| 血管内皮細胞増殖因子 | 135 | |
| 血管内皮障害 | 82 | |
| 血管内皮増殖因子 | 192 | |
| 血管内皮増殖因子受容体 | 203 | |
| 血球成分 | 3 | |
| 血漿 | 3 | |
| 血漿交換 | 58 | |
| 血漿交換療法 | 45, 60 | |
| 血小板 | 5 | |
| 血小板減少 | 57 | |
| 血小板減少症 | 61 | |
| 血小板膜糖タンパク | 61 | |
| 血清 | 3 | |
| 血清 PSA 測定 | 222 | |
| 血清カリウム値 | 79 | |
| 血清クレアチニン | 31, 32, 34, 58 | |
| 血清鉄 | 36 | |
| 血清ビタミン $B_{12}$ 値 | 25 | |
| 血清フェリチン | 7, 9, 32, 34, 36 | |
| 血清フェリチン濃度 | 31 | |
| 血清ヘモグロビン | 7, 32, 34, 36, 40 | |
| 血清ヘモグロビン低下 | 57 | |
| 結節性リンパ球優位型ホジキン病 | 118 | |
| 血栓形成 | 82 | |
| 血栓性血小板減少性紫斑病 | 56 | |
| 血栓性微小血管症 | 57, 58 | |
| 血栓溶解剤 | 85 | |
| 血中間接ビリルビン | 40 | |
| 血中尿素窒素 | 57 | |
| 結腸・直腸がん | 186 | |

| | | |
|---|---|---|
| 血友病 | 68 | |
| 血友病 A | 68 | |
| 血友病 B | 68 | |
| 血友病の分類 | 69 | |
| 血流停滞 | 82 | |
| ゲフィチニブ | 150, 152, 270 | |
| ゲフィチニブ錠 | 143 | |
| ゲフィチニブの薬物相互作用 | 152 | |
| ゲムシタビン塩酸塩 | 148, 149, 151, 164, 213, 214 | |
| ゲムツズマブオゾガマイシン | 103 | |
| 下痢 | 245 | |
| 下痢症状 | 107 | |
| 限局期ホジキン病 | 122 | |
| 原発性肝がん取扱い規約 | 199 | |
| 減量手術 | 177 | |
| KRAS 野生型 | 191 | |

## コ

| | |
|---|---|
| コアグラーゼ陰性ブドウ球菌 | 230 |
| 抗 CD20 モノクローナル抗体 | 58 |
| 抗 EGFR 抗体薬 | 245 |
| 抗 VEGF ヒト化モノクローナル抗体 | 192 |
| 高悪性度群リンパ腫 | 123 |
| 抗アレルギー薬 | 246 |
| 抗うつ薬 | 235 |
| 抗エストロゲン剤 | 164 |
| 好塩基球 | 49 |
| 高解像度 CT 検査 | 230 |
| 高カリウム血症 | 78 |
| 高カルシウム血症 | 132, 136 |
| 抗がん剤 | 51 |
| 高キサンチン尿症 | 241 |
| 抗凝固療法 | 75, 83 |
| 抗胸腺グロブリン | 45 |
| 抗胸腺細胞グロブリン | 112 |
| 口腔内冷却療法 | 245 |
| 高血圧症 | 205, 207 |
| 抗血小板抗体産生亢進 | 61 |
| 抗コリン剤 | 245 |
| 好酸球 | 49 |
| 抗真菌治療 | 105 |
| 合成 X 因子阻害製剤 | 83, 84 |
| 合成プロテアーゼ阻害剤 | 75 |
| 抗線溶療法 | 75 |
| 好中球 | 49 |
| 好中球減少 | 230 |
| 好中球減少症 | 51, 52 |
| 好中球数 | 52 |

| | |
|---|---|
| 好中球数の減少 | 52 |
| 好中球前駆細胞 | 52 |
| 好中球破壊 | 52 |
| 後天性危険因子 | 82 |
| 後天性血友病 | 69 |
| 後天性好中球減少症 | 53 |
| 口内炎 | 245 |
| 高尿酸血症 | 241 |
| 抗ヒスタミン薬 | 205, 243, 246 |
| 抗ヒト胸腺細胞ウサギ免疫グロブリン | 21 |
| 高分子 vWF マルチマー | 57 |
| 抗ホルモン療法 | 163, 227 |
| 高リスク群 | 112 |
| 高リスク抗がん剤 | 235 |
| 抗利尿ホルモン不適合分泌症候群 | 145, 167 |
| コージネイト® | 71 |
| 姑息手術 | 177 |
| 骨シンチグラフィー | 145 |
| 骨髄異形成症候群 | 35, 109 |
| 骨髄移植 | 46 |
| 骨髄系幹細胞 | 100 |
| 骨髄障害 | 52 |
| 骨髄穿刺 | 3 |
| 骨髄穿刺所見 | 17 |
| 骨髄血塗沫染色標本検査 | 36 |
| 骨髄非破壊的移植 | 131 |
| 骨髄抑制 | 20 |
| 古典的ホジキン病 | 118 |
| コバラミン | 23 |
| コルチコステロイドのパルス療法 | 131 |
| combined androgen blockade | 224 |
| complete remission | 103 |
| compromised host | 230 |

## サ

| | |
|---|---|
| サイクロスポリン | 58 |
| 細血管障害性溶血性貧血 | 57, 58 |
| 細血管内血小板血栓 | 57, 58 |
| 再生不良性貧血 | 15 |
| 再生不良性貧血の重症度基準 | 17 |
| 再生不良性貧血の診断基準 | 17 |
| 在宅酸素療法 | 146 |
| 催吐性リスク分類 | 235 |
| サイトメガロウイルス感染症 | 106 |
| 再発乳がん | 161 |
| サイモグロブリン®点滴静注用 | 21 |
| 酢酸メテノロン | 21 |
| 挫創様皮疹 | 152 |
| サラセミア | 44 |
| サラゾスルファピリジン | 265 |
| サラゾスルファピリジン錠 | 15 |
| サリドマイド | 131, 134 |
| サルブタモール硫酸塩 | 127, 243 |
| 酸化的ストレス | 47 |
| 三次以降化学療法 | 164 |
| sideroblastic anemia | 35 |
| third line 治療 | 63 |

## シ

| | |
|---|---|
| 子宮頸がん | 218 |
| 子宮摘出術 | 211 |
| 軸索障害 | 215 |
| シクロスポリン | 21, 41, 45, 112 |
| シクロフォスファミド水和物 | 272 |
| シクロホスファミド | 45 |
| シクロホスファミド水和物 | 117, 122, 157, 163, 166, 234, 235, 246 |
| 自己および同種幹細胞移植 | 131 |
| 自己抗体 | 68 |
| 自己反応性 T 細胞 | 62 |
| 自己反応性 T 細胞 B 細胞 | 61 |
| 自己末梢血幹細胞移植 | 133 |
| 自己免疫性溶血性貧血 | 39 |
| 次硝酸ビスマス | 246 |
| 視触診 | 159 |
| 支持療法 | 229 |
| シスプラチン | 145, 147, 148, 149, 151, 172, 178, 179, 235, 238, 272 |
| シスプラチン併用化学療法 | 151 |
| シタラビン | 98, 103, 112, 182, 245, 272 |
| ジヒドロピリジン系 | 205 |
| ジフェンヒドラミン塩酸塩 | 117, 242, 243 |
| ジフェンヒドラミン塩酸塩錠 | 209 |
| シプロフロキサシン | 231 |
| 次没食子酸ビスマス | 246 |
| シムビコートタービュヘイラー®60 吸入 | 143 |
| シメチジン | 216 |

| | | |
|---|---|---|
| シメチジン錠 | 209 | |
| 芍薬甘草湯 | 182, 244 | |
| 芍薬甘草湯エキス顆粒 | 209 | |
| 収斂剤 | 246 | |
| 縮小手術 | 177 | |
| 出血性膀胱炎 | 246 | |
| 出血リスク | 83 | |
| 術後補助化学療法 | 178 | |
| 術前化学療法 | 161 | |
| 腫瘍崩壊症候群 | 241 | |
| 腫瘍崩壊症候群の予防法 | 241 | |
| 腫瘍マーカー | 189 | |
| 消炎鎮痛薬 | 243 | |
| 5q−症候群 | 111 | |
| 小細胞肺がん | 144 | |
| 上皮成長因子受容体 | 145, 192 | |
| 静脈血栓塞栓症 | 82 | |
| 初回腫瘍減量術 | 211 | |
| 食思不振 | 174 | |
| 自律神経障害 | 215 | |
| 心機能障害 | 181 | |
| 心筋毒性 | 239 | |
| 真菌培養 | 230 | |
| 神経細胞体障害 | 215 | |
| 神経特異エノラーゼ | 145 | |
| 進行期ホジキン病 | 122 | |
| 進行性多巣性白質脳症 | 129 | |
| 進行非小細胞肺がん | 147 | |
| 深在性真菌症 | 230 | |
| 浸潤がん | 158 | |
| 浸潤性乳がん | 161 | |
| 腎障害 | 132 | |
| 腎性貧血 | 29, 32 | |
| 新鮮凍結血漿 | 58, 60, 75, 269 | |
| 心毒性 | 240 | |
| 深部静脈血栓症 | 81, 83 | |
| 心不全 | 183 | |
| 腎不全症 | 136 | |
| CA19-9 | 189 | |
| CAB 療法 | 224 | |
| CAG 療法 | 112 | |
| CD20 タンパクのモノクローナル抗体 | 122 | |
| CD20 モノクローナル抗体 | 123 | |
| CEA | 189 | |
| CKD | 29 | |
| CKD ステージ 4 | 32 | |
| CR | 100, 103 | |
| CRP | 58 | |
| CYP3A4 | 204 | |
| C 型肝炎 | 199 | |
| C 反応性タンパク | 58 | |
| G6PD 欠乏症 | 46 | |
| G6PD の測定 | 47 | |
| G-CSF | 53 | |
| G-CSF 製剤 | 234 | |
| G-CSF の多剤併用療法 | 112 | |
| GFR | 32 | |
| GPI | 45 | |
| JALSG (Japan Adult Leukemia Study Group) | 108 | |
| 出血傾向 | 45 | |
| 深部静脈血栓症 | 45 | |

**ス**

| | |
|---|---|
| 髄鞘障害 | 215 |
| 錐体外路症状 | 167 |
| 水痘・帯状疱疹ウイルス感染 | 137 |
| スイート病 | 115 |
| 睡眠剤 | 166, 167 |
| ステロイド | 242, 243, 245, 247 |
| ステロイド外用剤 | 152, 182, 205 |
| ステロイド系 | 165 |
| ステロイド性抗アンドロゲン薬 | 224 |
| ステロイド性抗エストロゲン剤 | 165 |
| ステロイドの注射剤 | 193 |
| スニチニブ | 207 |
| スピロノラクトン錠 | 109 |
| スルファメトキサゾール・トリメトプリム製剤 | 106 |
| staging laparotomy | 211 |
| switching use | 163 |
| thrombotic microangiopathy | 57, 58 |
| thrombotic thrombocytopenic purpura | 56 |

**セ**

| | |
|---|---|
| 成人 ITP の治療 | 64 |
| 生体内鉄代謝 | 8 |
| 整腸剤 | 246 |
| 赤芽球の分化 | 30 |
| 赤芽球ミトコンドリア | 35 |
| セツキシマブ | 189, 191, 192, 242 |
| セツキシマブ／パニツムマブ | 191 |
| 赤血球 | 3, 5, 62 |
| 赤血球系造血前駆細胞 | 44 |
| 赤血球造血刺激因子製剤 | 29 |
| 切除不能進行・再発胃がん | 178, 179 |
| 絶対好中球数 | 230 |
| セフェピム塩酸塩 | 99, 106, 231, 272 |
| セレコキシブ | 182, 245 |
| 腺がん | 228 |
| 穿刺局所療法 | 202 |
| 全身化学療法 | 203 |
| 全身倦怠 | 174 |
| 先天性危険因子 | 82 |
| 先天性血友病 | 69 |
| 線溶のメカニズム | 50 |
| 前立腺がん | 219 |
| 前立腺全摘除術 | 224 |
| 線溶療法 | 75 |
| secondary debulking (cytoreductive) surgery | 211 |
| sensitive relapse | 146 |

**ソ**

| | |
|---|---|
| 爪囲炎 | 152 |
| 早期治療 | 105 |
| 臓器別がん | 141 |
| 造血回復 | 17 |
| 造血幹細胞移植 | 17, 123 |
| 造血幹細胞移植の前治療 | 246 |
| 造血器腫瘍 | 97 |
| 総鉄結合能 | 9 |
| 総不足 Hb 鉄量 | 32 |
| 組織型プラスミノゲンアクチベーター | 75 |
| 組織内照射法 | 224 |
| ソラフェニブトシル酸塩 | 203, 204, 207, 272 |
| ソラフェニブトシル酸塩錠 | 199 |
| ゾルピデム酒石酸塩錠 | 157 |
| ゾレドロン酸水和物 | 135 |

**タ**

| | |
|---|---|
| 第 3 世代抗がん剤 | 147 |
| 第Ⅷ因子製剤 | 70, 269 |
| 大腸がん | 187 |
| 大腸がんの病期分類 | 188 |
| 大網切除術 | 211 |
| ダウノルビシン塩酸塩 | 103, 104, 240, 248 |
| ダカルバジン | 121 |
| タキサン | 162, 178 |
| タキサン系 | 164, 237 |
| タケプロン®カプセル | 65 |
| 多剤併用療法 | 121 |

| | | |
|---|---|---|
| タゾバクタム・ピペラシリン 168 | **テ** | DICの発症メカニズム 74 |
| 多発性骨髄腫 130 | 手足症候群 181, 182, 204, 245 | DICの病型分類 76 |
| 多発性骨髄腫細胞 135 | 低悪性度群リンパ腫 122 | DICの臨床症状 74 |
| 多発性骨髄腫の骨病変 135 | 低血糖 167 | disseminated intravascular coagulation 73 |
| 多発性骨転移 226 | 低分子ヘパリン製剤 78 | DVT 81 |
| タモキシフェンクエン酸塩 162 | 低リスク群 112 | D-ダイマーの測定 83 |
| thalassemia 44 | デオキシシチジンキナーゼ基質飽和濃度 104 | TACE 203 |
| ダルテパリンナトリウム 78, 267 | テガフール 182 | TAE 203 |
| ダルテパリンナトリウム注 77 | テガフール・ウラシル 182 | TAT 75 |
| ダルベポエチンアルファ 33, 265 | テガフール・ウラシル配合剤 151 | TC療法 213 |
| ダルベポエチンアルファ注 32 | テガフール・ウラシル配合剤療法 150 | T-DM1 165 |
| 胆管細胞がん 201 | テガフール・ギメラシル・オテラシルカリウム 182 | tetrahydrofolate 23 |
| 単球 49 | テガフール・ギメラシル・オテラシルカリウム配合剤 150, 151, 178, 245 | THF 23 |
| 単剤療法 106 | デキサメタゾン 133, 134, 148, 235 | TIBC 9 |
| タンデム自己移植 134 | デキサメタゾン錠 209 | TM 77 |
| タンニン酸アルブミン 246 | デキサメタゾンリン酸エステルナトリウム 133, 157, 194 | TMA 57, 58 |
| タンパク質フォンウィレブラント因子 49 | デキサメタゾンリン酸エステルナトリウム注射液 172, 209 | TMA診断 58 |
| タンパク同化ステロイド療法 17 | デクスラゾキサン 248 | TNF 77 |
| 男性機能不全 45 | デスフェラール®注射用 37 | t-PA 75, 83 |
| **チ** | デスモプレシン 69 | TSAT 32 |
| チアマゾール 53, 267 | 鉄芽球性貧血 35 | TTP 56 |
| チエノピリジン系薬剤 59 | 鉄芽球性不応性貧血 35 | TTP発症のメカニズム 57 |
| チクロピジン塩酸塩 59, 268 | 鉄キレート 112 | T細胞系リンパ腫 121 |
| チピラシル塩酸塩配合剤 192 | 鉄キレート剤デフェロキサミンメシル酸 36, 37 | T細胞受容体遺伝子 121 |
| 乳房温存療法 161 | 鉄欠乏性貧血 7 | Tリンパ芽球性リンパ腫 121 |
| 乳房の腺と腺管 159 | 鉄補充療法 31 | **ト** |
| 中悪性度群リンパ腫 123 | デノスマブ 135, 226, 227, 272 | 同種造血幹細胞移植 134 |
| 注射用エフオーワイ®500 78 | デノスマブ皮下注 220 | 透析液の清浄化 31 |
| 注腸X線検査 189 | デフェロキサミンメシル酸塩 266 | 糖尿病薬 166 |
| 中等度リスク抗がん剤 235 | デフェロキサミンメシル酸塩注 38 | 動脈血ガス分析 83 |
| 直腸診 222 | テプレノン 268 | ドキソルビシン塩酸塩 117, 121, 122, 133, 134, 157, 163, 213, 239, 240, 248, 272 |
| チロシンキナーゼ阻害薬 203 | 転移・再発乳がん 164 | ドキソルビシン塩酸塩リポソーム製剤 214 |
| チロシンキナーゼ 192 | 転移性乳がん 161 | 特発性血小板減少性紫斑病 17 |
| 沈降炭酸カルシウム 246 | 天然型ビタミンD／炭酸マグネシウム配合錠 220 | 特発性(自己免疫性)血小板減少性紫斑病 61 |
| 沈降炭酸カルシウム／コレカルシフェロール 220 | D'Amicoのリスク分類 222 | 吐血・下血 174 |
| 沈降炭酸カルシウム／コレカルシフェロール(天然型ビタミンD)／炭酸マグネシウム配合錠 226 | deep vein thrombosis 81 | ドセタキセル水和物 149, 151, 164, 165, 179, 214, 225, 242 |
| 沈降炭酸カルシウム錠 227 | DIC 73, 102 | トラスツズマブ 164, 165, 172, 179, 181, 183, 239, 242, 272 |
| Child-Pugh分類 200 | DIC診断基準 75 | トラスツズマブ・エムタンシン 165 |
| CHOP療法 122 | | トラネキサム酸 75 |
| | | トランスフィリン 8 |
| | | トランスフィリン飽和度 31 |
| | | トランスフェリン飽和度 32 |

| | | |
|---|---|---|
| トリフルリジン | 192 | |
| トロンビン-アンチトロンビン複合体 | 75 | |
| トロンボポエチン受容体作動薬 | 63 | |
| トロンボモジュリン | 77 | |
| total iron binding capacity | 9 | |
| transcatheter arterial chemoembolization | 203 | |
| transcatheter arterial embolization | 203 | |

## ナ

| | |
|---|---|
| 内視鏡検査 | 175, 189 |
| 内視鏡的粘膜下層剥離術 | 175 |
| 内視鏡的粘膜切除術 | 175 |
| 内分泌療法 | 224 |
| 鉛中毒 | 36 |

## ニ

| | |
|---|---|
| 二次化学療法 | 164 |
| ニトラゼパム | 167 |
| ニトラゼパム錠 | 157 |
| ニフェジピン | 244 |
| 日本成人白血病治療共同研究グループ | 108 |
| 乳がん | 156 |
| 乳酸脱水素酵素 | 57 |
| 乳腺MRI・CT検査 | 159 |
| 乳腺超音波検査 | 159 |
| ニューモシスチス肺炎 | 106 |
| 尿酸酸化酵素 | 241 |
| 尿のアルカリ化 | 241 |
| neuronopathy | 215 |
| neuron specific enolase | 145 |
| neutropenia | 51, 52 |

## ネ

| | |
|---|---|
| ネスプ®注射液プラシリンジ | 34 |
| nemodialysis | 31 |

## ノ

| | |
|---|---|
| 濃厚血小板 | 75 |
| ノギテカン塩酸塩 | 146, 214 |

## ハ

| | |
|---|---|
| 肺炎 | 106 |
| 肺がん | 142 |
| 敗血症 | 77 |
| 肺血栓塞栓症 | 81 |
| バイパス製剤 | 69 |
| 破壊性血小板減少 | 57, 58 |
| バーキットリンパ腫 | 121, 123 |
| パクリタキセル | 148, 149, 164, 165, 179, 209, 213, 214, 216, 237, 239, 242, 274 |
| 破砕赤血球 | 57 |
| 播種性血管内凝固症候群 | 73, 102 |
| 播種性水痘帯状疱疹ウイルス感染症 | 137 |
| バセドウ病治療ガイドライン | 53 |
| 白金感受性再発 | 214 |
| 白金製剤 | 178 |
| 白血球 | 5, 49, 62 |
| 白血球減少症 | 52, 234 |
| 白血球減少症の成因 | 49 |
| 発熱性好中球減少症 | 105, 106, 230 |
| パナルジン®錠 | 59 |
| パニツムマブ | 191, 192, 193, 242 |
| ハプトグロビン | 40, 46, 58 |
| ハプトグロビン製剤 | 47 |
| バルガンシクロビル塩酸塩 | 106 |
| バルプロ酸ナトリウム | 244 |
| パロノセトロン塩酸塩 | 157, 186, 274 |
| バンコマイシン塩酸塩 | 99, 106 |
| バンコマイシン塩酸塩点滴静注用 | 274 |
| hand-foot syndrome | 181 |
| HER2-enriched タイプ | 162 |
| palliative surgery | 177 |
| paroxysmal nocturnal hemoglobinuria | 39, 45 |
| percutaneous ethanol injection therapy | 202 |
| percutaneous microwave coagulation therapy | 202 |
| punched out 所見 | 131 |
| varicella zoster virus | 137 |
| vascular endothelial growth factor | 135, 192 |
| vascular endothelial growth factor receptor | 204 |

## ヒ

| | |
|---|---|
| 非永久留置型下大静脈フィルター | 83 |
| 非壊死性薬剤 | 247, 248 |
| 皮下出血 | 71 |
| ビカルタミド | 274 |
| ビカルタミド錠・口腔内崩壊錠 | 220 |
| 非小細胞肺がん | 144 |
| 非小細胞肺がん術後補助化学療法 | 150 |
| 非浸潤がん | 158 |
| ヒスタミン $H_2$ 受容体拮抗薬 | 152 |
| ヒスタミン $H_1$・$H_2$ 受容体拮抗薬 | 148 |
| 非ステロイド系 | 165 |
| ビスホスホネート系製剤 | 135 |
| 脾摘 | 41 |
| 脾臓摘出術 | 45 |
| ビソプロロールフマル酸塩錠 | 143 |
| ビタミン $B_6$ | 182, 245 |
| ビタミン $B_{12}$ | 23 |
| ビタミン $B_{12}$ 欠乏症 | 26 |
| ビタミン D | 226 |
| ビタミン E | 245 |
| ビタミン K 依存性凝固因子の生合成 | 86 |
| 非定型手術 | 177 |
| ヒト白血球型抗原(HLA)-DR15 | 112 |
| ヒトパルボウイルス B19 | 44 |
| ヒトマウスキメラ抗体 | 63 |
| ヒドロマルチゾンコハク酸エステルナトリウム注射剤 | 127 |
| ビノレルビン酒石酸塩 | 149, 151, 164 |
| ビノレルビン酒石酸塩 | 248 |
| 皮膚障害 | 152 |
| 皮膚掻痒感 | 246 |
| 非ヘム鉄（3価） | 7 |
| ピペラシリン／タゾバクタム | 106, 231 |
| 非扁平上皮 | 151 |
| 非扁平上皮がん | 147 |
| 非ホジキンリンパ腫 | 118 |
| びまん性大細胞型 B 細胞リンパ腫 | 120 |
| 病期決定開腹術 | 211 |
| 病理組織学的診断法 | 160 |
| ピラジナミド | 36 |
| ピリドキシン塩酸塩 | 182 |
| ピリドキシンはヘム合成 | 36 |
| ピリミジン拮抗剤 | 182 |
| ピロリ菌 | 185 |
| ピロリ菌感染 | 61, 62 |
| ピロリ菌陽性ITP症例 | 63 |
| ピロリ除菌療法 | 64 |

| | | |
|---|---|---|
| ビンカアルカロイド 105, 248 | 57 | 標準化比 83 |
| ビンクリスチン 58 | 副腎皮質ステロイド 45, 46 | プロトンポンプ阻害薬 152 |
| ビンクリスチン硫酸塩 | 副腎皮質ステロイド薬 41 | プロピルチオウラシル 53 |
| 99, 104, 105, 117, 122, 133, 238, 248, 274 | 腹痛・腹部不快感 174 | プロプラノロール塩酸塩 268 |
| 貧血 5 | 腹部超音波検査 230 | 分子標的治療薬 152 |
| 貧血症状 24, 36, 40 | 腹膜透析 31 | breast cancer susceptibility gene 1/2 170 |
| 貧血の分類 6 | 節外性粘膜関連リンパ組織型辺縁帯B細胞リンパ腫 120 | Fanconi 貧血 16 |
| ビンデシン硫酸塩 99, 104, 105, 238, 248, 274 | 婦人科がん 208 | febrile neutropenia 230 |
| ビンブラスチン硫酸塩 121, 238, 248 | ブチルスコポラミン臭化物 245 | FISH 解析 121 |
| BD 療法 133 | フッ化ピリミジン系 245 | FOLFIRI 療法 189, 191 |
| BRCA1/2 170 | フッ化ピリミジン系薬剤 245 | FOLFIRI レジメン 190 |
| BSC 179 | フッ化ピリミジン製剤 178 | FOLFOX レジメン 190 |
| BUN 58 | ブデソニド/ホルモテロールフマル酸塩水和物吸入剤 143 | fresh frozen plasma 58 |
| B 型肝炎 199 | | plasma exchange 58 |
| B 型肝炎ウイルスキャリア 124 | 部分寛解 100 | primary debulking (cytoreductive) surgery 211 |
| B 型肝炎ウイルスの再活性化 124 | 不飽和鉄結合能 36 | progastrin releasing peptide 145 |
| B 細胞系リンパ腫 120 | プラスミノゲンアクチベータインヒビター 77 | progressive multifocal leukoencephalopathy 129 |
| PAI 77 | プラスミン 49, 75 | ProGRP 145 |
| PC 75 | プラスミン-アルファ 2 プラスミンインヒビター複合体 75 | pulmonary thromboembolism 81 |
| PD 31 | | |
| PDS, PCS 211 | プラチナ製剤 147 | VAD 療法 133 |
| PE 58 | フルオロウラシル 163, 178, 179, 182, 191, 193, 234 | VCR 104 |
| PIC 75 | | VDS 104 |
| PIVKA-II 201 | フルオロウラシル系抗がん剤 181 | VEGF 135 |
| PMCT 202 | フルオロウラシル系製剤 182 | VEGFR ファミリー 203 |
| PML 129 | フルオロウラシル系配合剤 182 | VP-16 104 |
| PML-RARA キメラ遺伝子 100 | フルベストラント 165 | vWF 49, 57, 69 |
| PNH 39, 45 | ブレオマイシン塩酸塩 121 | vWF マルチマー 57 |
| PNH の診断基準 45 | プレガバリン 182, 194, 239 | VZV 137 |
| PSA 監視療法 223 | プレドニゾロン 133, 225, 266 | 腹痛 45 |
| PTE 81 | プレドニゾロン錠 42, 117 | |
| PT-INR 83 | プレドニゾロンの多剤併用療法 122 | **へ** |
| **フ** | プレドニンゾロン 130 | 平均赤血球ヘモグロビン濃度 9, 24 |
| ファモチジン注射液 209 | プロクロルペラジンマレイン酸塩 166, 167 | 平均赤血球ヘモグロビン量 9 |
| フィブリン塊 49 | プロクロルペラジンマレイン酸塩錠 157 | 平均赤血球容積 9, 24 |
| フィブリン血栓 74 | プロゲステロン製剤 165 | 閉経後乳がん 162 |
| フィブリン分解産物 49 | フローサイトメトリー 102, 121 | ベバシズマブ 147, 150, 165, 189, 191, 192, 207, 213, 214 |
| フィルグラスチム 99, 268, 274 | フロセミド錠 172 | ヘパリン関連製剤 76 |
| フィルグラスチム注シリンジ 55 | プロテアーゼ阻害剤 77 | ヘパリン製剤 75, 83, 84 |
| フェニトインナトリウム 244 | プロテアーゼ阻害製剤 75 | ヘパリン製剤の抗凝固作用メカニズム 79 |
| フェブキソスタット 241 | プロトロンビン時間国際 | ヘパリン類 75 |
| フェロミア®錠の副作用 11 | | ペプシノゲン検査 175 |
| フェロミア®錠の薬物間相互作用 12 | | ヘマトクリット 9 |
| フォンウィレブラント因子 | | ヘム鉄（2価） 7 |
| | | ペメトレキセドナトリウム |

| 水和物 | 147, 151 |
|---|---|
| ヘリコバクター・ピロリ菌感染 | 173 |
| ヘリコバクター・ピロリ抗体検査 | 175 |
| ベンゾジアゼピン | 243 |
| 扁平上皮がん | 147 |
| β-D-グルカン | 230 |
| best supportive care | 179 |
| B 細胞 | 62 |
| β-ラクタム系薬 | 106, 231 |
| hematocrit | 9 |
| hemoglobin | 7 |
| hemolytic uremic syndrome | 58 |
| hemophilia | 68 |
| hepatic arterial infusion chemotherapy | 203 |
| hexose monophosphate shunt and glucose-6-phosphate dehydrogenase deficiency | 46 |
| PEIT | 202 |
| peritoneal dialysis | 31 |
| ヘモグロビン尿 | 45 |

## ホ

| 放射線療法 | 121, 135, 224 |
|---|---|
| ホジキンリンパ腫 | 118 |
| 保湿クリーム | 182, 245 |
| 補充療法 | 75 |
| 発作性夜間ヘモグロビン尿症 | 39, 45 |
| ボリコナゾール静注用 | 276 |
| ボリコナゾール | 99, 105 |
| ポリペクトミー | 175 |
| ボルテゾミブ | 131, 133, 134, 135, 138, 238, 276 |
| ホルモン療法 | 224 |
| home oxygen therapy | 146 |
| von Willebrand factor(因子) | 49, 57, 69 |

## マ

| 末梢神経障害 | 237 |
|---|---|
| 末梢神経障害の予防法 | 238 |
| 末梢神経症状 | 24 |
| 末梢性 T 細胞リンパ腫－非特異型 | 121 |
| 慢性腎不全 | 29 |
| 慢性肺血栓塞栓症 | 83 |
| マントル細胞リンパ腫 | 121 |
| マンモグラフィ検査 | 159 |
| MALT リンパ腫 | 120 |
| multinational association for supportive care in cancer スコアリングシステム | 231 |

## ミ

| ミエロペルオキシダーゼ染色 | 102 |
|---|---|
| ミカファンギンナトリウム | 105, 106 |
| ミチグリニドカルシウム水和物錠 | 199 |
| 密封小線源療法 | 224 |
| ミトキサントロン塩酸塩 | 104, 240 |
| ミトコンドリア障害 | 240 |
| ミノサイクリン塩酸塩 | 152, 205 |
| 未分化リンパ腫キナーゼ | 145 |
| mean corpuscular hemoglobin | 9 |
| mean corpuscular hemoglobin concentration | 9 |
| mean corpuscular volume | 9 |
| myelinopathy | 215 |

## ム

| 無顆粒球症 | 52, 53 |
|---|---|
| 胸焼け | 174 |

## メ

| メキシレチン塩酸塩 | 244 |
|---|---|
| メキタジン | 268 |
| メコバラミン | 266 |
| メコバラミン注射液 | 25 |
| メコバラミン注射薬投与 | 27 |
| メスナ | 246 |
| メチコバール®注射液 | 26 |
| 5-メチル-テトラヒドロ葉酸 | 23 |
| メチルプレドニゾロン | 243 |
| メトトレキサート | 163, 178, 235, 245, 266 |
| メトトレキサートカプセル | 15, 21 |
| メトロニダゾール | 107 |
| メルカゾール® | 53 |
| メルカゾール®錠の警告 | 54 |
| メルファラン | 133, 137, 138, 276 |
| メロペネム | 106, 231, 268 |
| メロペネム注 | 54 |
| 免疫学的障害 | 52 |
| 免疫グロブリン | 131 |
| 免疫グロブリン遺伝子 | 121 |
| 免疫抑制剤 | 41, 45 |
| 免疫抑制療法 | 17 |
| Megaloblastic Anemia | 23 |
| myelodysplastic syndrome | 35 |
| Myelodysplastic syndromes | 110 |

## モ

| 網状赤血球数 | 57 |
|---|---|
| 網赤血球 | 45 |
| 網内系マクロファージ | 61, 62 |
| モンテプラーゼ | 83 |
| モンテルカストナトリウムチュアブル錠 | 143 |

## ヤ

| 薬剤性末梢神経障害 | 215 |
|---|---|
| 薬物代謝酵素シトクロム P450（CYP）3A4 | 152, 204 |

## ユ

| 輸液 | 241 |
|---|---|
| 輸血後鉄過剰症 | 112 |
| ユビキチン | 135 |
| UDP-グルクロン酸転移酵素 | 196 |
| UDP-lucuronosyltransferase | 196 |
| UGT | 196 |
| UIBC | 36 |
| UK | 75, 83 |
| UL-vWF マルチマー | 58 |

## ヨ

| 溶血性骨病変 | 131 |
|---|---|
| 溶血性尿毒症症候群 | 58 |
| 溶血性貧血 | 40 |
| 溶血性貧血の診断基準 | 40 |
| 葉酸 | 23 |
| 予後予測スコアリングシステム | 110 |

## ラ

| ラジオ波焼灼療法 | 202 |
|---|---|
| ラスブリカーゼ | 241 |
| ラニチジン塩酸塩 | 243 |
| ラパチニブトシル酸塩水和物 | 165 |

| | | |
|---|---|---|
| ラベプラゾールナトリウム錠 143, 152 | 遺伝子変異 36 | レナリドミド水和物 112, 131, 134 |
| ラムシルマブ 180 | リネゾリド 106 | レバミピド 216, 266 |
| 卵巣がん 208 | リポ多糖 77 | レバミピド錠 10, 12 |
| 卵巣がんの進行期分類 213 | リュープロレリン酢酸塩 276 | レボホリナートカルシウム 193 |
| ランソプラゾール 268 | リュープロレリン酢酸塩注射用キット 219 | reduction surgery 177 |
| ランソプラゾールカプセル 64 | 両側付属器摘出術 211 | renal anemia 29 |
| ランタス XR 注ソロスター® 199 | リンパ球 49 | |
| ランバート・イートン症候群 145 | リンパ系幹細胞 100 | **ロ** |
| light protect easy open pack 26 | リンパ血行性転移 210 | ロキソプロフェンナトリウム錠 209 |
| radio frequent ablation 202 | refractory anemi with ringed sideroblast 35 | ろ胞性リンパ腫 120 |
| | refractory relapse 146 | ロラゼパム 235 |
| **リ** | **ル** | **ワ** |
| リウマトレックス®カプセルの重大な副作用 20 | 累積死亡リスク 94 | ワクチン接種 218 |
| リツキシマブ 41, 58, 63, 117, 122, 124, 127, 242, 243, 276 | るいそう 174 | ワーファリン錠の薬物間相互作用 86 |
| | Luminal B 162 | ワルファリンカリウム 83, 84, 85, 91, 180, 182, 269 |
| 律速酵素 δ-アミノレブリン酸シンターゼ 35 | Luminal タイプ 162 | ワルファリンカリウム錠 172 |
| 律速酵素 δ-アミノレブリン酸シンターゼ(ALAS) | luteinizing hormone-releasing hormone 224 | ワルファリンカリウムの作用部位 86 |
| | **レ** | |
| | レゴラフェニブ 192 | |
| | レチノイン酸受容体 α 100 | |
| | レトロゾール 165 | |

**杉浦　宗敏**（すぎうら　むねとし）
東京薬科大学薬学部医薬品安全管理学教室教授

1986年　東京薬科大学薬学部衛生薬学科卒業
1986年　東京大学医学部附属病院薬剤部研修生入局
1987年　東京大学医学部附属病院薬剤部常勤職員入局
1998年　東京大学医学部附属病院薬剤部主任
2006年　博士（薬学）（東京大学）
2009年3月より現職
専門：医療薬学，緩和ケア
愛知県出身，学生時代は旅行に明け暮れていたが最近はめっきり行けなくなった
趣味は旅行，野球観戦

**下枝　貞彦**（しもえだ　さだひこ）
東京薬科大学薬学部臨床薬剤学教室教授

1989年　名城大学薬学部薬学科卒業
1989年　長野赤十字病院薬剤部　入職
2007年　博士（薬学）（新潟薬科大学）
2008年　新潟薬科大学薬学部臨床薬学研究室　講師
2009年　東京薬科大学薬学部医療衛生薬学科　准教授
2016年4月より現職
専門：がん化学療法，臨床腫瘍学，深在性真菌症
日本医療薬学会がん指導薬剤師
日本医療薬学会がん専門薬剤師
日本医療薬学会指導薬剤師
日本医療薬学会認定薬剤師
日本薬剤師研修センター研修認定薬剤師
長野県出身，東京には，趣味に向いた場所が少なく寂しいです．
趣味は焚き火，キャンプ，渓流釣り，スキー

能動的薬物治療論
◇血液系疾患と悪性腫瘍◇

**定価**（本体 5,200 円＋税）

2016 年 9 月 4 日　初 版 発 行 ©
2021 年 2 月 16 日　3 刷 発 行

共　著　者　杉　浦　宗　敏
　　　　　　下　枝　貞　彦

発　行　者　廣　川　重　男

印刷・製本　日本ハイコム
表紙デザイン　㈲羽鳥事務所

発行所　**京 都 廣 川 書 店**
　東京事務所　東京都千代田区神田小川町 2-6-12 東観小川町ビル
　　　　　　　TEL 03-5283-2045　FAX 03-5283-2046
　京都事務所　京都市山科区御陵中内町　京都薬科大学内
　　　　　　　TEL 075-595-0045　FAX 075-595-0046

URL https://www.kyoto-hirokawa.co.jp/